中国临床案例·泌尿外科住院医师规范化培训临床案例精选丛书

前列腺及生殖男科临床案例精选

程继文　主　编

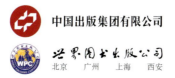

中国出版集团有限公司

世界图书出版公司
北京　广州　上海　西安

图书在版编目（CIP）数据

前列腺及生殖男科临床案例精选 / 程继文主编．
北京：世界图书出版有限公司北京分公司，2025.3.
ISBN 978-7-5232-2096-2

Ⅰ. R697
中国国家版本馆 CIP 数据核字第 2025XK0622 号

书　　名　前列腺及生殖男科临床案例精选
　　　　　QIANLIEXIAN JI SHENGZHI NANKE LINCHUANG ANLI JINGXUAN

主　　编　程继文
总 策 划　吴　迪
责任编辑　张绪瑞
特约编辑　王林萍

出版发行　世界图书出版有限公司北京分公司
地　　址　北京市东城区朝内大街 137 号
邮　　编　100010
电　　话　010-64033507（总编室）　　0431-80787855　　13894825720（售后）
网　　址　http://www.wpcbj.com.cn
邮　　箱　wpcbjst@vip.163.com
销　　售　新华书店及各大平台
印　　刷　长春市印尚印务有限公司
开　　本　787 mm×1092 mm　1/16
印　　张　22
字　　数　387 千字
版　　次　2025 年 3 月第 1 版
印　　次　2025 年 3 月第 1 次印刷
国际书号　ISBN 978-7-5232-2096-2
定　　价　269.00 元

《前列腺及生殖男科临床案例精选》
编委会

名誉主编

黄　健　　中山大学孙逸仙纪念医院
黄教悌　　美国杜克大学（*Duke University*）
莫曾南　　广西医科大学

主　编

程继文　　广西医科大学第一附属医院

副主编

刘　明　　北京医院
任善成　　海军军医大学第二附属医院
刘智勇　　海军军医大学第一附属医院
莫林键　　广西医科大学第一附属医院

编　委
（以姓氏笔画为序）

丁明霞　　昆明医科大学第二附属医院
马　劼　　广西医科大学第一附属医院
王　伟　　北京和睦家医院
王　伟　　柳州市人民医院
王海峰　　上海市东方医院
付伟金　　广西医科大学第一附属医院
朱　刚　　北京和睦家医院
刘成倍　　玉林市第一人民医院
米　华　　广西医科大学第一附属医院

孙毅海　　南宁市第二人民医院

李永红　　中山大学肿瘤防治中心

李学松　　北京大学第一医院

李学德　　中国人民解放军联勤保障部队第九二四医院

吴泳贤　　广西医科大学第一附属医院

何立儒　　中山大学肿瘤防治中心

张　炎　　中山大学附属第三医院

陈　光　　柳州市工人医院

周立权　　广西医科大学第二附属医院

周芳坚　　中山大学肿瘤防治中心

孟一森　　北京大学第一医院

祖雄兵　　湖南省人民医院

钱　冲　　玉林市第一人民医院

徐　伟　　玉林市第一人民医院

高　泳　　广西医科大学第一附属医院

高　新　　中山大学附属第三医院

黄勇平　　右江民族医学院附属医院

商昌欢　　横州市人民医院

廖新红　　广西医科大学第一附属医院

薛　蔚　　上海交通大学医学院附属仁济医院

主编简介

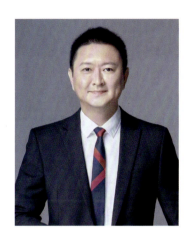

　　程继文，医学博士，教授，博士研究生导师，广西医科大学第一附属医院党委委员、副院长，广西泌尿系统疾病临床医学研究中心主任，Mayo Clinic 访问学者。兼任中国医师协会泌尿外科医师分会常务委员，中国医师协会医学机器人医师分会委员，中国医师协会毕业后医学教育外科（泌尿外科方向）专业委员会委员，中国抗癌协会腔镜与机器人外科分会委员，中国老年医学学会泌尿外科分会常务委员，广西医师协会泌尿外科医师分会主任委员。

　　2019 版、2022 版《中国泌尿外科和男科疾病诊断治疗指南》肾输尿管先天畸形篇副主编，《中华腔镜泌尿外科杂志（电子版）》《微创泌尿外科杂志》《临床泌尿外科杂志》编委。以负责人身份参与国家级、省级科研项目 8 项。

序 一

我国住院医师规范化培训制度，从萌芽到探索再到制度的形成与完善，经历了漫长的发展之路，直至 2014 年起全国相继建立起培训基地，这个破解医学人才规范化培养难题的治本之策才算全面落地开花。从这个角度看，本书应运而生，立意"为了切实加强泌尿外科住院医师规范化培训"，取材全国范围内泌尿系统诊疗的临床实践，问题直指最核心的"加强临床思维能力的培养"，无一不紧扣泌尿医师规范化培训工作的现实需要，足见编者"洞察时局把需求，提纲挈领抓关键"的高度站位。

本书的编者皆是我国泌尿系统临床领域的中坚力量，是活跃在学科前沿的著名专家，他们凭借着深厚的学术造诣和丰富的临床经验，精心挑选并整理了一系列具有代表性的案例，分成了泌尿系统肿瘤、结石、前列腺及生殖男科、修复与重建、影像与病理等 5 个分册，将复杂多样的泌尿系统疾病诊治经验全面系统地梳理出来。这些案例得以全面、详细地收集，本就是一项浩大的工程，更难得的是，每一个案例不是简单展现了疾病的临床表现、诊断方法，而是从导读、病历简介、临床决策与分析、治疗过程、经验与体会、患教建议、专家点评等内容全面剖析，其中不乏对治疗策略的选择与优化的引导思考。一个个案例犹如一个个生动的课堂，饱含着编者们的智慧结晶和丰富思考，它不仅可以提升住院医师的临床思维和实践操作技能，也是广大同行交流学习、取长补短的专业材料。

泌尿外科是一个实践性很强的学科，泌尿外科医师就是刀尖上的战士，必须要有真本领，包括掌握大量的手术技巧和操作技能，建立系统的外科诊疗思维和临床处置能力，才能从容应对各种复杂病例，真正捍卫患者的生命安全。看完这些精心编选的案例，我深深体会到本书编者们的初心宏愿，也坚信这些汇自全国实战一线的宝贵经验，将转化为广大住培医师更强大的"作战"能力，为患者构筑起更加坚固的健康防线。

黄健

2025 年 1 月

序 二

　　作为中美两国医学文化交流的参与者，我见证了中国住院医师规范化培训制度从确立到实施的过程。相比之下，中国规培实施节奏快且步子大，学员基数大且轮转快，这对临床培训师资和教材的供给能力是一个极大考验。以泌尿外科为例，导师们在繁忙的临床任务中积累了丰富的经验，但投入到规培教学的精力有限，将临床经验总结凝练成教材的更少。此次"泌尿外科住院医师规范化培训临床案例精选丛书"系统收集了中国多家医院的系列典型案例，无疑为泌尿外科领域的规培医师们提供了一个宝贵的临床学习资源。

　　近年来，泌尿系统疾病的研究和治疗取得了显著进展，新的诊断技术、治疗药物和综合治疗方案不断涌现。而本书中的案例，是编者们在日常实践中精心积累的结晶，也是近年来中国泌尿外科蓬勃发展的一个缩影。当我看到这部案例集时，不禁为中国同行们在这一领域所取得的成果感到由衷的赞叹。中国的医疗扎根于我国庞大且多样化的病患群体，我们可以从这些案例中看到中国泌尿外科在应对各种复杂病症时的智慧与能力，不仅能解决临床常见的普遍问题，也为未来的研究方向提供了有益的参考。这些来源于临床实践一线的真知灼见，使得案例内容对培训更具针对性和指导性，这正是本套丛书出版的巨大价值，不仅适用于住院医师规范化培训，也适用于泌尿系统专科医师精进学习，相信将成为泌尿医师专业成长路上的宝贵财富。

黄教悌

2025 年 1 月

序 三

有人说"今天的教育就是明天的医疗",也有人说"医疗是今天,教育是明天",这道出了临床实践与医师培养互融互促的双螺旋发展关系,也折射出"医学发展是一代代医学人传承与创新的交替演变过程"。学科发展生生不息,需要大批高水平、同质化的临床医师。这需要从纵向上不断总结经验并迭代更新相关知识,从横向上医教融合将临床实践运用于人才培养。"泌尿外科住院医师规范化培训临床案例精选丛书"正是践行上述理念的智慧结晶。

实践出真知,临床即一线。案例是最好的教科书,也是最好的警醒剂。相较于其他教材,由广西医科大学第一附属医院程继文教授牵头,组织全国多家医院的知名泌尿外科专家共同编写的"泌尿外科住院医师规范化培训临床案例精选丛书"汇集了全国同行的临床实践经验,不仅具有代表性,更具有启发性。有的案例展现了罕见肿瘤类型的独特表现,挑战着临床医师的诊断思维;有的案例则呈现了复杂病情下综合治疗的精妙策略,彰显了团队协作的力量;有的案例运用了免疫治疗、靶向治疗等新方法,运用学科前沿成果;有的案例展现了临床与科研的紧密结合,为未来的研究方向启迪了思考。这些案例紧紧抓住了住培教育的核心任务,聚焦提升学员临床思维和临床诊治能力和科研能力,正是住院医师规范化培训的绝佳养料。

教学相长,生生不息。医学本就是终身学习和不断创新的事业,作为一名多年在医学教育和临床实践的同行人,我深知这些案例是一次次的手术操作、临床会诊、科研合作、教学讨论、学术交流所凝结的精华,也深知本书承载着编者们对后继同仁们的深切期望。无论是泌尿学科的莘莘学子,还是已走上临床岗位的同行医师,希望都能从中汲取到充足的养分,包括传承创新的医学人文精神,从而促进泌尿外科医师规范化培训事业发展,为健康中国的建设贡献更多的智慧和力量!

2025 年 1 月

前　言

多年扎根在临床和教学一线，我们深知"卓越医师"是医疗质量安全的核心基石，而住院医师规范化培训正是这一基石的重要构筑环节。新医科教育改革要求医学教育更加贴近临床实际，呼唤我们积极探索并实践更加高效、实用的住院医师规范化培训路径。我们希望通过"泌尿外科住院医师规范化培训临床案例精选丛书"，以案例的形式博采众长、凝聚精华，助力培养具有扎实基本功的住院医师并成长为优秀的泌尿外科医师。

丛书从临床实践出发，精心挑选了泌尿外科领域内最具代表性和教学价值的临床案例，总结了各个地区及医院近几年来在泌尿系统疾病外科治疗方面的探索、获得的经验和取得的成果。每个案例基于循证医学和各种诊治指南的基本原则，梳理了常见泌尿系统疾病的治疗方式，特别是对病情的临床决策、治疗过程、经验体会等进行了详细而又简洁的介绍，也分享了相关专家的点评，方便临床医师学习和参考。

丛书凝聚了来自全国多家知名医院泌尿外科专家们的智慧与心血。在编写过程中，我们选取的案例突出临床典型性，确保案例能覆盖反映泌尿外科常见疾病。对案例内容的编排等进行反复推敲与打磨，力求做到内容实用、表述清晰、易于理解。同时，我们将最新的医疗技术、诊疗理念融入案例中，传递新医科时代精准医学、智能医学等前沿要求。在此，我们要特别感谢所有参与丛书编写的专家、学者以及为本书出版付出辛勤努力的编辑团队。

博观约取终须躬身践行。我们期望这本丛书能成为泌尿外科住院医师规范化培训实操中的重要辅助工具，不仅能够帮助住院医师在繁忙的临床工作中快速提升专业技能，还能学会其中的临床思维并加以运用，帮助从纷繁复杂的临床信息中抽丝剥茧，做出准确的诊断与治疗决策。同时，我们也希望通过这些案例的分享，促进不同地区、不同医院之间的学术交流与合作，共同推动泌尿外科医学教育事业的发展。

由于水平有限，内容可能存在不足、遗漏，甚至错误之处，恳请读者批评指正！

2025 年 1 月

目 录

第一章　良性前列腺增生

病例 1　良性前列腺增生的诊断与处理

一、导读

良性前列腺增生（benign prostatic hyperplasia, BPH）是常见于中老年男性以前列腺体积缓慢增大引起排尿梗阻为特征的病理状态，影响中老年人的生活质量，危害身心健康。目前，良性前列腺增生的诊断和治疗手段相对完备，可供选择的方法越来越多。随着我国经济社会的发展，生活和健康水平的提高，广大老年前列腺增生患者追求更好治疗效果的同时也期望更高质量的生活，对前列腺增生的诊断和治疗提出了更高的要求。

二、病历简介

（一）病史介绍

患者男性，56 岁。

主诉：排尿困难伴夜尿次数增多半年余。

现病史：患者半年余前出现排尿困难伴夜尿次数增多，尿流尚成线，尿线较前变细，常有尿急感，有时尿线分叉，夜尿 2～3 次，无尿痛、肉眼血尿等。性生活每周 1～2 次，近一年来性生活质量较差。无尿道损伤史，无急性尿潴留。

既往史：高血压病史，规律服药血压控制良好，无糖尿病及手术史。

（二）体格检查

膀胱区无隆起压痛，经直肠指诊前列腺：肛门括约肌紧张度正常，前列腺Ⅰ～Ⅱ度肿大，质中，表面光滑，无压痛，无结节，中央沟变平。

（三）辅助检查

1. 血常规　白细胞计数 $5.60×10^9/L$，血红蛋白 130.00 g/L，血小板计数 $230.00×10^9/L$，中性粒细胞百分比 69.3%。

2. 血清前列腺特异性抗原（prostate specific antigen, PSA）　总前列腺特异性抗原（total prostate specific antigen, tPSA）1.56 ng/mL，游离前列腺特异性抗原（free prostate specific antigen, fPSA）0.59 ng/mL。

3. 尿培养　单次尿培养无细菌生长。

4. 尿常规　镜下脓细胞未见。

5. 肾功能　尿素 5.36 mmol/L，肌酐 65 μmol/L。

6. 经直肠超声　前列腺大小约 5.0 cm×4.0 cm×3.6 cm，边界清，形态饱满，内腺增大为主，回声不均匀，未见明显占位，CDFI：血流分布未见异常。双精囊腺未见异常。

7. 泌尿系统彩色超声　双肾、膀胱回声未见异常，双侧输尿管未见扩张。

8. 泌尿系电子计算机断层扫描（computed tomography，CT）（64 排）平扫＋三维重建　前列腺增大，大小约 4.2 cm×3.7 cm×5.4 cm，向前上突入膀胱，其内可见多发斑点状致密影，前列腺增生并钙化。

9. 其他检查

（1）尿流动力学检查：最大尿流率 13 mL/s，残余尿量 10 mL，下尿路梗阻，膀胱收缩力正常。

（2）国际前列腺症状评分（international prostate symptom score，IPSS）4（排尿期）＋5（储尿期）＝9 分。生活质量评分（quality of Life，QOL）3 分。

（3）国际勃起功能指数 5 项问卷（IIEF-5）：12 分。

（四）初步诊断

1. 前列腺增生；

2. 高血压。

三、临床决策与分析

本例患者诊断良性前列腺增生，前列腺大小中等，兼有排尿期及储尿期症状，残余尿量 10 mL，无急性及慢性尿潴留史，IPSS 评分症状严重程度中等，可考虑药物保守治疗，长期口服 α 受体阻滞剂及 5α 还原酶抑制剂，必要时加用 M 受体阻滞剂缓解储尿期症状，泌尿外科门诊定期复诊，针对有规律性活动且对性生活质量有一定的要求，近期勃起功能障碍，可合用 5 型磷酸二酯酶抑制剂改善性生活质量。

四、治疗过程

患者最初于门诊就诊，自述主要症状为排尿较费力，尿线较前变细、分叉，常有尿急感，夜尿 2～3 次。完善泌尿系超声、血 PSA 等检查，以及 IPSS 评分，结果如上述，考虑前列腺增生为主要原因的下尿路症状（lower urinary tract symptoms，LUTS），症状影响患者生活质量，予以口服盐酸坦索罗辛缓释胶囊＋非那雄胺片2个月。

2个月后复诊，患者诉排尿费力程度有较前明显减轻，尿线较前有力，但尿急感、夜尿增多改善不明显，且性生活质量下降，主要为硬度不够，疲软较快。患者相对年轻，有规律性生活且对性生活质量较为关注，性功能下降可能与非那雄胺不良反应有关，遂停用非那雄胺，改用盐酸坦索罗辛缓释胶囊基础上加用M受体阻滞剂酒石酸托特罗定。

1个月后复诊，患者诉虽然夜间尿急有缓解，但排尿费力缓解不明显，且有口干不适感。考虑该患者对M受体阻滞剂较敏感，遂停用上述两药，改用多沙唑嗪，该 $α_1$ 受体阻滞剂选择性较盐酸坦索罗辛缓释胶囊稍差，除了可以阻断 $α_{1A}$ 受体，还可作用于 $α_{1D}$ 受体，对缓解尿急有一定效果。

1个月后复诊，患者诉排尿困难及尿急症状缓解明显，疗效满意，性生活质量尚可。要求继续口服多沙唑嗪治疗。

五、经验与体会

（一）如何实现对良性前列腺增生患者的精细化评估和诊断？

1. 详尽的病史采集　前列腺增生病史采集和相关检查十分重要，用于病情检测评估、制订治疗计划、预测治疗效果等。鉴于LUTS的起源是多因素的，因此临床评估的两个主要目的是鉴别诊断和确定患者的临床特征（包括疾病进展的风险），为进一步实现个体化治疗提供参考依据。

2. 经直肠前列腺指诊及有针对性的查体　重点检查耻骨上区、外生殖器、会阴及下肢，排除尿道分泌物、尿道狭窄、包茎、阴茎癌等。经直肠前列腺指诊是评估前列腺体积最简单的方法，但较为主观且准确度不高。指诊过程中应检查肛门括约肌松紧度，除外可能存在的直肠肿物。此外，查体应注意患者有无贫血貌、水肿等下尿路梗阻继发性肾功能不全的全身表现。

3. 尿液分析　作为一种常规检查，价格低廉，却能提供较多有用的信息，有利于了解前列腺增生患者是否合并尿路感染、镜下血尿、蛋白尿、糖尿病。

4. 血清PSA检测　前列腺增生患者做PSA检查最主要的意义是排除前列腺癌，但需注意急性尿潴留、插尿管等对血清PSA水平的显著影响。fPSA水平升高常提示临床型的前列腺增生。

5. 肾功能检查　根据病史和临床检查，患者存在肾积水或手术治疗指征时，需对肾脏功能进行评估和动态监测，术前需充分引流以改善肾功能。

6. **影像学检查** 可用于前列腺的影像学检查包括经腹超声、经直肠超声、CT和磁共振成像（magnetic resonance imaging，MRI）等。然而临床实践中，经腹或经直肠前列腺超声最为常用。前列腺超声检查有助于发现前列腺肿瘤、囊肿、结石、钙化、增生结节等，前列腺超声造影有助于鉴别前列腺肿瘤和增生结节。超声可用于评测膀胱残余尿量。对于前列腺增生患者，应完善包括前列腺、膀胱、肾脏、输尿管的超声扫查，尤其是合并有大量残余尿、肉眼血尿及泌尿系结石病史患者。对于前列腺体积测量，经直肠超声优于经腹超声。

7. **尿动力学检查** 前列腺增生造成的膀胱出口梗阻是 LUTS 最常见的原因之一，因此对于部分 BPH 患者，尤其是拟手术治疗的患者，进行尿动力学检查是很有必要的，导致 LUTS 产生的大多数具体病因（如逼尿肌过度活动、低顺应性膀胱、膀胱出口梗阻 / 良性前列腺增生梗阻、逼尿肌无力等）都需要由尿动力学检查确定的。

（1）残余尿量测定：残余尿量（postvoid residual，PVR）可通过超声或导尿来评估，在一定程度上反映前列腺增生引起的膀胱出口梗阻，有助于前列腺增生治疗的决策。然而残余尿的产生不一定就是因为膀胱出口梗阻，还可能与膀胱逼尿肌功能差有关。临床常用 50 mL 残余尿量阈值用于诊断膀胱出口梗阻。残余尿量对于 M 受体阻滞剂等抑制膀胱逼尿肌收缩药物的使用具有一定的指导意义，残余尿量＞ 150 mL 不建议使用 M 受体阻滞剂。

（2）尿流率及膀胱压力尿流速测定：尿流率测定是一种常用的无创性尿动力学检查，关键参数是最大尿流率（the maximum urine flow rate，Q_{max}）和尿流模式，常用的 Q_{max} 阈值为 10 mL/s 或 15 mL/s，Q_{max} 的结果容易受到很多因素的影响而产生变异，往往需要重复测定才能获得更准确的结果。尿流率测定可用于评估治疗效果，将症状与客观结果关联，为诊疗提供参考。膀胱压力尿流速研究（pressure urinary flow rate study，PFS）常用于评估膀胱逼尿肌功能，是男性 LUTS 患者最常用的侵入性尿动力学检查方法。

8. **尿道膀胱镜检查** 对于 BPH 患者，尿道膀胱镜检不作为常规检查，然而，患者有血尿、尿道狭窄或膀胱肿瘤等病史时，在进行手术治疗前应该先进行尿道膀胱镜检查，必要时根据情况调整治疗方案。

（二）目前良性前列腺增生的主要策略和方法有哪些（病例1图1）？

病例1图1　前列腺增生治疗方法

1. 保守治疗

（1）观察等待：多数前列腺增生患者的 LUTS 症状较轻，轻度 LUTS 患者在为期一年的观察等待中，大约 85% 是可以保持稳定的，所以，患有轻度至中度非复杂 LUTS 且症状不严重的前列腺增生患者推荐观察等待，建议患者进行生活方式的自我管理。

（2）宣教及监测：使用通俗易懂的语言向患者简要说明疾病和诊疗的基本知识，消除患者对于症状与肿瘤相关的疑虑。生活方式建议自我管理，有证据表明，观察等待中的自我管理可以有效减轻症状及减缓进展。

2. 药物治疗

（1）α$_1$ 受体阻滞剂：通过作用于前列腺、膀胱颈等部位的平滑肌细胞上的受体，减轻相应部位张力，从而降低排尿阻力并改善症状。α$_1$ 受体阻滞剂是中 - 重度前列腺增生患者的一线用药，起效快，效果好，可以显著提高患者 IPSS 评分，增加最大尿流率，然而，并不能减少尿潴留和手术治疗的可能性。不良反应发生概率和严重程度较低，对性欲无明显影响，然而坦索罗辛等可引起精液量减少等射精功能异常，多沙唑嗪、特拉唑嗪等显著增加体位性低血压等心血管相关事件的发生率。鉴于多数 α₁ 受体阻滞剂可引起术中虹膜松弛综合征（intraocular floppy iris syndrome, IFIS），因此患者如需做白内障等手术前应停药并提前告知眼科医师。

（2）5α 还原酶抑制剂：雄激素对于前列腺增生的发生和进展有重要作用，对于前列腺增生相关的中 - 重度 LUTS 症状患者，尤其是前列腺体积＞ 40 mL 者，建议长期给予 5α 还原酶抑制剂。5α 还原酶抑制剂可以抑制前列腺增生进展，减少急性尿潴留发生及手术的可能性，但疗效出现缓慢，需要坚持长期用药。该药物主要的不良反应包括性欲减退、勃起功能障碍、逆行射精、无射精、精量减少等。

（3）M 受体阻滞剂：膀胱逼尿肌受副交感神经支配，因此 M 受体阻滞剂常用于储尿期症状为主的前列腺增生相关 LUTS 患者，以改善尿急、急迫性尿失禁等症状，因可能导致前列腺增生患者残余尿增加，不适合用于残余尿量＞ 150 mL 的患者，如需使用，应告知患者首次用药后出现排尿困难加重应及时停药。

（4）5 型磷酸二酯酶抑制剂（PDE5Is）：降低逼尿肌、前列腺和尿道的平滑肌张力，缓解前列腺和膀胱的慢性炎症，然而，改善 LUTS 方面的确切机制目前尚不清楚。PDE5Is 可提高 IPSS 和 IIEF 评分，但不能显著提高 Qmax。目前 PDE5Is 他达拉非（每日 5mg）已被批准用于治疗男性 LUTS，用于伴有或不伴有勃起功能障碍的中度至重度 LUTS 患者。

（5）药物组合疗法

1）α₁ 受体阻滞剂＋ 5α 还原酶抑制剂：两药联合治疗可显著改善 LUTS，增加 Qmax，在控制前列腺增生进展方面具有优势。然而，联合用药也意味着不良反应发生率增加。因此，联合用药主要适用于中 - 重度 LUTS 并有疾病进展风险（如前列腺体积＞ 40 mL、PSA 水平增高、高龄、残余尿量增多、Qmax 降低等）的前列腺增生患者。

2）α₁ 受体阻滞剂＋ M 受体阻滞剂：两药联合治疗可考虑用于残余尿量＜ 150 mL 且有较明显储尿期症状的 BPH 患者，在降低尿急、尿失禁、排尿频率、夜尿或 IPSS 方面比单用 α₁ 受体阻滞剂效果更好，可以有效提高生活质量。残余尿量＞ 150 mL 患者应该慎用。

3. 外科手术治疗　经尿道前列腺电切术（transurethral resection of prostate，TURP）创立已 90 年余，仍然是前列腺增生外科治疗的重要基石，随着科技的进步，出现很多新的手术方法，这些方法各有优缺点。目前针对 BPH 的外科治疗方法主要包括：

（1）TURP 及经尿道前列腺切开术（transurethral incision of prostate, TUIP）：TURP 是前列腺增生治疗的标准手术方法，尤其适用于前列腺体积为 30 ~ 80 mL、良性前列腺增生梗阻相关的中 - 重度 LUTS 患者。TUIP 主要适用于前列腺体积＜ 30 mL、中叶增生不明显的前列腺增生相关的中 - 重度 LUTS 患者，疗效和安全性与 TURP 相似。TUIP 发生电切综合征以及输血风险很小，术后逆行射精发生率低，但远期再手术率高于 TURP。双极 TURP 在短期、中期和长期的效果与单极 TURP 相当，但围术期的安全性更高。

（2）开放前列腺摘除术及经尿道前列腺剜除术：开放前列腺切除术是最早用于良性前列腺增生的外科治疗方法，利用示指在外科包膜下分离并整体摘除增生腺体，疗效显著且持久，然而开放手术对于老年前列腺增生患者创伤较大。参考开放前列腺摘除手术的治疗策略，结合经尿道内镜手术的微创理念，泌尿外科医师创立了内镜下前列腺剜除技术，该技术利用微创的方法实现在外科包膜内剜除增生腺体，兼具 TURP 出血少、恢复快及开放手术切除率高、远期效果好等优点，内镜下前列腺剜除短期和中期治疗效果与开放手术相近，且围术期安全性更高。然而，该技术学习曲线较长，而且需要内镜、双极等离子或激光能量系统等设备。所以，对于前列腺体积＞ 80 mL 的患者，开放前列腺摘除术是一种更经济、更适用于基层医疗单位的手术方法。

（3）激光前列腺手术

1）钬激光前列腺剜除术和钬激光前列腺切除术：钬激光是一种脉冲式的固态激光，主要被水及含水丰富的组织吸收，于 20 世纪 90 年代开始用于前列腺增生治疗，可用于前列腺剜除、切除、止血，是目前用于良性前列腺增生治疗时间最长、病例数和相关临床研究最多的激光。钬激光前列腺剜除术（trans-urethral holmium laser enucleation of prostate, HoLEP）主要是利用脉冲式钬激光产生的爆破力使前列腺腺叶与外科包膜完全分离，并将腺体推入膀胱，再利用专门设计的机械粉碎机将腺体粉碎后吸出体外。该术式需要较丰富的经验和相关内镜技术，并发症发生率与术者经验高度相关。HoLEP 的优点很多，如激光能量迅速密封血管止血，因此出血相对较少，输血概率低；术中使用含钠等渗液灌流，经尿道切除综合征发生率低；住院时间和尿管留置时间短，远期疗效与开放前列腺摘除相当；与绿激光前列腺汽化术（photoselective vaporization of the prostate, PVP）相比，具有组织学可用性等。此外，HoLEP 对勃起功能无明显影响。随着 HoLEP 技术发展和普及，钬激光前列腺切除术（trans-urethral holmium laser resection of prostate，HoLRP）已很少开展，自 2004 年以来没有关于 HoLRP 的相关文献发表。

2）绿激光前列腺汽化术：与其他激光系统相比，GreenLight XPS 绿激光系统使用更短的波长（532 nm）的可见光，该波长的激光更容易被存在于血液和组织中的氧合血红蛋白吸收，因此会使组织吸收能量后瞬间汽化。该系统 2005 年最初发布时功率是 80 W，后来升级至 120 W，2010 年再次升级为 180 W。PVP 术后患者住院时间短，留置尿管时间短，再次手术次数减少，术后恢复更快。由于绿激光良好的止血效果，可用于口服抗凝药物前列腺增生患者。然而小功率绿激光汽化前列腺效率较低，不适用于大体积前列腺手术。

3）铥激光及二极管激光前列腺手术：铥激光出现比钬激光晚 10 年，不同于脉冲式的钬激光，铥激光是一种连续激光，也可应用于前列腺切除（剜除）术。相比钬激光，铥激光有更好的组织切割和凝固止血效果，铥激光前列腺剜除术操作流程与钬激光前列腺剜除大体相似，两种术式总体疗效相当。然而，铥激光前列腺剜除手术病例数及相关研究数量远少于钬激光前列腺剜除术。二极管激光是一类由半导体二极管产生的连续激光，主机造价相对低，体积较小，切割、止血效果良好，以红激光为代表的二极管激光前列腺剜除手术方法、治疗效果与铥激光相似，目前关于半导体激光的研究仍缺乏长期的随机对照实验数据。

（4）前列腺支架：对于不适合进行脊髓麻醉或全身麻醉手术的患者，前列腺支架可以替代导尿管缓解前列腺部尿道梗阻。永久性前列腺支架具有生物相容性，可实现上皮化；临时支架则是生物稳定的或生物可降解的，无法上皮化。由于常见的不良反应和高移位发生率，前列腺支架在中－重度 LUTS 治疗中的作用有限。

（5）前列腺部尿道悬吊：前列腺尿道悬吊术（prostatic urethral lift，PUL）是一种新型的可在局部麻醉或全身麻醉下施行的微创手术。在膀胱镜引导下，在前列腺侧叶植入小型永久性装置，向外牵拉压迫侧叶，扩大前列腺部尿道的空间，从而解除前列腺侧叶增生引起的膀胱出口梗阻，可以在一定程度上改善 IPSS、Qmax、QOL。然而，该方法不适用于中叶增生突入膀胱的 BPH 患者，对于大体积前列腺治疗效果尚待证实，需要长期随访研究来评估治疗效果的持续时间。前列腺尿道悬吊术性功能相关不良反应发生率低，可考虑用于对性功能期许较高、前列腺体积＜ 70 mL，且没有明显中叶增生的患者。

（6）其他新方法

1）微创单纯性前列腺摘除术：在疗效和安全性方面与开放前列腺摘除相似，在 Qmax 和 IPSS 方面也有类似的改善。然而该方法远期疗效还需要更多研究证实。

2）膀胱颈部和前列腺尿道重塑装置（temporary implantable nitinol device，TIND）：TIND系统是一家以色列公司设计生产的治疗前列腺增生的装置，TIND由细长的支柱和锚定叶组成，组件均为镍钛合金材质。直视下，TIND被放置到前列腺部尿道内并展开，扩展的装置压缩特定区域的前列腺增生腺体，并发生缺血型坏死。装置留置在前列腺中5天时间，随后在门诊通过普通尿道镜取出。小样本临床研究表明该装置使用对患者IPSS、Qmax、QOL均有较明显的提升，安全性及耐受性良好。然而，尚需要更大样本的随机对照研究进行确认。

3）图像引导机器人水流消融：该方法通过超声图像实时引导，计算机程序控制机械臂，利用高速水流对前列腺增生腺体进行消蚀切割，最大限度地避免了TURP电能量、等离子和激光等能量进行前列腺手术时对邻近的神经血管的破坏，在改善患者下尿路症状的同时，可显著保留患者性功能，适用于对性功能期望值比较高的较年轻BPH患者。

4）对流水蒸气消融：美国波士顿科学公司开发的Rezum系统利用射频功率产生水蒸气形式的热能，水蒸气具有的对流性质使其可通过组织间隙迅速均匀地扩散，并将储存的热能释放到前列腺组织，导致细胞坏死。该治疗过程疼痛轻，可以在门诊进行。每个侧叶一般需要治疗1～3次。该方法中长期疗效和安全性还需要进一步评估。

5）前列腺动脉栓塞术（prostatic artery embolization，PAE）：是在局部麻醉下穿刺股动脉，借助数字减影血管造影技术，显示前列腺供血动脉解剖，并对前列腺供应动脉进行选择性栓塞，达到使前列腺腺体萎缩，解除排尿梗阻的目的。临床实践表明PAE具有一定的效果，然而，该方法的应用存在诸多障碍，有效性和安全性尚需要更多研究加以证实。

（三）如何实现对于良性前列腺增生患者个体化治疗？

前列腺增生患者个体治疗方案的选择受多方面因素影响，例如患者的诊断和病情综合评估结果，实施单位相关设备和个人的能力和经验，部分患者对治疗方案的偏好及对治疗效果、生活质量的期望值和对潜在不良反应的接受度等。

1. 保守治疗　对于症状轻微、对生活质量无明显影响的前列腺增生患者，可采取保守治疗，即观察等待及药物治疗，在保守治疗过程中，无论是否接受药物治疗，都应该对患者宣教和鼓励其自身行为管理和调节，以提高生活质量。

2. 手术治疗　需有明确的手术治疗指征，如患者出现反复急性尿潴留、膀胱结石、膀胱憩室、前列腺增生相关的难治性肉眼血尿、慢性尿潴留、充溢性尿失禁、上尿路扩张、肾功能不全，以及保守治疗或药物治疗症状无明显改善、明显影响生活质量等，则需要考虑手术治疗。

具体手术方案的选择取决于患者并发症和基础病情况、耐受麻醉的能力、前列腺的大小、患者的主观偏好、对手术相关的特定不良反应的接受度、手术设备的可用性、主刀医师的技术和经验等，选择流程可参考病例1图2。

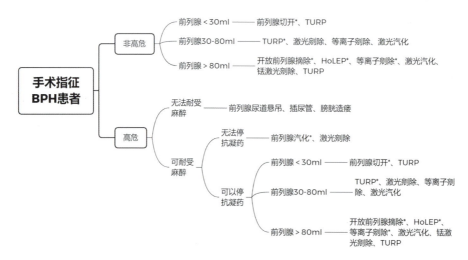

病例1图2　前列腺增生个体化手术治疗方案选择

注：*表示首选方法。

（四）如何做好经尿道前列腺电切手术？

良性前列腺增生是泌尿外科常见病，TURP是被广泛接受的治疗良性前列腺增生的经典方法，目前仍然是很多泌尿外科医师心目中的"金标准"。良性前列腺增生患者均为老年男性，其中大多数体质衰弱，甚至合并重要器官相关疾病，如何安全地对良性前列腺增生患者进行前列腺电切术并获得良好效果是非常重要的课题，以下将从患者选择、术前准备、术中技术流程的标准化、术后精细化管理等方面对相关的要点进行简要阐述。

1. 患者选择　合理地选择具有TURP手术指征的良性前列腺增生患者是做好手术的前提。利用泌尿系超声、残余尿量测定、尿动力学检查等客观检查评估患者前列腺大小、膀胱流出道梗阻的程度、膀胱功能等；通过国际前列腺症状评分量表或其他类似的评分系统，了解主观症状严重程度。患者选择不当将导致手术治疗效果不佳，严重时可能引起医疗纠纷。

2. 术前准备 患者入院后完善相关术前检查，如血常规、凝血功能、肝肾功能、心肺功能，如有高血压、糖尿病宜控制血压、血糖平稳。术前应与患者充分沟通病情及术中、术后可能发生的并发症，如术中术后出血、术后排尿刺激症状、逆行射精、勃起功能障碍、尿失禁等。与麻醉医师沟通，选择适宜的麻醉方案：全身麻醉或蛛网膜下腔麻醉。注意尿常规、尿培养等检查结果，对于有尿路感染患者或留置导尿管，选择适宜抗生素抗感染治疗。

3. 手术流程标准化

（1）手术开始前：患者取截石位，常规消毒铺巾。常用的电切镜鞘较粗，注意置入电切镜鞘时患者尿道外口的松紧度，如患者存在尿道外口狭窄，应进行尿道扩张或切开，否则术后患者尿道外口狭窄或瘢痕化，影响排尿。推荐充分灌流下直视进镜，对尿道及膀胱进行镜检，减少使用闭孔器盲法进镜时可能发生的尿道损伤，同时除外尿道及膀胱肿瘤。

（2）手术步骤及注意事项

1）在辨认清楚膀胱镜输尿管开口、膀胱颈，尤其是精阜等解剖标志之后，首先在 5 点位和 7 点位之间电切中叶，形成中央沟槽。然后分别在 2 点位和 10 点位从上往下切除左侧叶和右侧叶，与中叶的沟槽相连。对于新手来说，每切一刀就推回去沿着切痕寻找并及时电凝出血点是一种更加安全稳妥的方法。

2）电切过程中确保冲洗液充足并及时更换续水非常重要，尤其是在电切 4 点位和 8 点位时，该位置可能有比较大的血管。电切结束之前，必须仔细检查止血，最好间歇性地排空膀胱，减慢冲洗速度，严密检查创面并电凝止血，特别是要在排空膀胱后再检查并电凝膀胱颈的出血点（病例 1 图 3）。此外，术中还应该与麻醉医师沟通，是否采用低血压全身麻醉，确保在止血完成之前将血压恢复正常，以便找到因血压低而隐匿的出血点。如果经尿道前列腺电切使用的是含有甘氨酸的膀胱冲洗液，为避免出现大量冲洗液进入体循环而导致的"前列腺电切综合征"，手术时间应控制在 60 分钟之内。如果冲洗液为含氯化钠的等渗液，则电切时间可以适当延长。

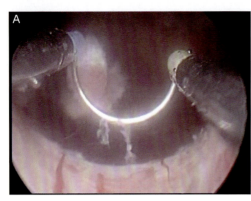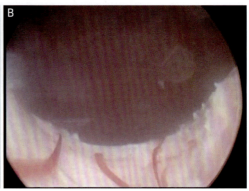

病例 1 图 3　止血过程中膀胱减压示意图

A. 膀胱高压（过度充盈）时膀胱颈出血较小；B. 膀胱减压后膀胱颈出血增加。

3）手术结束时常规留置三腔气囊尿管，必要时用探条或者导丝进行引导，探条引导时要顺着尿道顶部滑入，避免出现将尿管置入膀胱后方。尿管到位后，注入 30 mL 水囊，适当牵拉尿管使水囊压迫膀胱颈以利于止血。

4. 术后精细化管理　要注意查视前列腺电切术后患者，保证患者冲洗管道的通畅，注意冲洗液颜色变化。询问患者主观感受，对患者不适症状应首先积极查找原因，及时止痛解痉等对症处理。例如术后患者诉频繁尿意感、尿管旁溢尿等，要注意鉴别其原因可能是尿管引流不畅或膀胱痉挛，流出管道不畅务必及时疏通，膀胱痉挛可以口服 α 受体和（或）M 受体阻滞剂。此外，观察有无精神或意识方面的异常，及时发现并处理前列腺电切综合征。前列腺增生手术患者均为老年，术后慎用止血药，谨防术后心肺脑血管血栓。

六、患教建议

观察等待本身就是有计划、规律的医患沟通过程，观察是医师和患者共同观察，医患相互交流病情相关信息，根据病情决定继续等待还是药物或手术治疗。对于选择观察等待的患者应建议其 6 个月后复诊，然后每年复诊，监测有无症状加重或出现手术治疗指征。复诊内容应包括病史、IPSS、尿流率测定、残余尿量测定等。

在药物治疗过程中，医师需要与患者沟通获取用药后症状改善情况、患者治疗满意程度，以及不良反应等信息，决定调整用药方案或进一步手术治疗。对于药物治疗患者，应嘱自开始用药后 4 周复诊，如患者症状明显缓解且没有明显不良反应，则继续药物治疗至 6 个月时再复诊，然后每年复诊，以监测有无症状加重或手术指征。复诊内容包括病史、IPSS、尿流率测定、残余尿量测定等。对于以储尿期症状或夜尿多为主的患者，应做排尿日记。对于PSA水平异常需要严密监测而又使用5α还原酶抑制剂的BPH患者，由于5α还原酶抑制剂会影响PSA水平，因此在用药6个月后应该复查PSA，以确定新的基准PSA水平，便于后续PSA的监测对比。

对于有手术治疗指征患者，目前可供选择的手术方法较多，各有其相应的适应证，良好的沟通是实现个体化手术治疗前提。通过沟通准确了解患者前列腺增生病情，对于治疗效果的期望值，当前性生活情况如何，有无性生活方面的困扰。以往通常认为，大多数老年前列腺增生患者年老体衰，对于性功能要求不高，理应能理解并坦然接受前列腺增生手术后出现的逆行射精、勃起功能障碍等性功能异常。然而在临床工作中，通过对前列腺增生患者术前术后精细化的随访发现中老年前列腺增生患者对于性生活相关的期许远高于我们的想象，应给予充分的重视。针对BPH引起的膀胱出口梗阻，要恢复前列腺部尿道的通畅势必存在一定程度解剖结构破坏，如TURP需切平膀胱颈、损伤尿道内括约肌，较大腺体的剜除术可能会对尖部外括约肌造成功能性或机械性损伤，上述结构和功能的损害可能导致术后逆行射精、射精无精液、暂时或永久尿失禁、勃起功能障碍等。因此，术前应充分告知患者前列腺手术治疗后的性功能相关不良反应，使其了解并能够接受，如不能接受某一种治疗方法带来的相应不良反应，可以在医师的指导下选择其他治疗方法。相对年轻、有性需求、无法接受可能出现的性功能改变的患者，建议保守治疗。

前列腺手术患者应于拔除尿管后4周复诊评价治疗的效果及可能存在的并发症，复诊内容应包括IPSS、尿流率测定、残余尿量测定等。如果患者术后症状明显好转且没有明显的并发症，一般不需要再次复诊。

七、专家点评

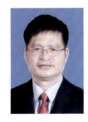

莫曾南，教授，广西医科大学基因组与个体化医学研究中心主任，第八届教育部科学技术委员会委员，中国医防整合联盟副理事长，广西医师协会临床精准医疗专业委员会主任委员，广西医学会临床流行病学与循证医学分会副主任委员。主持国家自然科学基金项目7项、国家重点研发计划精准医学重点专项1项。发表论文100多篇，H指数38。2009年国家级教学成果二等奖获得者。

良性前列腺增生病程发展缓慢，不同病程阶段患者的症状差别大，对于治疗效果的诉求各异，临床上应力求做到诊断评估精细化、治疗方案个体化，才能让患者获益最大化。目前可用于前列腺增生治疗药物种类不多，每种药物有特定的作用机制和疗效特点，而不同患者个体对于同一种药物的敏感度和耐受性亦可能存在较大差异，因此，应根据患者症状特点和需求灵活选择药物，在治疗过程中根据患者的反馈及需求连续调整用药，践行个体化治疗，避免"千人一方，万人一药"。本例患者药物治疗过程体现了前列腺增生药物治疗个体化的必要性和有效性。对于需要考虑手术治疗的患者，更应当强化个体化治疗理念。随着当前生活水平的提高，患者对于术后生活质量期望值也不断增高，泌尿外科医师应非常重视患者的个体化诉求，如术后维持规律性生活等，结合患者病情，与患者协商共同决定是否手术及采用何种手术方法，以期在保证安全的前提下达到预期的效果，利于患者术后获得较好的生活质量。此外，需要强调的是手术治疗的主要目的是解决 BPH 引起的膀胱出口梗阻，如果患者排尿困难主要原因不是 BPH 相关的膀胱出口梗阻，则手术不会给患者带来益处，反而有手术风险和术后并发症可能，所以术前务必通过病史、体检、尿动力学检查等来排除神经源性膀胱、膀胱逼尿肌收缩无力等，以免错误地给不合适的患者施行手术。

（杨光林　广西医科大学附属肿瘤医院；莫曾南　广西医科大学）

参考文献

[1]Mcigs JB, Mohr B, Barry MJ, et al. Risk factors for clinical benign prostatic hyperplasia in a community-based population of healthy aging men[J]. Journal of Clinical Epidemiology, 2001, 54 (9): 935-944.

[2]Chang DF, Campbell JR. Intraoperative floppy iris syndrome associated with tamsulosin[J]. Journal of Cataract & Refractive Surgery, 2005, 31 (12): 2240.

[3]Gacci M, Corona G, Salvi M, et al. A systematic review and meta-analysis on the use of phosphodiesterase 5 inhibitors alone or in combination with α-blockers for lower urinary tract symptoms due to benign prostatic hyperplasia[J]. European Urology, 2012, 61 (5): 994-1003.

[4]Vignozzi L, Gacci M, Cellai I, et al. PDE5 inhibitors blunt inflammation in human BPH: A potential mechanism of action for PDE5 inhibitors in luts[J]. The Prostate, 2013, 73 (13): 1391-1402.

病例2　前列腺电切术后出血的诊断与处理

一、导读

TURP 是 BPH 外科治疗的金标准，出血是 TURP 术后最常见的并发症之一，多数出血可以通过保守治疗逐渐缓解，少数术后出血可能反复引起膀胱填塞、血容量下降，需二次手术处理。TURP 术后出血容易引起患者及家属的焦虑和恐慌，如何快速识别出血并及时采取适宜的措施止血，以及在各个环节预防 TURP 术后出血的发生是泌尿外科医师不可回避的重要临床问题。

二、病历简介

（一）病史介绍

患者男性，77 岁。

主诉：反复排尿困难伴夜尿增多 2 年余。

现病史：患者自述 2 年余前始自觉排尿费力，排尿时间延长，尿线变细，排尿无力。同时夜尿增多，每晚 6～7 次。无畏寒、发热，无血尿。曾外院检查考虑为前列腺增生，予盐酸坦洛新口服治疗，症状稍好转。近 20 天余自觉症状较前加重，为进一步治疗入院。

既往史：慢性阻塞性肺疾病病史，无高血压、糖尿病及冠心病史。

（二）体格检查

经直肠前列腺指诊：肛门括约肌紧张度正常，前列腺 I～II 度增大，质中，表面光滑，无压痛，无结节，中央沟变平。

（三）辅助检查

1. 血常规　白细胞计数 $6.82×10^9$/L，血红蛋白 144.00 g/L，血小板计数 $294.00×10^9$/L，中性粒细胞百分比 63.1%。

2. 血 PSA　tPSA 2.99 ng/mL，fPSA 0.79 ng/mL，fPSA/tPSA 0.26。

3. 尿常规　白细胞（-），尿蛋白（-），镜下脓细胞未见。

4. 肾功能　尿素 5.22 mmol/L，肌酐 75 μmol/L。

5. 经直肠超声（病例 2 图 1）　前列腺大小约 4.4 cm×5.0 cm×4.0 cm，边界清，形态饱满，内腺增大为主，回声不均匀，未见明显占位，CDFI：血流分布未见异常。双精囊腺未见异常。

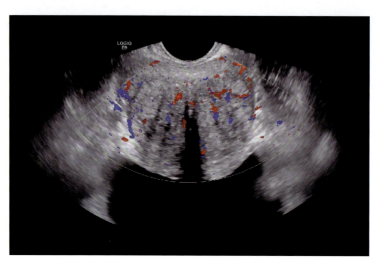

病例 2 图 1　经直肠超声检查

6. 泌尿系统彩色超声　双肾、膀胱回声未见异常，双侧输尿管未见扩张。

7. 尿流动力学检查　最大尿流率 7.2 mL/s，残余尿量 90 mL，膀胱收缩力（弱 +）；IPSS 评分 28 分，QOL 评分 6 分。

（四）初步诊断

1. 前列腺增生；

2. 慢性阻塞性肺气肿。

三、临床决策与分析

1. 手术指征　前列腺增生诊断明确，排尿症状明显，药物保守治疗效果不满意，残余尿量 90 mL，有手术解除梗阻指征。

2. 手术评估　心脏超声：射血分数 77%。主动脉瓣轻度关闭不全、二尖瓣关闭不全、三尖瓣轻度关闭不全（退行性心瓣膜早期改变）。左心室顺应性欠佳，左心室收缩功能测定在正常范围。肺功能检查：重度阻塞性通气功能障碍，中度弥散功能障碍。麻醉科会诊：ASA Ⅲ级，心功能Ⅱ级，围术期潜在低氧血症、脱呼吸机拔管困难等风险。无绝对禁忌证。

3. 手术方案　患者在插管全身麻醉下按常规方法行经尿道前列腺等离子电切术，考虑患者肺功能不好，术中予耻骨上膀胱穿刺造瘘以降低前列腺窝内压力减少冲洗液进入体循环，同时利于保持手术野清晰提高电切效率，缩短手术时间。

4. 术后注意事项　严密观察患者生命体征，注意血氧饱和度，保持膀胱冲洗管道通畅，观察冲洗液颜色变化。

四、治疗过程

1. 手术情况　插管全身麻醉经尿道前列腺等离子电切术＋耻骨上膀胱造瘘。简要手术步骤如下：

（1）尿道及膀胱镜检查：前尿道无狭窄，尿道前列腺部见前列腺两叶明显增大，前列腺部尿道变窄，延长，长约 2 个视野，镜下见精阜无增大。膀胱颈后唇抬高，双侧输尿管口清晰可见，喷尿清，膀胱黏膜光滑，血管纹理清楚，未见肿瘤。

（2）耻骨上膀胱穿刺造瘘术，为膀胱连续灌流低压电切做准备。

（3）经尿道前列腺电切术＋汽化术：①于膀胱颈后唇 6 点位开始汽化电切，切至精阜的近侧。切平抬高的膀胱颈后唇，形成一冲洗通道；②于 1 点位以顺时针方向切除前列腺左侧叶腺体组织；于 11 点位以逆时针方向切除前列腺右侧叶腺体组织，切至近前列腺包膜。再切除 12 点位前列腺联合部，小心切除精阜两侧前列腺尖部组织。将电切镜退至精阜远侧观察。原增生的前列腺组织已被充分切除，前列腺部尿道通畅。最后修整切除前列腺窝内的残留腺体组织，并充分电凝止血；③用冲洗器经尿道将膀胱内的前列腺碎块组织和血块吸出。

退出电切镜，拔除膀胱造瘘套管并缝合创口。术后留置 F20 三腔气囊导尿管，注入 40 mL 水囊，适度牵拉，冲洗通畅，冲洗液淡红。

2. 术后情况及预后　术后患者返回病房，持续膀胱冲洗液偏红，膀胱隆起，患者诉下腹胀痛，查体膀胱区隆起压痛，导尿管血块堵塞，床边超声提示膀胱内大量血块，经输尿管清除膀胱内血块约 250 mL，血块清除后立即留置三腔气囊导尿管，水囊牵拉固定压迫，冲洗通畅，膀胱冲洗液颜色较红，上述处理措施均未能明显控制出血，复查血常规血红蛋白进行性下降（早晨 98 g/L，中午 78 g/L，夜间 65 g/L），出现血压下降（90/58 mmHg），心率增快，有急诊手术止血的指征，急诊全身麻醉下行经尿道膀胱镜检查，冲洗清除膀胱内血块，经反复仔细检查发现膀胱颈 2 点位有搏动性出血，出血点较为隐蔽，膀胱充盈无法看到出血点，但可见朝向膀胱的搏动性喷血，膀胱减压空虚才能直视出血点，遂予电凝止血，依次全面排查前列腺窝、膀胱颈、膀胱前壁穿刺点，未见明显出血。电切镜下减慢冲洗速度，检查留置三腔气囊导尿管持续冲洗通畅，冲洗液清亮，安返病房。

术后患者恢复顺利，于术后 4 天拔除尿管，排尿通畅，尿色清亮，术后 5 天出院。术后随访 1 个月，未有血尿及排尿困难。

五、经验与体会

（一）本例患者诊疗有哪些相关的经验和教训？

本例 TURP 患者术后出血的主要原因是膀胱颈动脉性出血点的遗漏，总结经验如下：

1. 电凝止血过程中膀胱减压有利于避免出血点遗漏，保证止血效果。充盈的膀胱可将膀胱颈出血点牵拉至膀胱内，难以被发现；膀胱内高压可能导致静脉性出血点出血停止。

2. 尿管水囊压迫对动脉性出血的止血作用有限，对于静脉出血或缓慢的渗血可能有一定的作用。因此，对于动脉性出血务必认真电凝止血，切不可迷信水囊压迫止血的效果。

（二）如何快速识别 TURP 术后出血并及时处理？

有经验的医师能够根据观察冲洗液颜色变化结合术中印象推测出血部位，并区分静脉出血和动脉出血。应特别注意保持膀胱冲洗管道的通畅，如反复出现冲洗引流不畅、患者膀胱膨隆并疼痛，提示膀胱血块填塞，则提示出血量大，应严密监测生命体征，在尽可能冲洗膀胱血块的同时，做好二次手术止血的准备。

（三）TURP 术后出血常见的部位有哪些？

1. 膀胱颈 膀胱颈部黏膜下血管丰富，TURP 多数情况下需要将 6 点位膀胱颈切平，少数情况下切缘甚至会深入膀胱三角区，切断的膀胱黏膜下血管范围较广，因此出血可能性大。

2. 前列腺窝 可以是动脉出血，也可能是静脉渗血。小动脉出血较容易被发现，对出血点进行有效的电凝即可止血，较大动脉出血时宜先电凝出血点周围组织，使周围组织回缩导致动脉管腔收拢再对动脉进行电凝，以提高止血的成功率和可靠程度。排查静脉性出血需要使膀胱空虚以降低压力，减慢进水速度，全面系统检查前列腺窝。对于小的静脉出血，可以对出血点电凝，而对于较大的静脉出血（尤其是静脉窦），则需要细心观察，盲目地反复电凝出血静脉窦可能会使出血口越来越大。根据静脉分布较为迂曲的特点，可以尝试调低电凝电压，使用电切环在距离出血静脉窦稍远的周边组织进行反复深度的电凝，采取"农村包围城市"的止血策略，一般可以成功。但少数情况下，较大的静脉窦出血有可能反复电凝亦无法止血，则需要尽快结束手术，利用尿管气囊压迫前列腺窝才能实现有效的止血。

3. 前列腺尖部出血　精阜附近的前列腺尖部血运丰富，在 TURP 术中，势必会切断前列腺尖部血管，对于尖部动脉喷射性的出血务必电凝止血，然而对于精阜以远的黏膜渗血，要慎用电凝以免损伤邻近的尿道外括约肌。

4. 膀胱内出血　TURP 术中术后膀胱内出血较为少见，可能原因有：前列腺突入膀胱，前列腺电切范围扩大进入膀胱损伤膀胱；电切过程中膀胱内反复过度充盈高压、快速放水减压，导致膀胱黏膜出血；膀胱穿刺造瘘等操作损伤膀胱等。膀胱内出血容易被忽视，因而强调术者应在电切前列腺前、后都应做仔细的膀胱检查，以排除膀胱内出血的可能性。

六、患教建议

出血是 TURP 术后较为常见的并发症之一，可引起患者及家属恐慌、焦虑，严重影响治疗体验。针对接受 TURP 术患者的医患沟通中，术后出血应作为重要内容，贯穿整个治疗及随访过程，达到既提醒患者重视术后出血并发症，又能减轻患者对出血的恐惧感的效果，使其积极配合治疗。例如术后冲洗液较红时，应保持平稳，不起床活动或上厕所；拔尿管前告知严密观察尿液颜色；出院前嘱咐 3 个月内不要骑车、抬重物、剧烈体育活动，保持大便通畅等，如有严重血尿及时就诊处理。

七、专家点评

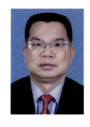

米华，医学博士，主任医师，博士研究生导师，就职于广西医科大学第一附属医院泌尿外科。中国中西医结合学会泌尿外科专业委员会委员，广西医师协会泌尿外科医师分会常务委员，广西抗癌协会泌尿男生殖系肿瘤专业委员会常务委员，广西医学会泌尿外科学分会委员。

任何术式的前列腺切除手术都会有发生出血的风险，TURP 也不例外。不管术者技术多么炉火纯青，术前仍必须做好输血的准备。术前 1～2 周口服非那雄胺，控制尿路感染可减少术中出血。经尿道前列腺激光手术由于出血少、无 TUR 综合征已成为 BPH 重要的治疗方法，尤其适用于高危因素的患者（如高龄、贫血和使用抗凝药等）。术中是否做耻骨上膀胱穿刺造瘘术，应根据术者的习惯和使用的器械来定，如果使用连续冲洗式电切镜，可以不做耻骨上膀胱穿刺造瘘术，尽量减少不必要的损伤。术中发生出血时，应沉着冷静，通过调节冲洗液速度或者退镜，反复快速冲洗，保持视野清晰，精准止血。千万不要寄希望于自行止血或通过使用止血药止血。在止血满意前，手术者不要急于收拾手术器械，在患者离开手术室前，必须要有满意的止血效果。术后使用 M 受体阻滞剂可以防止膀胱痉挛导致的出血。

（虞　军　米　华　广西医科大学第一附属医院）

参考文献

[1] Rassweiler J, Teber D, Kuntz R, et al. Complications of transurethral resection of the prostate（TURP）—incidence, management, and prevention[J]. European urology, 2006, 50（5）: 969-980.

病例 3　前列腺电切术后膀胱颈部挛缩的诊断与处理

一、导读

良性前列腺增生可导致膀胱出口梗阻引起患者排尿困难，而经尿道前列腺电切术可以通过切除增生梗阻的前列腺腺体解决膀胱出口梗阻问题，然而部分前列腺电切术后患者会出现一种严重的并发症—膀胱颈部挛缩（bladder neck contracture，BNC）。BNC 是前列腺电切术后创面愈合过程中局部瘢痕增生导致膀胱颈出口狭窄梗阻，患者接受前列腺电切术后会有一段时间是排尿顺畅，但是随着膀胱颈部挛缩的出现患者会逐渐再次经历排尿困难的痛苦。因此，如何预防和规范诊断及处理前列腺电切术后 BNC 是需要高度关注的临床问题。

二、病历简介

（一）病史介绍

患者男性，65 岁。

主诉：前列腺电切术后反复排尿困难 10 个月余。

现病史：患者 10 个月余前因排尿困难在外院诊断良性前列腺增生，术前超声提示前列腺大小约 5.1 cm×4.3 cm×4.1 cm（前列腺体积 46.7 mL）。在外院行经尿道前列腺电切术，术后病理提示良性前列腺增生。术后第 4 天拔尿管后排尿顺畅，但拔尿管后第二天再次出现排尿困难并尿潴留，再次留置尿管 1 周后拔除，拔尿管后自诉排尿顺畅约 3 周后尿线逐渐变细、排尿逐渐出现费力和困难，伴尿频、尿急、尿不尽、尿后滴沥和排尿分叉等不适。前列腺电切术后 3 个月余至当地医院复查提示尿潴留，尝试留置尿管不成功，行膀胱穿刺造瘘和尿道膀胱镜检提示膀胱颈出口处瘢痕挛缩狭窄，在外院行经尿道膀胱颈瘢痕电切和切开术，术后留置尿管 1 周，拔除尿管后排尿顺畅约 1 个月后再次排尿困难。前列腺电切术后 6 个月余至我院就诊，行尿道镜检提示膀胱颈部挛缩瘢痕狭窄，狭窄口大小约 3 mm。在我院行经尿道膀胱颈瘢痕钬激光切开术，术后留置尿管 2 天，术后排尿顺畅能维持约 3 个月余，之后再次逐渐出现排尿困难和尿线变细。之后再次来我院复查，膀胱尿道造影和尿道镜检提示膀胱颈部挛缩狭窄，予再次收住院进一步治疗。

既往史：高血压 6 年，口服硝苯地平缓释片，血压控制正常。脑梗死 6 年，口服血塞通和阿托伐他汀治疗。糖尿病 3 年，口服格列齐特和阿卡波糖，血糖控制正常。

（二）体格检查

外生殖器发育正常，尿道外口无狭窄，睾丸、附睾大小、质地正常，前尿道触诊未触及结节和瘢痕。下腹膀胱区无异常隆起，未触及膀胱区包块。双肾未触及，肾区无压痛和叩痛。输尿管压痛点无压痛。直肠指诊：前列腺明显变小，表面尚光滑，无压痛，未触及结节，肛门括约肌收缩有力，退指指套无血染。IPSS 评分 30 分，QOL 评分 6 分。

（三）辅助检查

1．实验室检查

（1）血 PSA：tPSA 0.05 ng/mL，fPSA 0.02 ng/mL，fPSA/tPSA 0.4。

（2）尿常规：潜血、白细胞、红细胞、脓细胞和亚硝酸盐均阴性。

（3）其余：血常规、肝肾功能、电解质、凝血功能和传染病检查未见异常。

2．影像学检查

（1）泌尿系统彩色超声：残余前列腺左右径 3.5 cm，前后径 1.5 cm。双肾、输尿管和膀胱未见异常。残余尿量 88 mL。

（2）尿流率测定：最大尿流率 7 mL/s。患者插尿管失败，无法完成膀胱压力尿流率曲线等尿动力学分析。

（3）尿道膀胱造影（病例 3 图 1）：膀胱颈部出口狭窄。

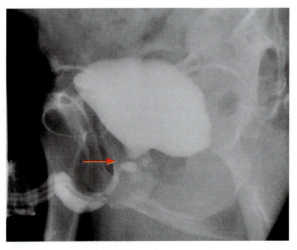

病例 3 图 1　尿道膀胱造影：箭头所示为膀胱颈口挛缩狭窄

（4）尿道镜检（病例 3 图 2）：膀胱颈口瘢痕挛缩狭窄。

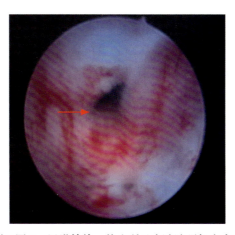

病例 3 图 2 尿道镜检：箭头所示为膀胱颈部瘢痕挛缩

（四）初步诊断

1. 膀胱颈部挛缩；

2. 膀胱颈部电切和钬激光切开术后；

3. 前列腺电切术后。

三、临床决策与分析

1. 手术指征 前列腺电切术后膀胱颈部挛缩，已行两次手术处理膀胱颈部瘢痕挛缩狭窄，但手术后病情反复复发，排尿困难症状明显，残余尿量 88 mL，有再次手术解除膀胱颈出口梗阻指征。

2. 手术评估

（1）心脏超声：左室顺应性欠佳，左室收缩功能测定在正常范围。

（2）肺功能：肺通气及弥散功能正常。

（3）其他实验室检查无明显异常，血压、血糖控制正常。

（4）术前评估无麻醉和手术相关禁忌证。

3. 手术方案 根据病史、症状及相关检查，患者考虑膀胱颈部挛缩，经尿道膀胱颈部电切、钬激光切开后仍复发，属于顽固性或难治性膀胱颈部挛缩。后续治疗可考虑再次行膀胱颈瘢痕切除和膀胱颈切开扩大术，但术后复发率高，也可考虑术中膀胱颈部注射药物（激素或其他抗瘢痕和纤维化增生药物），但局部抗纤维化和瘢痕增生药物的注射需多次注射，长期疗效目前不确定。膀胱颈重建术，如膀胱颈 Y-V 成形术是治疗难治性膀胱颈部挛缩的有效治疗措施。综合分析患者病情和患者的治疗需求，计划行机器人辅助腹腔镜膀胱颈部 Y-V 成形术。

四、治疗过程

1. 手术情况

（1）插管全身麻醉成功后，患者先取截石位。

（2）使用输尿管镜镜检尿道，找到膀胱颈狭窄开口，置入斑马导丝，使用筋膜扩张器扩张至F20，放置F16尿管。

（3）改平卧头低脚高位，在脐上1 cm处建立12 mm Trocar孔，置入30°观察镜，在平脐右侧间隔约9 cm处建立一个8 mm Trocar孔（机械臂右手）和一个12 mm Trocar孔（辅助孔1），平脐左侧对称右侧Trocar孔处建立两个8 mm Trocar孔（机械臂左手和第三臂）。在右侧锁骨中线肋缘下3 cm建立一个10 mm Trocar辅助孔。连接好机器人各个操作臂器械。

（4）先分离下腹前腹壁膀胱上腹膜，分离显露耻骨后间隙，显露膀胱前壁和前列腺，牵拉尿管明确膀胱颈口位置，在膀胱颈和前列腺交界处倒"Y"形切开膀胱和狭窄段膀胱颈口至尿道腔正常处，切除局部瘢痕，使用两根3-0倒刺线分两侧连续缝合膀胱倒"V"形皮瓣吻合到纵向切开的前列腺部尿道，置入F18三腔尿管。膀胱注水未见吻合口漏尿，减压观察，未见活动性出血点。留置伤口引流管，取出病理标本，撤除操作器械后逐层关闭切口。

2. 术后情况及预后　术后患者恢复顺利，术后2周拔除尿管，患者排尿通畅，无血尿、尿频、尿急和尿痛等。患者术后1个月余复诊，自觉排尿顺畅，无血尿、尿痛等不适，复查尿流率Qmax 15 mL/s，残余尿量为0 mL，IPSS评分3分，QOL评分1分，复查尿道膀胱镜检可见膀胱颈吻合口处宽大（病例3图3），局部无明显瘢痕增生。术后3个月余电话随访，排尿通畅无不适。

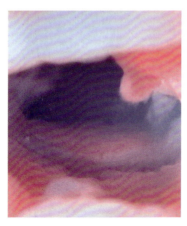

病例3图3　尿道镜检可见膀胱颈吻合口处宽大通畅

五、经验与体会

良性前列腺增生电切术后发生膀胱出口梗阻（bladder outlet obstruction，BOO）是术后常见并发症，有文献报道其最高发生率可达 20%。前列腺电切术后发生 BOO 的危险因素有：小体积前列腺（体积 < 40 mL，也有文献报道是 < 30 mL），术前存在前列腺炎症、术前术后尿路感染控制不佳、手术时间较长、术中电凝创面较多、术后尿管长时间牵拉压迫膀胱颈口、糖尿病、高血压、吸烟、高龄等。Pansadorohe 和 Emiliozzi 依据良性前列腺增生术后 BOO 发生的部位和狭窄程度将其分成三型：膀胱颈狭窄（Ⅰ型）、前列腺窝中部狭窄（Ⅱ型）和前列腺部完全狭窄（Ⅲ型）。上述病例属于Ⅰ型，危险因素是糖尿病和高血压。患者经历过两次腔内治疗，一次电切和一次钬激光切开术，术后 1～3 个月瘢痕挛缩增生导致膀胱出口梗阻，属于复发性难治性膀胱颈部挛缩病例。

（一）如何预防前列腺电切术后发生膀胱颈部挛缩？

前列腺电切术后发生膀胱颈部挛缩的病理机制可能与损伤的膀胱颈及膀胱颈周围的尿道黏膜组织水肿渗出、肉芽组织过度增生、局部组织纤维化、血凝块极化、炎症粘连、胶原蛋白增加、弹性纤维减少等有关。对于如何预防前列腺电切术后膀胱颈部挛缩的发生贯穿术前、术中和术后的诸多细节。

1. 对于术前存在糖尿病、高血压、吸烟等情况，需要有效控制血压、血糖平稳和正常，术前务必动员患者戒烟。有尿路感染或前列腺炎症者根据经验性用药或病原学培养药敏用药将感染控制住，建议待尿培养阴性后再手术治疗。

2. 对于小体积前列腺增生患者，行手术治疗时特别要注意术中操作，除了电切增生前列腺组织，膀胱颈口处环形纤维组织的充分切开是十分重要的，一般是建议在 5 点位和 7 点位方向切断膀胱颈口纤维环，使膀胱出口形成宽大的漏斗状开口。也有学者建议术中保留膀胱颈口 12 点位或 11～13 点位范围的黏膜以减少术后膀胱颈环状瘢痕挛缩的发生。使用电切环的功率在满足电切和止血时尽可能低，创面电凝时间和次数尽量减少，避免切穿前列腺包膜导致尿外渗发生。术中避免膀胱高压导致创面尿外渗引起局部组织纤维化和瘢痕增生，术中注意观察膀胱隆起情况，膀胱过度充盈必定会导致膀胱高压，注意电切镜进水出水通道平衡和通畅，必要时可行膀胱穿刺造瘘增加出水通道和流量。

3. 术后保持尿管通畅，避免血块和手术中残留组织堵塞尿管导致膀胱高压尿外渗。适当使用镇痛和解痉药物防治膀胱痉挛。术后尿管牵拉压迫膀胱颈部时间不宜过久，建议术后无明显血尿时尽快松开尿管的牵拉，长时间尿管水囊压迫膀胱颈部会导致局部缺血、创面愈合不良和瘢痕增生。术后预防和控制好尿路感染。

（二）出现膀胱颈部挛缩后的诊治方案有哪些？

1. 前列腺电切术后患者如果再次出现排尿困难，特别是排尿通畅一段时间后再出现的排尿困难需高度怀疑膀胱颈部挛缩的发生。可根据患者主观症状做初步判断，借助尿流率、膀胱残余尿量测定、尿道膀胱造影和尿道镜检等可明确诊断膀胱颈部挛缩。

2. 对于首次发生的前列腺电切术后膀胱颈部挛缩治疗方案包括：尿道扩张术，经尿道直视下冷刀、激光或电切切开术，冷刀或激光可做放射状切开膀胱颈，电切切除增生瘢痕尽量避免环形一周都做电切，在膀胱颈口左右两侧充分切开至能轻松看到膀胱左右侧壁，同时可见膀胱颈口环形纤维被切断。术中也可配合膀胱颈部注射抗瘢痕增生药物，但注射药物需要特殊的穿刺针等器械，穿刺路径有可能带来不良损伤或出血，抗瘢痕药物注射通常要多次注射才能达到满意效果。也有文献报道行尿道球囊扩裂术治疗膀胱颈部挛缩取到较好的疗效，但病例数较少，长期随访数据欠缺，仍有待进一步研究。对于尿道金属支架的使用也是个案报道为主，缺乏大宗随机对照病例研究，且支架费用昂贵，相关并发症多：如支架移位、感染和附管结石形成等，因此目前指南和专家共识暂不推荐常规使用尿道金属支架治疗膀胱颈部挛缩。

3. 膀胱颈部挛缩经过尿道扩张或腔内切开术治疗失败大于两次以上的患者则进展为难治性病例，此时如果仍重复上述治疗通常效果较差，且多次扩张、内切开或电切后膀胱颈部瘢痕增生范围可能会更加严重，给后续其他治疗方案带来更多困难。对于两次以上腔内治疗无效的膀胱颈部挛缩患者建议行膀胱颈重建整形术，手术方式常用的有"Y-V"成形术和"T"字成形术。本病例是典型的腔内治疗两次无效，经过膀胱颈"Y-V"成形术治疗后效果满意的病例。膀胱颈重建手术经历了开放手术、腹腔镜手术，到现在先进的机器人辅助腹腔镜手术，机器人手术由于其高清放大视野、机械臂操作灵活和精细的优势在膀胱颈重建手术中有一定优势。但是机器人手术费用较昂贵，普及开展有一定难度。对于行膀胱颈重建手术患者有尿失禁的风险，术前需充分和患者沟通说明，如术后出现尿失禁可考虑行尿道球部悬吊术，严重者建议行人工括约肌植入术。行膀胱颈重建术虽然成功率较高，但仍有部分患者术后会再次瘢痕狭窄，对于膀胱颈重建术后还瘢痕狭窄者治疗难度是非常大的，可考虑行狭窄段瘢痕切除＋膀胱颈尿道吻合术，该类患者术后尿失禁发生率更高，勃起功能也可能严重受损。对于膀胱颈重建术后还狭窄而不愿再次手术重建膀胱颈或因身体原因不能耐受手术者建议永久性膀胱造瘘。

六、患教建议

对于可能出现前列腺电切术后膀胱颈部挛缩的患者，在术前医患沟通时需重点解释，对于患者基础疾病如高血压、糖尿病等要健康宣教，指导患者规范用药和坚持自我血压和血糖管理。吸烟患者要动员其戒烟。前列腺电切术后嘱患者规律复查，手术后瘢痕增生最显著的是术后半年内，建议其术后1个月、3个月、6个月和12个月定期返院复查，如排尿困难明显加重则需尽早及时就诊。复查时重点关注患者主观排尿情况，复查尿常规、尿流率和残余尿量，如尿流率和残余尿量指标明显异常则建议进一步行尿道造影或尿道镜检。对于已确诊膀胱颈部挛缩发生，需耐心向患者解释，提供适合患者的治疗方案，优选操作简单、创伤小、恢复快且并发症少的治疗手段，如膀胱颈部狭窄扩张或扩裂术、腔内狭窄切开术。但需要告知患者，上述治疗手段的不足之处及术后复发的处理方案，取得患者的理解和配合治疗，同时要了解患者的心理变化情况，对多次手术后仍失败的患者其怀疑和抵触医生的诊治方案是非常普遍的，这时更要沟通和了解患者的期望值和担忧，有些患者是担心多次住院手术治疗的花费高和疗效差，作为术者应根据具体病情和自己熟悉有把握的治疗方案作为首选方案，如把握不大则建议患者转院到条件和技术更好的医院诊治，或建议患者外请专家指导诊治。

七、专家点评

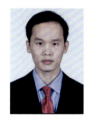

吴泳贤，医学硕士，主治医师，就职于广西医科大学第一附属医院泌尿外科。对泌尿系统疾病的诊断和治疗有丰富的临床经验，如尿道狭窄、尿道瘘等，发表SCI文章1篇。

前列腺电切或剜除术后发生膀胱颈部挛缩狭窄是十分棘手的并发症，对于前列腺电切或剜除术后患者反复出现排尿困难需明确是否发生了膀胱颈部挛缩，诊断上从手术史、排尿困难的表现、最大尿流率和膀胱残余尿量可做出初步判断，诊断的金标准是尿道镜检和尿道膀胱造影。对于小前列腺、合并尿路感染或前列腺炎或糖尿病患者行前列腺电切术时术前应控制好感染和维持血糖正常，小前列腺的电切不要过多切除膀胱颈部，只做膀胱颈部两侧切开并保留12点位黏膜可能有助于预防术后膀胱颈部环形挛缩狭窄。有研究显示，使用柱状水囊前列腺和膀胱颈扩裂对小前列腺或膀胱颈部挛缩治疗效果显著，但仪器设备昂贵，推广有一定难度。尿道扩张、冷刀或激光切开及等离子电切处理膀胱颈部挛缩往往有效率较低，术中配合注射抗瘢痕药物有一定疗效，但目前缺乏相应大样本长期随访数据。对于两次以上的腔内治疗失败病例建议行膀胱颈重建术。经典的膀胱颈 Y-V 重建手术相对操作简单，并发症少，术后有效率高，特别是应用机器人辅助腹腔镜技术使手术学习曲线更短、效率更高。

（吴泳贤　广西医科大学第一附属医院）

参考文献

[1] Lee YH, Chiu AW, Huang JK. Comprehensive study of bladder neck contracture after transurethral resection of prostate[J]. Urology, 2005, 65（3）：498-503, discussion 503.

[2] Webb DR, Sethi K, Gee K. An analysis of the causes of bladder neck contracture after open and robot-assisted laparoscopic radical prostatectomy[J]. BJU international, 2009, 103（7）：957-963.

[3] 黄健，张旭 . 中国泌尿外科和男科疾病诊断治疗指南：2022 版 [M]. 北京：科学出版社，2022.

[4] 傅炜骁，王釜冰，吴丽娜，等 . 良性前列腺增生术后膀胱颈部挛缩诊治专家共识 [J]. 泌尿外科杂志（电子版），2023，（3）：1-9.

[5] 刘升，罗大伟，郑志虎，等 . 膀胱颈部电切结合曲安奈德注射治疗前列腺增生术后复发性膀胱颈部挛缩 [J]. 现代泌尿外科杂志，2017，22（5）：4.

病例4　前列腺剜除术后尿失禁的预防与处理

一、导读

术后尿失禁是经尿道腔镜前列腺剜除术（transurethral endoscopic enucleation of the prostate, EEP）术后并发症之一，总体发生率约15%左右，不可逆、严重的尿失禁不足1%。但是如果出现，除了造成患者与家属的身心打击、治疗困难、经济负担以外，还会影响临床医师的手术方式选择和导致术者心理障碍。

EEP术后尿失禁有暂时性和永久性两种，按病因可分为四大类：①急迫性尿失禁。主要是因为手术创面组织感染、焦痂脱落、黏膜未修复和水肿等导致的炎症刺激引起逼尿肌过度活动，临床表现为伴有尿频、尿急的尿失禁，常常持续时间较短；②压力性尿失禁。主要是因为前列腺体积增大压迫外括约肌、失用性萎缩造成外括约肌功能减退，或术中极少部分损伤外括约肌、术中没有尽量保留前列腺前括约肌和前列腺被动括约肌，术后牵拉导尿管气囊压迫括约肌等引起。临床表现为站立、咳嗽、打喷嚏或负重时有尿液不自主流出，患者能终止和部分控制滴尿；③充溢性尿失禁。术前患者存在神经源性膀胱病变，术后膀胱逼尿肌收缩无力；腺体残留、尿道狭窄梗阻等导致尿潴留；④真性尿失禁。此类较罕见，主要是术中损伤尿道外括约肌引起，临床表现为术后持续3个月以上的尿液几乎全部自行流出，尽最大努力也不能有意识地中止，需使用集尿器或阴茎夹。

EEP术后尿失禁多为前两类暂时性尿失禁，其可通过药物、盆底功能锻炼等治疗多在3个月内恢复。充溢性尿失禁在术前做好尿流动力学评估来排除神经源性膀胱，腺体残留、尿道狭窄梗阻需要在腔镜下做相应处理。而中-重度压力性尿失禁和真性尿失禁主要是术中的手术技巧来预防，本例作者希望通过介绍个人对尿控相关解剖结构的理解和术中操作要点的经验，能够让读者提高对EEP术中与严重尿失禁发生相关的解剖结构的认识，并掌握一些术中保护这些结构的手术技巧。

二、病历简介

（一）病史介绍

患者男性，64岁。

主诉：反复排尿困难5年余，排尿不出2个月余。

现病史：患者于5年余前开始出现排尿费力，尿线变细，并逐渐加重，有尿频，白天4～8次，夜尿由每晚1～2次逐渐加重到4～6次，冬春季节加重。无发热、血尿和尿痛。多次到医院就诊，诊断为前列腺增生，服用非那雄胺片、盐酸坦索罗辛缓释胶囊等药物，间有好转，但症状逐年加重。2个月余前出现排尿不出，到当地医院急诊就诊，考虑"前列腺增生、膀胱结石、尿潴留"，留置导尿，当时排出尿液约 900 mL，1 周后拔除尿管，但 10 小时后又排尿不出再次留置导尿，2 周后拔除。

既往史：无肝炎、结核病史；发现糖尿病近 1 年，服用二甲双胍 0.5 g，3 次／日，空腹血糖基本维持在 7 mmol/L 左右。

（二）体格检查

体温 36.8 ℃，呼吸 26 次／分，心率 92 次／分，血压 142/86 mmHg，身高 172 cm，体重 56 kg。意识清醒，腹部软，无压痛、反跳痛，双肾区无叩痛，双下肢无水肿，神经反射体征无异常。肛门指检示前列腺 Ⅱ 度增大，质软，无结节，无压痛。

（三）辅助检查

1. 血常规　白细胞计数 7.86×10^9/L，中性粒细胞百分比 62.3%，红细胞计数 4.9×10^{12}/L，血红蛋白 136 g/L，血小板计数 139×10^9/L。

2. 尿常规　白细胞（+）。

3. tPSA　8.5 ng/mL。

4. 空腹血糖 7.32 mmol/L。

5. 泌尿系统超声　前列腺体积 5.3 cm×6.4 cm×5.4 cm，形态饱满，内腺增大，外腺受压变薄，实质回声欠均匀（病例 4 图 1）。

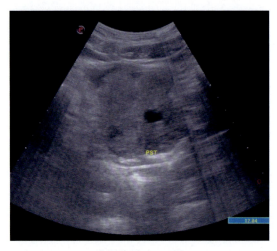

病例 4 图 1　B 超

6. 尿路平片（kidney ureter bladder，KUB）＋静脉尿路造影（intravenous urography，IVU）　前列腺增生征象（病例4图2）。

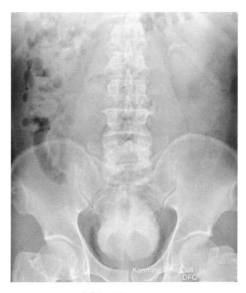

病例4图2　KUB

7. MRI　前列腺增生，中央腺体多发增生结节并出血及钙化，PI-RADS评分3分，评分最高结节位于中央叶左侧基底部（病例4图3）。

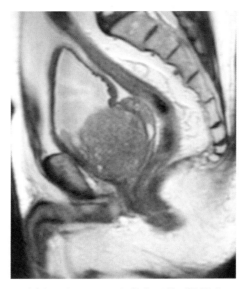

病例4图3　T$_2$WI矢状位示前列腺增生

（四）初步诊断

1. 前列腺增生症并尿潴留；

2. 膀胱炎；

3. 2 型糖尿病。

三、临床决策与分析

根据患者病史、体格及临床检查，考虑前列腺增生症诊断成立。

参照 2022 版《中国泌尿外科和男科疾病诊断治疗指南》，具有中 - 重度 LUTS 并已明显影响生活质量可选择手术及微创治疗，尤其是药物治疗效果不佳或拒绝药物治疗的患者。当 BPH 导致以下并发症时，建议采用手术和微创治疗：①反复尿潴留（至少在一次拔管后不能排尿或两次尿潴留）；②反复血尿，药物治疗无效；③反复泌尿系感染；④膀胱结石；⑤继发性上尿路积水（伴或不伴肾功能损害）。该患者目前 LUTS 症状已经影响睡眠，药物治疗效果不佳，出现尿潴留 2 次，有手术指征。

术前讨论决定抗生素治疗 4 天后手术，术式选用经尿道前列腺钬激光剜除术，但患者体型瘦弱，有糖尿病史，术中需注意保护尿控功能。

四、治疗过程

1. 手术过程

（1）患者全身麻醉，取截石位，经尿道外口置入剜除镜鞘、激光光纤，检查见前列腺增大，膀胱内小梁、小室增生。

（2）精阜左侧，尿道 5 点位纵向切开尿道，利用钬激光"爆破能"分开增生的腺体和前列腺包膜，以此为深度标志，沿中叶和左侧腺体之间切一"纵沟"到膀胱颈口的内括约肌。同样，右侧 7 点位也切一纵沟。然后，近尿道内口处横断尿道，以便于保留内括约肌。于精阜前 1 cm 处横行离断 6 点位尿道，利用镜鞘和钬激光"爆破能"将中叶逐步向上、向内剥离，推到膀胱内，"点对点"止血。

（3）于精阜平面，弧形向上切断覆盖于前列腺左侧叶表面的尿道，以便于保留左侧前列腺被动括约肌。利用钬激光"爆破能"于 5 点位前列腺左侧叶尖部用镜鞘分开包膜和腺体间隙，逐步向上、向内剥离左侧叶腺体达 12 点位。翻转镜鞘向上，于 12 点位切开前列腺前基质区达包膜，然后退镜鞘到外括约肌处，可见尿道和左侧叶腺体仍相连，尽可能靠近腺体切断左侧尿道，再向内推剥切割断左侧叶腺体与包膜的残余相连处。在尿道内口处尽量靠腺体彻底离断内括约肌，将左侧叶推入膀胱。仔细修整创面和彻底止血。

（4）参照如前所述切除左侧叶的方法，切除右侧叶，并彻底止血，保持术野清晰。

（5）更换为粉碎镜和组织粉碎器，保证进水充分，充盈膀胱，轻踏粉碎器踏板把组织吸附到粉碎刀头上，挑起刀头，悬空，重踏踏板将腺体组织顺次彻底粉碎。

（6）检查膀胱内无残留腺体，无膀胱损伤，术野无明显活动性出血，退镜，留置 F20 的三腔尿管，接持续冲洗，术毕。

2．术后情况及预后　患者术后膀胱冲洗液清亮，无尿痛，术后第 1 天出现发热，体温 38.6 ℃，物理降温处理后退热。血常规：白细胞 8.22×10^9/L，中性粒细胞百分比 74.5%。术后第 3 天拔除导尿管，拔管期间有尿液不自主流出，当天排尿 11 次，每次有 10～20 mL 尿量自主排出，术后第 4 天下午出院，出院带药（琥珀酸索利那新 5 mg，1 次 / 日）。

术后第 9 天患者返院，诉尿痛加重，近两天尿液呈淡红色，尿频，每日 8～10 次，尿急时会自行流出不能自控。查尿常规：白细胞（++），红细胞（+）。

初步诊断：①前列腺剜除术后；②尿道膀胱炎；③急迫性尿失禁。

诊断明确后予以口服左氧氟沙星片 0.2 g，1 次 / 日，5 天后尿频、尿急症状消失，能自主排尿，无尿失禁。

五、经验与体会

术后尿失禁是所有前列腺手术可能出现的并发症，EEP 术后尿失禁的诊断和分型并不困难，而如何避免真性尿失禁的发生和减少压力性尿失禁的出现是每个 EEP 术者必须面临的最大问题。男性尿控的相关解剖和机制复杂，主要是集中在后尿道周围和膀胱，并且，前列腺本身参与维持后尿道的长度、宽度和张力，维持膀胱颈和膜部尿道的形态以及保持括约肌的作力点等，因此切除前列腺和保持尿控结构稳定是两个相对的矛盾体。术中需要熟悉前列腺周围与尿控相关的重要解剖结构、相互解剖关系等，并思考如何尽量保留这些解剖结构而建立起一些手术技巧来预防严重尿失禁的发生。

（一）前列腺周围有哪些重要的尿控相关解剖结构？

不同的解剖学家对尿控相关解剖结构的命名不尽相同，尿控机制的研究也并不完善。目前认为前列腺括约肌至少有五种结构成分，有两组平滑肌括约肌和三组横纹肌括约肌，而尿道周围横纹肌括约肌，即耻骨尾骨肌距前列腺较远，EEP 手术基本损伤不到，不予讨论。在此，为了更好地理解和保护前列腺周围的另外四组括约肌，我们以精阜为界，把这些结构分为近端尿道括约肌和远端尿道括约肌复合体来讨论。

1. 近端尿道括约肌（proximal urethral sphincter, PUS）　男性尿道全程的黏膜下都有内纵外环的平滑肌，随着对其功能研究的加深，不同部位的平滑肌功能机制不尽相同，其在尿控的功能也不仅限于"衬垫"作用。在不同的文献中，PUS 的命名不同，又称为前列腺前括约肌、内括约肌、非自主括约肌、膀胱颈括约肌和前列腺平滑肌括约肌等，前列腺前括约肌这个名称在文献中使用相对较多。它是由位于前列腺移行区内尿道黏膜下的环形平滑肌束所组成，包绕尿道 1～1.5 cm，6 点位的远端终结在精阜上缘，两侧和远端的前列腺被动括约肌相延续。在近端膀胱颈处增厚，一部分与形成基底环的膀胱逼尿肌中环层相延续，另一部分包绕膀胱颈并伸入前列腺基底，与前列腺内的平滑肌相连。虽然 PUS 与逼尿肌相连，但功能明显不同，其富含 α_1 受体，由交感神经去甲肾上腺素能神经支配，有维持尿控并防止逆向射精的功能。在膀胱的储尿期，位于膀胱颈和后尿道的 PUS 处于收缩状态，压迫尿道黏膜，形成的张力使后尿道关闭，可确保尿液都储存在膀胱腔内而不进入后尿道，辅助远端尿道括约肌复合体控尿。另外，有文献认为尿道内的表面三角区是由直径细小的平滑肌细胞的细束形成纵向带，也是前列腺前括约肌一部分。

部分 TURP 术者轻视 PUS 在尿控上的作用，认为位于前列腺表面的 PUS 不必保留；还有处理中叶增生明显的患者时，认为膀胱颈抬高会影响排尿，往往会切平膀胱颈这个所谓的"门槛"，刻意切除了 PUS。甚至缺少经验的术者为了切除伸入膀胱三角区后方的腺瘤，切到前列腺外科包膜外，完全切除了中叶处的 PUS，造成膀胱三角区与前列腺窝分离。

2. 远端尿道括约肌（distal urethral sphincter, DUS）复合体　位于前列腺尖部远端的 DUS 复合体是尿流控制最重要的解剖结构，其详细的控尿机制不赘述，而清晰地理解 DUS 复合体与前列腺尖部的解剖关系对 EEP 术中保护尿控功能至关重要。DUS 复合体包含有两组横纹括约肌（striated sphincter, SS）和一组平滑肌括约肌（smooth muscle sphincter, SMS），其中两组横纹括约肌分别是膜部横纹括约肌（membranous striated sphincter, MSS）和前列腺部横纹括约肌（prostatic striated sphincter, PSS）。

SS 在尿流控制中的地位至关重要，其中 MSS 位于前列腺尖部远端，冠状面呈"Ω"形包绕膜部尿道，膜部尿道后壁并无横纹括约肌，但在膜部尿道两侧后外方是有"Ω"形 MSS 的两侧锚定处；并且，MSS 与前列腺尖部并非完全的垂直关系，在矢状面，可见一小部分 MSS 是延伸到前列腺两侧叶尖部与尿道之间；而在尖部的表面，其又延续成 PSS。也就是说，MSS 和 PSS 形成一个短、长臂的"Y"形横纹肌结构，两臂间像"鸭嘴"样含着前列腺两侧叶的尖部，也就是说前列腺侧叶尖部是凸入 SS 的两臂之间的，两者是镶嵌关系。

组成 DUS 复合体的平滑肌括约肌是指位于精阜平面远端、前列腺两侧叶尖部的尿道黏膜下的 SMS，又名前列腺被动括约肌（passive prostatic sphicnter，PPS），也是内纵外环两层，其在精阜近端与近端尿道括约肌（PUS）相连。环状的外层 PPS 在尿道膜部处向外与 SS 相连，与 SS 中的慢反应（Ⅰ型）骨骼肌纤维功能相似，静息时处于收缩状态，辅助 SS 保持尿流控制。虽然位于后尿道的前列腺被动括约肌和前列腺前括约肌在组织形态上似乎是一个结构，无明显分界，但其所含的神经递质受体不同，所接受的神经支配也不同，在储尿期共同保持后尿道关闭，辅助横纹括约肌控制排尿。

DUS 处尿道闭合压是由多个解剖结构共同形成的压力造成：①尿道假复层柱状上皮皱缩关闭尿道；②黏膜下血管等结缔组织衬垫；③ SMS 的紧张力；④ SS 静息收缩状态；⑤肛提肌耻骨收缩对尿道形成的张力。

（二）怎样在 EEP 手术中保护尿控功能，减少 / 杜绝术后严重尿失禁的发生？

通过前述的每一个解剖结构的理解，EEP 术中如何尽最大可能保留一个完整的尿液控制功能可以从以下三个方向设计：①"Ω"形 MSS 的两侧锚定膜部尿道两侧后外方，避免切割和牵拉损伤 MSS；② MSS 和 PSS 形成一个短、长臂的"Y"形 SS，前列腺两侧叶的尖部与 SS 是镶嵌关系，需设计一个前列腺侧叶剥出的出口和剥离方向，避免 SS 损伤；③后尿道黏膜下的平滑肌实际上是神经支配各异，但功能相同的两组平滑肌括约肌，有辅助控尿功能，需尽最大可能保留。

在 HoLEP 的每一个手术步骤上，依次在手术细节上做了一些改良，这些改良也可被其他激光和等离子的 EEP 所借鉴，主要是一些注意事项和手术细节改变，具体有：①精阜旁 5、7 点位切开尿道找前列腺包膜时，切口不要向远端超出精阜，避免损伤 MSS 的两侧锚定部位；②在 5、7 点位切沟分叶时，尽量保留膀胱颈的环状肌纤维；③切中叶前，先弧形切断尿道内口处的黏膜和平滑肌，以求保留一定距离的 PUS 近端部分；④横断精阜近端与前列腺中叶间的尿道时，可以距离精阜 1 cm 以上离断，以求能保留较多的 PUS 远端部分；⑤切除侧叶前，先在精阜平面环状切断尿道和 SMS，这样，在侧叶表面就预切了一个裂口，当镜鞘进入侧叶腺瘤与包膜剔除时，镜鞘尖部内抬腺体形成内翘腺体的力量，镜鞘体部压在预切裂口远侧形成向外推的力量，两种相反的力量使侧叶尖部剥离出来，这样就既保留了部分 SMS，也避免损伤 SS；⑥剔除左叶时，从 5 点位逆时针向上剥离；剔除右叶时，从 7 点位顺时针向上剥离尽量不超过 12 点位到对侧，因为此时前列腺尖部仍然通过尿道、SMS 与 SS 相连，并向远端撕裂，可能会损伤"Ω"形的 MSS；⑦当离断前列腺尖部 12 点位处与尿道组织相连时，需紧贴腺体离断，以便保留较多的 SMS，维持 DUS 处尿道闭合压；⑧剥离两侧叶近膀胱颈时，尽量靠近腺体切开膀胱颈进入膀胱，甚至可以多剥除腺体与包膜之间，此时再切断，以求保留更多的 PUS；⑨HoLEP 时多利用钬激光的爆破能剥离，尽量不使用镜鞘剥离，可以减少杠杆作用对 SS 的拉伤；⑩即使是等离子或其他激光等能量设备做 EEP 时，应采用在腺瘤与包膜间紧贴腺瘤，由下向上弧形潜行，逐步向内靠近膀胱的方式，尽量少用撬推的方式，就能减少杠杆作用对 SS 的拉伤。

理解了前列腺尖部与 DUS 复合体之间这种镶嵌的解剖关系，就不难理解在 TURP 由浅入深逐步切除的方式下，如果要切净前列腺尖部，就必然会损伤 DUS 复合体，这种原因就造成了术者害怕切前列腺尖部，并有了保留前列腺尖部的 TURP 这种术式。并且，以往对前列腺被动括约肌和前列腺前括约肌两个 SMS 的解剖和功能认识缺失，膀胱颈和前列腺被动括约肌没有做到很好的保留，把膀胱颈切到与三角区水平，造成术后暂时性尿失禁的发生。而 HoLEP 等 EEP 方法不同于 TURP，其通过精阜旁 5、7 点位切开后进入腺瘤与包膜间钝性剥离这个手术入路和手术细节的处理，确保了不损伤 DUS，也尽最大可能保留了膀胱颈，减少了 EEP 术后尿失禁的发生。

（三）EEP 术后尿失禁的干预与治疗？

根据 EEP 术后尿失禁的不同病因和分型制定个体化的治疗方案，常用方法：①心理干预。了解评估患者的心态，针对具体情绪予以心理指导，加强健康教育，提高患者对疾病的认知，减少心理负担，发动亲友支持患者树立信心，让患者以积极的心态配合进一步的治疗；②日常生活指导。注意保暖，禁饮酒，少食咖啡、热香、辛辣等刺激性食物，多吃蔬菜水果，预防便秘的发生。多饮水、勤排尿，减少尿路感染概率；③局部皮肤的护理。采用纸尿裤、保鲜膜（袋）或避孕套式尿袋等方法收集尿液，减少尿液对会阴等处皮肤的刺激。引起较严重皮肤炎的患者，采用阴茎夹或留置导尿避免尿液进一步刺激，保持皮肤干燥清洁，局部首选温开水清洗，也可选用无刺激性、中性 pH 的清洗液产品，外涂药物可选用氧化锌软膏等；④功能锻炼。包括盆底肌收缩运动锻炼和膀胱功能训练，两者结合有协同作用，可促进压力性尿失禁的恢复，常常作为 EEP 术后轻度、暂时性尿失禁初次治疗的首选方法。盆底肌收缩运动锻炼可以参照 Kegel 运动，作者常常建议患者做提肛动作，15～30分/次，每日3次以上。伴尿频的患者，排尿前有意识进行盆底肌收缩然后逐渐放松，将排尿时间延后，减少排尿次数逐步提高膀胱容量；不伴尿频的患者建议患者定时排尿（每日6次左右），排空膀胱，排尿过程中至少2次尝试主动中止排尿，锻炼逼尿肌和括约肌协调功能。留置导尿的夹闭尿管，定时开放排空，使膀胱逐步适应充盈和排空的交替状态。另外，盆底电刺激治疗、肌电图生物回馈治疗、磁波椅治疗和针灸治疗等在盆底肌功能锻炼方面也有一定疗效；⑤药物治疗。根据病因，有尿路感染的予以敏感抗生素抗感染治疗，合并OAB的可以给予M受体拮抗剂托特罗定、索利那新等；钙拮抗剂如维拉帕米、硝苯地平等或前列腺素合成抑制剂（吲哚美辛）、黄酮哌酯等。米拉贝隆是一种选择性 β_3 肾上腺素能受体激动剂，已经证实单用或与索利那新合用有好的疗效。镇静、抗焦虑药在中枢神经系统的多个区域参与了排尿控制，特别是抗抑郁药物度洛西汀目前研究较多，其通过选择性抑制中枢对5-羟色胺和去甲肾上腺素的再摄取，增加尿道外括约肌张力；⑥手术治疗。尿道狭窄引起的充溢性尿失禁可使尿道扩张、内切开等处理。经尿道注射填充剂可用于轻度的压力性尿失禁。近年来，随着吊带在女性压力性尿失禁治疗的广泛运用，男性悬吊手术已经是治疗前列腺手术后轻-中度压力性尿失禁的一个重要方案，包括各种可调控吊带和尿道后经闭孔吊带等，都能获得75%以上的治愈率或改善率。人工尿道括约肌（artifcial urinary sphincter，AUS）被推荐为治疗前列腺切除术后中-重度压力性尿失禁和真性尿失禁的首选，AUS控尿满意，重度压力性尿失禁的总尿控率70%～90%，并且可与阴茎假体同步植入，是尿失禁合并重度勃起功能障碍患者优先的选择。但价格昂贵，再手术风险率高，有尿道腐蚀、机械故障等并发症。

六、患教建议

EEP术后尿失禁往往是患者最担心的术后并发症，术前会因恐惧而拒绝手术，耽误治疗；术后又会因尿失禁引起个人和亲属的负面心理情绪，社会交往减少，生活质量下降。

术前应与患者和亲属充分沟通手术必要性和EEP术式的优势，使患者正确认识术后尿失禁的发生率、原因和治疗对策。目前对尿控相关解剖结构和生理机制已经很清晰，预防术后尿失禁发生的手术技巧也逐步趋于完善，EEP术后中-重度压力性尿失禁和真性尿失禁的发生率已经很少见，而其他类型的尿失禁是可以经过治疗而康复的，消除患者的恐惧心理，接受手术。

术后如果发生尿失禁，应对病情严重程度、病因和分型做出评估，制订个体化治疗方案与患者和家属沟通，取得信任与理解，增强患者战胜病魔的信心，并积极配合治疗。盆底肌收缩运动锻炼和膀胱功能训练能促进绝大多数暂时性尿失禁的恢复，充分教会患者进行功能锻炼的方法，完成每天锻炼与训练的康复治疗任务。

七、专家点评

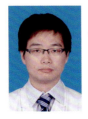

孟一森，主任医师，副教授，就职于北京大学第一医院泌尿外科，中组部援藏专家，北京大学泌尿外科研究所前列腺疾病学组组长。中国医师协会泌尿外科医师分会激光协作组委员兼副秘书长，中华医学会泌尿外科学分会激光学组秘书。

本例为一名前列腺增生引起反复尿潴留的老年患者，存在前列腺增生手术的绝对适应证，接受了经尿道前列腺钬激光剜除后早期出现泌尿系统感染合并急迫性尿失禁的现象，经抗感染和 M 受体阻滞剂治疗后尿控恢复。该患者临床诊治过程合理，手术指征明确，术后合并症处理得当，患者顺利康复出院。前列腺增生术后早期尿失禁有一定的发生概率，多数为混合型尿失禁。术前以膀胱刺激症状为主的患者、尿潴留的患者、前列腺体积较大的患者等术后更容易出现早期尿失禁。作者结合此病例回顾了前列腺周围与尿控相关的解剖结构，提出改良手术方式以便减少或消除术后尿失禁的发生，在临床中有很大意义。同时针对前列腺增生术后尿失禁制订个体化的治疗方案。

本病例存在以下小缺陷：针对高危的患者（反复尿潴留拔除尿管不能自行排尿、合并糖尿病或脑血管病等可能影响周围神经系统的疾病、小体积前列腺等），术前应完善尿动力学检查，以便了解患者膀胱功能状况，评估手术效果。

（丁明霞　昆明医科大学第二附属医院；孟一森　北京大学第一医院）

参考文献

[1] 李海皓，丁明霞，王剑松，等. 经尿道前列腺钬激光剜除术治疗 BPH 22 例疗效观察 [J]. 临床泌尿外科杂志，2015，30：772-775.

[2] Lucas MG, Bosch RJ, Burkhard FC, et al.EAU guidelines on asesment and nonsurgical management of urinary incontinence[J].Eur Urol, 2012, 62：1130-1142.

病例 5　前列腺电切术后尿潴留的诊断与处理

一、导读

前列腺电切术可以有效解除前列腺增大所致膀胱流出道梗阻，大多数 BPH 患者行 TURP 术后排尿通畅度明显提高，然而各种原因引起的术后尿潴留也时有发生，对于患者及家属而言，术后排尿更加困难甚至尿潴留是难以理解和接受的，严重影响就诊体验，甚至导致医患关系紧张，如何及时明确 TURP 术后尿潴留的原因并进行针对性处理是重要的临床问题。

二、病历简介

（一）病史介绍

患者男性，65 岁。

主诉：前列腺电切术后 2 个月，排尿困难 2 周。

现病史：患者自述排尿困难 3 年余，遂于 2 个月前在当地医院就诊，诊断前列腺增生，行前列腺电切术，术后 3 天拔除尿管后排尿通畅并出院，近 2 周来自觉排尿逐渐费力，尿线变小、滴沥，分次排尿后仍觉尿胀，遂来诊。无血尿、脓尿，无尿痛，无发热等。

既往史：无特殊。

（二）体格检查

膀胱区无明显隆起，有轻度压痛。经直肠前列腺指诊示肛门括约肌紧张度正常，前列腺小，质中，表面光滑，无压痛，无结节。尿道外口无狭窄及瘢痕，可触及的前尿道无瘢痕结节、结石，无压痛。IPSS 评分 29 分，QOL 评分 6 分。

（三）辅助检查

1. 血常规　白细胞计数 5.60×10^9/L，血红蛋白 123.00 g/L，血小板计数 120.00×10^9/L，中性粒细胞百分比 67.0%。

2. 血 PSA　tPSA 1.05 ng/mL，fPSA 0.38 ng/mL，fPSA/tPSA 0.36。

3. 尿常规　白细胞（-），尿蛋白（-），镜下脓细胞未见。

4. 肾功能　尿素 4.21 mmol/L，肌酐 65 μmol/L。

5. 经直肠超声（病例 5 图 1）　前列腺大小约 2.2 cm×3.0 cm×2.4 cm，边界清，回声不均匀，未见明显占位，CDFI：血流分布未见异常。双侧精囊腺未见异常。

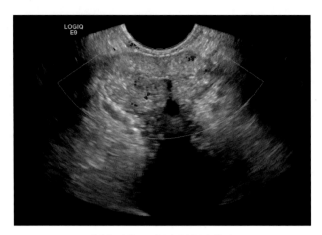

病例5图1　经直肠超声检查

6．泌尿系统彩色超声　双肾、膀胱回声未见异常，双侧输尿管未见扩张，膀胱残余尿量220 mL；术前外院前列腺超声(经腹)：前列腺大小4.5 cm×3.5 cm×3 cm，残余尿量60 mL。双肾、双输尿管、膀胱回声未见异常。

7．尿流率测定　最大尿流率6 mL/s。患者插尿管失败，无法完成膀胱压力尿流率曲线等尿动力学分析。

8．针对性检查　尝试插尿管失败，依次用F20和F16金属扩条探查尿道，前尿道通畅，数次尝试无法进入膀胱。

（四）初步诊断

1．尿潴留查因（膀胱颈部挛缩？后尿道狭窄？）；

2．前列腺电切术后。

三、临床决策与分析

1．手术指征　前列腺电切术后排尿困难症状明显，残余尿量220 mL，尝试插尿管于后尿道受阻，可疑膀胱颈部挛缩或后尿道狭窄，有手术解除梗阻指征。

2．手术评估

（1）心脏超声：左室顺应性欠佳，左室收缩功能测定在正常范围。

（2）肺功能检查：肺通气及弥散功能正常。

3．手术方案　根据治疗史、症状及相关检查，患者考虑膀胱颈部挛缩或后尿道狭窄可能性大，拟先用细长输尿管镜行尿道镜检，明确膀胱颈部挛缩，则行膀胱颈电切术，如明确后尿道狭窄，必要时冷刀切开。

4. 术后注意事项 术后适当延长尿管留置时间，拔管后严密观察排尿情况，必要时定期尿道扩张。

四、治疗过程

1. 手术情况

（1）插管全身麻醉成功后，患者取截石位。

（2）使用 F9.5 的输尿管镜镜检尿道，前尿道黏膜光滑，无狭窄，精阜可见，尿道前列腺部苍白呈术后改变，残留前列腺不足 1 个视野，膀胱颈呈瘢痕挛缩，前列腺窝与膀胱之间仅有小孔隙相通，孔隙可通过 F5 输尿管导管，插入 F5 输尿管导管，导管引导下输尿管镜扩张该孔隙可进入膀胱，结合镜检所见，考虑 TURP 术后膀胱颈部挛缩。

（3）改用等离子电切镜，电切环切开膀胱颈部挛缩孔隙并进入膀胱，进一步明确膀胱颈部挛缩，电切挛缩的瘢痕组织并扩大膀胱颈，5 ～ 7 点位与三角区持平，左侧及右侧膀胱颈电切至视野刚好可见膀胱左右侧壁。膀胱颈止血并修整前列腺窝，冲洗器经尿道将膀胱内的前列腺碎块组织和血块吸出。

（4）退出电切镜术后留置 F20 三腔气囊导尿管，注入 20 mL 水囊，适度牵拉，冲洗通畅，冲洗液淡红。

（5）术后修正诊断：①膀胱颈部挛缩；②前列腺电切术后。

2. 术后情况及预后 术后患者恢复顺利，术后 1 周拔除尿管，患者排尿通畅，无血尿，出院前复查 Qmax 20 mL/s。残余尿量 10 mL。

患者术后 1 个月复诊，自觉排尿顺畅，无血尿、尿痛等不适，复查 Qmax 22 mL/s，残余尿量为 0 mL，IPSS 评分 6 分。术后 3 个月电话随访，排尿通畅无不适，IPSS 评分 4 分。

五、经验与体会

（一）本例 TURP 术后尿潴留患者的诊疗相关思考有哪些？

本例患者是小体积前列腺增生电切术后膀胱颈部挛缩导致尿潴留的典型病例，对小体积前列腺增生诊断和治疗要尤其谨慎。这类患者膀胱出口梗阻往往并不单纯是前列腺增大所致，膀胱颈环状纤维张力升高、逼尿肌膀胱颈功能失调、尿道内括约肌排列紊乱等也可能有重要影响，因此，仅手术电切前列腺腺体是不够的，有必要对膀胱颈进行电切或者切开，才能达到更好、更持久的效果，同时降低术后膀胱颈部挛缩的发生率。

（二）TURP 术后尿潴留常见的原因有哪些？如何诊断及处理？

1. 早期出现的尿潴留　主要是指拔除尿管后即出现的严重排尿困难导致的尿潴留，常见原因如下：

（1）术后疼痛相关尿潴留：TURP 术后短期内术野炎症、水肿、创面未上皮化或瘢痕化，高渗尿液刺激术野可能引起明显的疼痛，导致患者不自觉地不敢排尿，此外，疼痛导致包括外括约肌在内的盆底肌群紧张，可导致尿潴留。因此，TURP 术后拔尿管前要与患者进行必要的沟通，使其精神放松，增强其自主排尿的信心，嘱患者拔尿管前多饮水，稀释尿液减少对创面的刺激。有专家建议拔管前经尿管注入约 200 mL 生理盐水或等渗液，拔除尿管后让患者马上站立排尿，这样做的好处在于等渗液对创面刺激小、产生疼痛轻，提高患者首次排尿的成功率和舒适度，有了术后第一次顺畅舒适的排尿体验，患者排尿信心增强，有利于降低疼痛相关尿潴留发生率，此外，医师也能亲眼观看排尿情况，评估治疗效果。

（2）血块、组织块堵塞：部分 TURP 术后早期的尿潴留与血块或组织块堵塞有关，超声检查有助于判断血块的多少，此外，残留的组织碎块堵塞于前列腺尖部的情况也并不罕见，对于此类情况，建议早期膀胱镜检查排除或诊断血块或残余组织，必要时完全清除血块及残留组织碎块。

（3）逼尿肌功能异常

1）暂时性逼尿肌无力或逼尿肌尿道括约肌功能失调：如 TURP 术后为缓解患者尿急等不适症状常用的 M 受体阻滞剂等药物的使用可导致少数患者出现暂时性逼尿肌无力，引起拔尿管后尿潴留，因此，拔尿管前应注意停用 M 受体阻滞剂。还有部分患者 TURP 术后会出现暂时性膀胱逼尿肌与尿道括约肌功能不协调，导致拔尿管后排尿障碍，具体机制未知。对于上述两类患者，建议重新留置尿管并保持尿管持续开放引流，一周后拔除尿管绝大多数患者可以顺畅排尿，如仍然有尿潴留，则考虑进一步尿动力学检查。

2）膀胱逼尿肌失代偿或神经源性膀胱：对于有逼尿肌失代偿或神经源性膀胱患者，即便已行 TURP 术解除膀胱出口梗阻，术后还是有出现不同程度的尿潴留的可能。有研究表明，残余尿较长时间维持在 100 mL 左右并不会对患者造成明显的不良影响，尤其是对于有逼尿肌失代偿的 TURP 术后患者，因此，对于逼尿肌功能障碍较轻、TURP 术后残余尿量＜150 mL、可以实现腹压辅助自主排尿的患者，一般无须留置膀胱造瘘管。而对于逼尿肌功能完全丧失、TURP 术后残余尿量仍＞150 mL 的患者，则建议膀胱穿刺造瘘。

2. 迟发性尿潴留　是一种在前列腺增生手术后几周出现严重的阻塞性排尿障碍，需要及时、仔细检查潜在的问题。主要原因有：

（1）严重的尿道狭窄：TURP 术后不同程度尿道狭窄发生率为 2.2% ～ 9.8%，严重的尿道狭窄将导致尿潴留。

1）前尿道狭窄：TURP 过程中，如电切镜外鞘相对于尿道过大，导致进镜困难，镜鞘进出的纵向剪力及向外的压力可导致尿道黏膜撕脱和缺血坏死，常常会导致迟发性的前尿道狭窄，如尿道口狭窄。多数 TURP 术后继发的前尿道可通过按需（不必定期）尿道扩张达到恢复排尿通畅的效果。扩张不必追求能通过太大的扩条，每次扩张最好不出血，避免反复损伤导致瘢痕进一步增生。

2）后尿道狭窄：可继发于 TURP 过程中前列腺尖部处理不当，如大电流反复电凝等。一般需要良好麻醉下内镜检查才能明确，多数情况下狭窄段不长，可考虑冷刀放射性切开，定期尿道扩张；少数患者须按照复杂性尿道狭窄处理，行狭窄段切除，尿道吻合。

（2）膀胱颈部挛缩：小体积前列腺（＜ 30 mL）患者行 TURP 术后容易出现膀胱颈部挛缩，发生率为 0.3% ～ 9.2%。因此，针对小体积前列腺增生的治疗应该严格掌握手术指征，术中除了电切增生腺体，应行膀胱颈预防性电切或者切开，可降低术后膀胱颈部挛缩发生率。

（3）增生腺体残留或复发：大多数情况下，TURP 术后尿潴留与前列腺腺体切除不充分或增生复发关系较小。如患者持续或者反复出现尿潴留或排尿梗阻问题，须考虑再次 TURP。

六、患教建议

BPH 患者行 TURP 手术的最主要诉求是顺畅排尿，而 TURP 术后尿潴留与患者主观愿望完全相反，会给患者及其家属带来痛苦和焦虑，需要进行充分的医患沟通向患者说明尿潴留相关的情况，争取患者及家属的理解并能配合检查治疗。相关的医患沟通内容包括但不限于以下环节：

1. 术前充分沟通　术前应将 TURP 术后尿潴留的可能性告知患者及家属，尤其是对于膀胱逼尿肌功能异常（如逼尿肌失代偿、神经源性膀胱）的患者，使其对治疗效果的期望回归理性。

2. 拔尿管前告知　拔管前告知患者术后短期内排尿可能出现的尿痛、尿急、血尿、排尿费力等症状，让其有一定的心理预期，消除拔管后排尿对于疼痛出血的恐惧，增强排尿信息，有利于降低疼痛相关尿潴留的发生率。

3. 跟踪随访和指导　注意出院后通过定期的随访沟通，了解患者排尿情况，进行必要的指导，及时发现并处理术后膀胱颈部挛缩、尿道狭窄等迟发性尿潴留。

七、专家点评

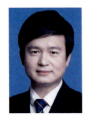

莫林键，主任医师，就职于广西医科大学第一附属医院泌尿外科，中华医学会泌尿外科学分会男科学组委员，广西医师协会泌尿外科医师分会青年委员会副会长，广西抗癌协会泌尿男生殖系肿瘤专业委员会常务委员，广西医师协会临床精准医疗专业委员会委员。

TURP 术后尿潴留出现时间的早晚对于判断导致尿潴留原因有一定的参考价值。早期出现的尿潴留可能与术后疼痛、血块或组织碎块堵塞、逼尿肌收缩功能异常等因素有关，一般易于处理；迟发性尿潴留一般与膀胱流出道瘢痕增生狭窄有关，包括尿道狭窄、膀胱颈部挛缩等。本例患者即为典型的小体积前列腺增生电切术后膀胱颈部挛缩引起的迟发性尿潴留。迟发性尿潴留的发生多以排尿困难进行性加重为前奏，通过仔细询问患者手术时间节点、拔尿管后排尿情况、后续排尿通畅度变化规律等，加以综合分析即不难判断。处理上要避免盲目粗暴的尿道扩张，推荐良好麻醉下内镜检查明确诊断后采取相应的处理。此外，TURP 术中可采取相应的措施减少术后尿道狭窄、膀胱颈部挛缩发生率，如对尿道外口狭窄者主动做 6 点位纵向切开，避免因强行扩张和外鞘长时间压迫导致尿道外口不规则撕裂及黏膜坏死；对于尿道内径与电切镜外鞘不匹配患者应弃用外鞘，避免外鞘长时间压迫所致尿道黏膜坏死继发瘢痕狭窄；小体积前列腺患者应联合膀胱颈切开或电切，适当延长留置尿管时间，预防膀胱颈部挛缩。

（杨光林　广西医科大学附属肿瘤医院；莫林键　广西医科大学第一附属医院）

参考文献

[1] 张畅，屈平保，张瑜，等 . TURP 联合经尿道膀胱颈切开术治疗小体积前列腺增生所致膀胱出口梗阻的疗效分析 [J]. 现代生物医学进展，2015，15（7）：1256-1258.

[2] 崔喆，来永庆，张和平，等 . 膀胱逼尿肌和尿道括约肌协同失调症的诊断 [J]. 中华外科杂志，2002，40（5）：396.

病例 6 大体积前列腺增生的剜除手术体会

一、导读

从 20 世纪 30 年代开始，随着 TURP 的设备不断更新和手术技术逐步成熟，TURP 手术安全性高和并发症少的优势完全超越开放手术，被认为是良性前列腺增生症外科治疗的"金标准"。但 TURP 仍欠完美，特别是对 ≥ 80 g 的大体积腺体有切除不彻底、再手术率高、出血较多、手术时间长和发生经尿道电切综合征（TUR syndrome）等缺陷，其"金标准"地位受到新的手术技术的挑战。近 30 多年来，在 TURP 基础上发展起来的 EEP 技术逐步成熟，其主要包括先后出现的经尿道前列腺剜除术（transurethral enucleation of the prostate，TUEP）和 HoLEP 等，并逐步推广应用到诸如双极电刀、等离子电刀和各种激光设备上。EEP 治疗大体积腺体具有手术时间短、增生的腺瘤切除彻底、出血少、恢复快，几乎无经尿道电切综合征和闭孔反射等优势。

本例作者希望通过介绍一例大体积前列腺增生患者行剜除术的术中操作要点，并对剜除术关键技术和几种常见剜除术设备使用做出体会介绍，能够让读者提高对 EEP 术剜除大体积前列腺的认识，掌握相应的手术技巧，并增加对常见剜除术设备特点的了解。

二、病历简介

（一）病史介绍

患者男性，73 岁。

主诉：反复排尿费力、尿痛 6 年，加重 1 个月。

现病史：患者 6 年来出现逐渐加重的排尿费力，尿不远，尿线无力，并逐渐加重，间有尿频、尿痛、尿急和血尿，多次诊断为前列腺增生，服用普乐安片、非那雄胺片、盐酸坦索罗辛缓释胶囊等药物，8 个月前在外院住院，查 PSA 9.2 ng/mL，B 超示前列腺Ⅲ度增生、膀胱结石，行前列腺穿刺活检，病例报告为前列腺增生，患者不愿行前列腺手术，仅行经膀胱镜下膀胱结石碎石取出。出院后 3 次复查 PSA 均在 7 ng/mL 左右。患者近 1 个月以来尿频、尿急、尿痛症状加重，排尿滴沥不尽，无发热，无血尿。

既往史：22 年前行阑尾切除术，有高血压 7 年，每天服用非洛地平缓释片 5 mg，血压基本控制在 150/90 mmHg 左右，无肝炎、结核病史。

（二）体格检查

体温 37.2 ℃，呼吸 25 次 / 分，心率 86 次 / 分，血压 145/90 mmHg。意识清醒，腹部平软，下腹有压痛，无反跳痛，双肾区无叩痛，双下肢无水肿，神经反射体征无异常。外生殖器无异常，肛门指检前列腺Ⅲ度增大，质中，有压痛。IPSS 评分 21 分。

（三）辅助检查

1. 血常规　白细胞计数 6.76×10^9/L，中性粒细胞百分比 64.5%，红细胞计数 5.2×10^{12}/L，血红蛋白 141 g/L，血小板计数 212×10^9/L。

2. 尿常规　白细胞（+），红细胞（+）。

3. PSA　tPSA 7.4 ng/mL，fPSA/tPSA 0.32。

4. 空腹血糖　5.40 mmol/L。

5. 最大尿流率　11 mL/s。

6. 经直肠超声　前列腺大小约 7.6 cm×6.8 cm×8.2 cm，膀胱内数个高回声光团，最大约 0.4 cm×0.5 cm。残余尿量 64 mL。左肾轻度积水（病例 6 图 1）。

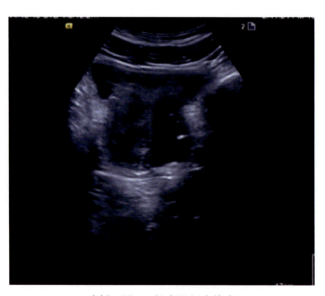

病例 6 图 1　经直肠超声检查

7. MRI　前列腺大小约 6.7 cm×6.8 cm×7.7 cm，前列腺 PI-RADS 评分 3 分（病例 6 图 2）。

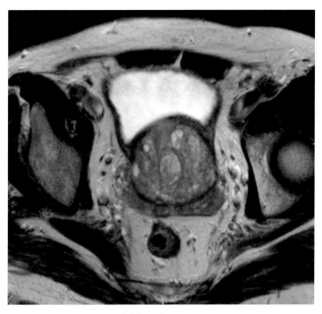

病例 6 图 2　MRI

（四）初步诊断

1. 前列腺增生症；

2. 膀胱结石?

3. 膀胱炎；

4. 左肾积水；

5. 高血压。

三、临床决策与分析

诊断依据：①老年男性进行性排尿困难、反复尿路感染的病史，IPSS 评分重度下尿路症状；②肛查、B 超和 MRI 影像学等证据判断前列腺体积增大，有膀胱结石；③ PSA 7 ng/mL 左右，PI-RADS 评分 3 分，既往穿刺考虑前列腺增生症。可排除前列腺肿瘤，前列腺增生症诊断成立。

该患者目前重度下尿路症状，反复血尿、尿路感染，并发膀胱结石，有手术指征。

术前讨论决定予以 3 天抗生素治疗膀胱炎后手术，术式选用经尿道膀胱镜下碎石取石＋前列腺等离子剜除术（transurethral plasmakinetic enucleation of the prostate，TUPKEP）。由于前列腺体积大，按 B 超计算有 225 mL，并发有结石，为了减少手术时间，降低手术风险，决定用组织粉碎器处理剜下来的腺瘤。

四、治疗过程

1. 手术过程

（1）全身麻醉、截石位，经尿道外口置入电切镜，检查精阜、前列腺、膀胱、输尿管开口等解剖标志，见前列腺近 4 个视野，膀胱内小梁、小室增生。膀胱内见尿液浑浊，可见细小黄色结石 3 颗。

（2）用 Ellik 冲洗器吸出结石，并冲洗膀胱至视野液体清亮。

（3）再更换成电切操作手件，在距尿道内口 0.5 cm 环状离断整个腺体近尿道内口表面的尿道黏膜和平滑肌（即前列腺前括约肌），止血，确认无活动性出血。

（4）退镜至精阜，精阜向内 0.5～1.0 cm 处环状离断前列腺表面的尿道黏膜和平滑肌（即前列腺被动括约肌），并确切止血。

（5）精阜平面左侧 5 点位处，利用镜鞘尖端侧面向外稍用力推挤左侧叶腺体，使腺体和外科包膜分离，再沿外科包膜弧形向上、向内钝性推剥左侧叶腺体。推剥过程中尽量紧贴包膜，随着逐渐靠近膀胱，镜鞘方向由内"八"字变外"八"字，至 10～12 点位原切开处进入膀胱，保留较多的膀胱颈。边剥离边止血，保持视野清晰。

（6）同样采用镜鞘推剥法处理右侧腺体并于 12 点位处汇合，期间电凝止血，保持视野清晰。

（7）退镜至腺体尖部，12 点位处靠近腺体离断与之相连的尿道黏膜和平滑肌，并逐步向内推剥离断 12 点位处腺体与包膜残留的连接组织，并确切止血。

（8）回到 6 点位处精阜近端，将两侧叶的外科包膜平面贯通，向前推起中叶，并逐步把整个腺体推到膀胱内。（此时如果因为腺体较大，膀胱颈保留很好不能将腺体推到膀胱内时，可将腺体的 12 点位左右叶连接处切断，再推入膀胱）

（9）仔细修整创面，将包膜内止血，再把膀胱内灌注液放出，在膀胱低压状态下仔细将膀胱颈止血一圈。

（10）将电切镜更换为粉碎镜和组织粉碎器，保证进水充分，充盈膀胱，轻踏粉碎器踏板把组织吸附到粉碎刀头上，挑起刀头，悬空，重踏踏板将腺体组织顺次彻底粉碎。

（11）检查膀胱内无残留腺体，无膀胱损伤，术野无明显活动性出血，退镜，留置 F22 的三腔尿管，接持续冲洗，术毕。

2. 术后情况及预后

患者术后用生理盐水持续膀胱冲洗 1 天，冲洗液清亮，无发热、尿痛等不适，术后第 1 天即将持续冲洗改为间断冲洗，500 mL 生理盐水，每 8 小时一次。术后第 5 天拔除导尿管，拔管当天间断有尿液不自主流出，次日能自主排尿，无尿失禁，出院。

五、经验与体会

与以往的 TURP 通道式切除方法相比较，EEP 最大的不同应该是能够精准地界定所切除的组织区域，即将前列腺外科包膜内增生的腺体完全地解剖性剜除。随着 HoLEP 和 TUPKEP 技术的开展和推广，EEP 技术也逐渐被泌尿外科专家应用到其他设备上，如双极（BipolarEP）、铥激光（ThuLEP）、绿激光（GreenLEP）、980 和 1470 半导体激光（980/1470 DiLEP）等。虽然都是 EEP 术，但设备特点和技术理念并不完全相同，术者需将自身的技术认识与设备特点相结合，才能更好地开展 EEP 术，使患者最大获益。

（一）目前常见的 EEP 术众多，从设备和技术特点上如何分类？

根据设备的能量呈现方式和找包膜的技术特点，目前常见的 EEP 术可以分为三大类：①能量依赖剜除。HoLEP 就是此类剜除术的唯一代表，钬激光的光能以脉冲方式击发，被水吸收后产生微爆炸，释放出爆破能和热能，HoLEP 就是利用爆破能将增生的腺瘤与包膜分开继而完成整个剜除过程；②钝性剜除。早期学者在用单极和双极电切设备做 TURP 过程中，利用环状、铲状电极（平冈铲）和纽扣电极等将腺瘤推起来进行钝性剜除。后来出现的 TUPKEP 技术使钝性剜除技术取得更广泛的应用，其最大的技术特点就是使用了镜鞘剥离技术，利用镜鞘将增生的腺瘤与包膜分开，而等离子设备的热能用来止血和汽化离断纤维组织。镜鞘剥离技术的出现使所有的做 TURP 电切设备和做汽化的连续激光都能做剜除，如双极剜除、铥激光剜除、绿激光剜除、980 和 1470 半导体激光剜除等；③汽化剜除。其主要是采用了蘑菇技术，即用产生热能的连续激光或电汽化设备，逐块地汽化前列腺，深度达到前列腺外科包膜，如铥激光的"剥橘"术等。

（二）目前 EEP 术在大体积前列腺增生症外科治疗中的地位如何？

2016 年，受 HoLEP 和 TUPKEP 的近期、远期疗效的鼓舞，欧洲泌尿外科协会（european association of urology，EAU）首次将 EEP 这个缩略词取代 TUEP 写进了指南，编者强调前列腺增生症外科治疗已由开放手术时代、TURP 时代进入了各种 EEP 术所形成的"解剖性剜除"时代。目前，虽然 EAU 的指南仍然认为 TURP 是前列腺体积为 30 ～ 80 mL，继发于 BPO 的中重度 LUTS 患者的治疗标准，但对于前列腺体积＞ 80 mL，有中重度 LUTS 的患者来说，EEP 是有效的微创治疗方案，其近期和远期疗效都可媲美开放手术，而围术期安全性要好于开放手术，HoLEP 和 TUPKEP 是大体积前列腺增生症患者的首选。而我国，2022 版《中国泌尿外科和男科疾病诊断治疗指南》推荐 HoLEP 和 TUPKEP 作为前列腺增生症的治疗选择。

（三）EEP 术中如何找前列腺外科包膜？

TURP 术中描叙前列腺包膜为"交叉的纤维"或"网状"结构，但在开放和 EEP 手术中，前列腺外科包膜内面是分布蔓状血管的光滑面，TURP 术中看到的纤维条索实际上已经切到包膜内。所以以往的从中叶两侧，5、7 点位切开打沟的方法是很难找到准确包膜的，往往是要么切浅了在腺瘤中间，要么切深了切穿包膜，已经被摒弃。镜鞘剥离技术的出现推动了 EEP 技术的发展普及，是在精阜两侧用操作鞘紧靠前列腺侧叶，利用镜鞘侧面向外推，钝性的力量使侧叶腺体与包膜分离。而 HoLEP 术中是用钬激光的爆破能，也算是一种钝性的力量使侧叶腺体与包膜分离。再紧贴外科包膜弧形向上、向内滑动钝性推剥，尽量不用镜鞘撬剥，减少杠杆原理对括约肌的损伤。

（四）如何根据不同设备的特点来快速有效止血？

虽然不同设备有不同的能量特点，但 EEP 术中止血的原理都是热能使血管变性闭塞和血栓形成。止血过程中需要在包膜上快速形成足够长的血管闭塞和血栓，同时包膜上又不会出现进一步组织裂开或汽化、产生新的出血。

等离子等电切设备由于有另一相对较低的能量止血，常常不会有新的组织裂开形成新的出血，可以用电极祥压在出血点上，线状或片状的电极作用面积相对大，所以止血相对容易，术者也容易掌握止血技巧。而激光光纤细，不散射，作用面积小；光纤距离组织太近会因汽化或裂开新的出血，不能压，止血劣于等离子电切系统。所以激光止血必须"步步为营、逐个击破"，不能多个出血点造成术野不清。对动脉出血采用"看清点、对准根"，对静脉窦采用"农村包围城市"的策略。

而 HoLEP 术中止血的难度更大，由于钬激光是脉冲激光，太高的爆破能在止血时可裂开包膜产生新的出血，术者需要通过调整光纤与出血点的距离或降低能级，使爆破能作用降低不裂开包膜，热能又能使血管闭塞止血。另外，钬激光这种脉冲激光的能量释放状态受其脉冲宽的影响，脉冲宽宽时爆破能低、热能高，反之亦然。并且，单位时间内数量少的脉冲形成的少数几个血栓可被持续的血流冲走，而单个窄脉宽的脉冲下作用时间短、热能小，其产生的血栓也短。所以，钬激光在高频率、宽脉宽时止血好；低频率、窄脉宽时止血差。综上所述，一般把钬激光参数调为单次能量约 1 J、脉冲宽 $600 \sim 1500 \mu s$、频率 50 次 / 秒时，此时的钬激光能量释放状态更接近连续激光，止血相对容易。

（五）组织粉碎器的安全使用建议？

TUPKEP 一般不需要使用组织粉碎，可以将腺体不全部剜除，保留中叶近膀胱颈部分与包膜相连，以便腺体固定不脱入膀胱内，用电极 TURP 式逐步分解切除。对大体积腺体，加用组织粉碎器可加快手术速度，减少手术时间。根据目前所有的组织粉碎工作原理，有前后削切式和旋转撕咬式两种粉碎器，组织粉碎需要在以下状态下进行才安全：①视野清晰。确切止血是保持视野清晰必备条件，另外，某些粉碎镜自带进水通道，清洁的灌注液可以直到镜头尖端，视野更清晰；②灌注充分，保持膀胱充盈；③悬空粉碎，避免吸附膀胱壁。如果不慎将膀胱吸附住了，应迅速抬脚、拔除吸引管去除负压，膀胱壁会因为充盈状态下弹开，这时再仔细检查损伤部位和深度，决定是否需要止血或修补。

总之，EEP 术已经被越来越多的学者所采用，技术也更加成熟，已经成为大体积的前列腺增生患者的首选治疗方式。

六、患教建议

大体积前列腺的 BPH 患者往往病程相对较长，有多次多处就诊经历，有担心手术时间长、术中风险高和切不净再手术率高的顾虑。近年来 EAU、美国泌尿外科协会（American urological association，AUA）等学会强烈推荐 EEP 为大体积前列腺增生治疗的方法，其近期和远期疗效都媲美于 TURP 和开放手术，并且手术时间短、出血少、围术期风险低。充分告知 EEP 治疗大体积前列腺增生的优势，可打消患者顾虑，增强信心。

禁饮酒、抽烟，不要骑自行车，多饮水，多食含纤维的蔬菜水果预防便秘，保持大便通畅，不要憋尿，性生活不宜过度频繁，停用抗凝药物。围术期注意观察尿色和导尿管通畅，嘱陪护多加看管，不要无陪护下蹲如厕，避免摔倒和体位性低血压。出院时，教会有尿失禁的患者锻炼肛提肌，促进尿道括约肌功能恢复，即吸气时缩肛，呼气时放松肛门括约肌。尿频患者定时排尿，促进膀胱功能容量恢复和排空功能再建立。仔细观察排尿状况，尿线变细、排尿困难和血尿加重要及时返院就诊。

七、专家点评

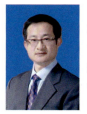

丁明霞，医学博士，主任医师，博士研究生导师，昆明医科大学第二附属医院／第二临床学院副院长，云南省"万人计划"名医，云南省医学领军人才，云南省高校膀胱癌基础和临床研究科技创新团队带头人，云南省抗癌协会泌尿男生殖系肿瘤专业委员会副主任委员，中国性学会泌尿外科分会常务委员，中华医学会激光医学分会外科与妇科学组委员，中华医学会泌尿外科学分会激光学组委员，中国医师协会泌尿外科医师分会修复重建学组委员，中国中西医结合学会泌尿外科专业委员会前列腺疾病学组委员。

传统的 TURP 仍然是治疗体积为 30 ～ 80 mL 腺体的前列腺增生的"金标准"，但对 ≥ 80 mL 的大体积腺体来说，EEP 术已经取代 TURP 成为首选的手术方法。本病例前列腺体积巨大，超过 200 mL，TURP 手术难度较大，而开放手术创伤大，因而选择经尿道膀胱镜下前列腺等离子剜除术，术者在手术过程中强调保护前列腺前括约肌和前列腺被动括约肌，手术过程规范，围术期处理妥当，术后患者顺利康复出院。

本例病例存在以下问题：①患者前列腺增生术前服用药物治疗，PSA 水平升高，应关注影响 PSA 水平的药物（非那雄胺片）的服用时限，以便了解药物对 PSA 的影响程度以及修正后的 PSA 值；②前列腺增生患者做尿流率时应关注最大尿流率时的尿量及尿流曲线 / 平均尿流率情况。

（丁明霞　昆明医科大学第二附属医院）

参考文献

[1] 黄应龙，王金明，李丹娜，等．主动保留尿控结构的 HoLEP 和 TUPKEP 疗效对比分析 [J]．临床泌尿外科杂志，2018，33（9）：687-692.

[2] Marquete T, Comat V, Robert G. Endoscopic enucleation of the prostate：indication, technique and results[J]. Prog Urol, 2017, 27（14）：836-840.

[3] Thomas RW, Herrma NN. Enucleation is enucleation is enucleation is enucleation[J]. World J Urol, 2016, 34（10）：1353-1355.

病例7　老年夜尿症的诊断与处理

一、导读

老年夜尿症是一种常见的疾病，其发病率随年龄的增长而增高。夜尿通常被认为是令BPH患者最为烦恼的症状。由于夜尿频繁，导致患者睡眠不足、精力下降，生活质量亦受到影响。长期以来，老年男性的夜尿常归因于BPH。近20年，BPH药物治疗和手术治疗方法的不断进步，极大地提高了患者的生活质量。但是临床上仍有部分患者药物治疗和经尿道前列腺电切术后夜尿症状无明显改善。近年来研究表明，夜尿原因是多方面的，除了BPH外，还与老年患者内分泌改变和其他疾病有关。

二、病历简介

（一）病史介绍

患者男性，74岁。

主诉：尿频、尿急、尿痛、夜尿增多5年。

现病史：患者自述于5年前开始无明显诱因出现尿频、尿急、尿痛，伴夜尿增多，3～4次/晚，伴排尿不尽感，偶尔出现排尿时疼痛，无肉眼血尿，无排尿突然中断，无发热，时伴下腹部疼痛等不适，就诊于当地医院，予以盐酸坦索罗辛缓释胶囊、非那雄胺片治疗后好转，但症状反复。现为求进一步治疗来诊。患者自发病以来，饮食可，睡眠差，小便同前，大便正常。

既往史：无特殊。

（二）体格检查

下腹部稍胀，未见肠型，无肌紧张，轻压痛，无反跳痛，未扪及包块，肝脾肋下未触及，双肾区、肝区无叩击痛，腹水征（-）。肠鸣音3～4次/分。肛门指检：前列腺Ⅱ度肿大，表面光滑，无压痛，质硬，中央沟消失，直肠壁光滑。IPSS评分19分。

（三）辅助检查

1. PSA　tPSA 2.6 ng/mL，fPSA 0.76 ng/mL，fPSA/tPSA 0.29。

2. 尿常规　pH 5.0，白细胞（+），红细胞（-）。

3. 泌尿系超声检查　双肾大小正常，实质内回声未见明显异常。前列腺大小约 5.5 cm×4.8 cm×4.2 cm，中叶突入膀胱，回声欠均匀，残余尿量 30 mL。

4. 尿道膀胱镜检查　进镜顺利，膀胱黏膜轻度脊梁化，未见明显新生肿物、结石等异常。前列腺两侧叶突入膀胱明显，堵塞尿道内口。双侧输尿管口喷尿清，尿道黏膜未见明显异常（病例 7 图 1）。

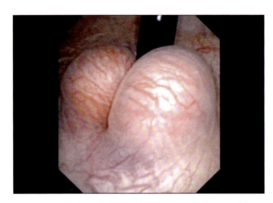

病例 7 图 1　尿道膀胱镜所见

5. MRI　前列腺体积增大，符合前列腺增生 MRI 表现（病例 7 图 2）。

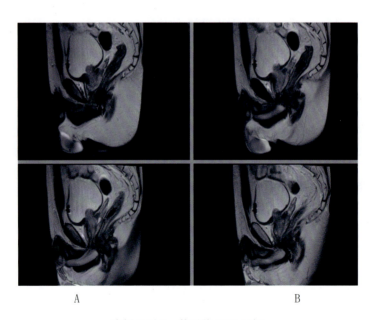

A　　　　　　　　　　　　　　　　B

病例 7 图 2　前列腺 MRI 平扫

A. T_2WI 平扫矢状位提示前列腺移行带增大，向上突入膀胱腔内；B. T_2WI 脂肪抑制序列冠状位提示前列腺移行带向上突入膀胱腔内，两者分界清楚。

（四）临床诊断

老年性夜尿症。

三、临床决策与分析

1. 手术指征 多数老年男性夜尿症与前列腺增生关系密切，因此对夜尿症的患者，应明确是否存在前列腺增生相关的膀胱出口梗阻，即夜尿症相关的解剖异常；同时，还要寻找其他潜在病因并评估其对夜尿症影响程度，应特别注意排除和治疗能引起夜尿症的基础疾病，如糖尿病、尿崩症、充血性心力衰竭和睡眠呼吸暂停综合征等。本例患者超声、MRI、膀胱软镜等检查均提示前列腺增生明显突入膀胱，膀胱出口梗阻，手术指征明确。此外，该患者"前列腺增生症"诊断明确，已口服 α 受体阻滞剂和 5α 还原酶抑制剂治疗数年，但疾病反复，严重影响患者生活质量，前列腺中叶增生服药效果不好，可考虑手术治疗。

2. 手术评估 完善心肺功能、麻醉风险评估，可耐受手术，无绝对禁忌证。

3. 手术方案 根据病情和患者意愿，决定手术治疗，术式选择经尿道前列腺电切术。

4. 术后注意事项 密切监测患者生命体征变化，膀胱持续冲洗，抗感染、补液治疗，术后 3 天后酌情拔除尿管。

四、治疗过程

1. 手术情况

（1）术中所见：前列腺增生，两侧叶增生为主，颈口抬高，膀胱肌小梁增粗明显，双侧输尿管口可辨。

（2）手术经过：硬脊膜外麻醉，截石位，常规消毒铺巾，进 F26 前列腺电切镜。按中央叶、两侧叶顺序切除增生前列腺组织，远端至精阜，近端至膀胱颈口，深度至前列腺包膜，用 Ellik 吸出切除前列腺组织碎块，创面充分止血见无明显活动性出血后退出电切镜，放置 F22 三腔导尿管，气囊内注水 20 mL，持续膀胱冲洗，手术顺利结束。

2. 术后情况及预后 术后病理结果：良性前列腺增生。术后患者尿频、尿急、尿痛等排尿不适症状基本消失，夜尿明显减少，1～2 次／夜，睡眠及生活质量改善显著。

五、经验与体会

(一)夜尿症与老龄化

虽然夜尿症在年轻人当中并不常见,但会随着年龄的增长而增加。有研究表明 60～70 岁的人群中 11%～50% 的人患有夜尿症,到 80 岁时夜尿症的患病率上升至 80%～90%,而且这个年龄段中近 30% 的人会每晚起床 2 次或以上。相对于年轻人而言,老年人通常会更频繁地从睡梦中醒来而且深度睡眠很少。长期的夜尿会打乱睡眠质量,导致白天嗜睡、抑郁症状、认知功能障碍,使生活质量和幸福感下降。夜尿症患者发生髋部骨折的风险较正常人高 1.8 倍;每晚起床 3 次或以上的老年人死亡风险更高,比起床少于 3 次的人增加了 2 倍。夜尿症是泌尿系统疾病的常见病因。

与男性夜尿症相关的危险因素包括良性前列腺增生、阻塞性睡眠呼吸暂停、肥胖、使用抗抑郁药、不宁腿综合征和前列腺癌。与女性夜尿症相关的危险因素是肥胖、膀胱过度活跃、阻塞性睡眠呼吸暂停、糖尿病、不宁腿综合征和冠状动脉疾病。

老年男性良性前列腺增生造成膀胱出口梗阻是较常见的疾病,可以导致膀胱纤维化、容量减少,逼尿肌过度活动,膀胱顺应性减少。长期膀胱出口梗阻可能导致逼尿肌功能下降,残尿量持续大量存在,慢性尿潴留还可能导致充盈性尿失禁。在部分老年女性也可出现夜尿症。对于女性而言,经产、雌激素缺乏可以导致盆底松弛或者老化,使盆腔器官脱垂,这种脱垂可以引起尿道闭合压力的下降及尿道长度的改变以及逼尿肌过度活动,功能性膀胱容量减少。随着年龄的增长,女性雌激素水平的下降可能引起萎缩性阴道炎及膀胱和尿道的改变,从而引起尿频或者排尿困难。

(二)夜尿症评估指标

传统上对夜尿的相关评估多采用国际前列腺症状评分中的夜尿亚评分,其主要衡量的是夜尿次数。通过评分可以了解患者在过去 1 个月中夜间排尿次数,但是该问卷调查不能客观描述夜尿情况。

目前多建议采用排尿日记评估夜尿。排尿日记包括 24 小时排尿次数、夜间排尿量、总排尿量、晨尿、睡眠时间以及 24 小时饮水量等,可以详细地评估患者夜尿发病情况,了解到其夜尿与其他因素之间的相关性。排尿日记通常选择 7 日和 3日,我们推荐使用 3 日排尿日记。

（三）夜尿症的治疗及管理策略

1. 早期识别，明确分类和病因　根据夜尿症的定义不难识别，但问题在于患者甚至是基层医务人员都认为这是老年人的正常生理现象，对其危害认识不足，易导致误诊及延误治疗。对于夜尿≥2次的老年患者，应做排尿日记（频率/尿量表），记录排尿的频次及排尿量。据此确定老年患者的夜尿症类型，然后对各型的病因进行分析，必要时转有关专科（如泌尿外科）进一步诊治。

2. 生活方式的改变　对于大多数夜尿症患者，治疗的第一步是改变生活方式和行为。晚上应尽量减少液体摄入，并显著减少酒精和咖啡因的摄入。对于下肢水肿和静脉淤滞的患者，使用加压袜及下午和夜间抬高腿部可以减少液体潴留。慢性静脉功能不全的治疗方法是将腿抬高到高于心脏的高度，穿上及膝高的压迫袜，在脚踝处提供 30～40 mmHg 的压力。鼻持续气道正压吸氧可用于治疗阻塞性睡眠呼吸暂停，从而减少夜尿。

3. 分类治疗　夜尿症的病理生理为夜间尿量产生过多及/或夜间膀胱容量缩小，夜尿症可分为4类，相应的治疗方式如下：

（1）多尿型夜尿：该型病因多为糖尿病、尿崩症（垂体性或神经源性）、原发性渴感中枢紊乱或摄入碳酸锂等，在治疗上应采用内科对因治疗。

（2）夜间尿量增多型夜尿：可使用去氨加压素，去氨加压素是血管紧张素的同源类似物，是治疗夜尿症、儿童成人遗尿、神经源性尿崩症的有效药物。研究表明夜间产尿量越多，对去氨加压素越敏感。但该药物禁用于充血性心力衰竭老年患者，治疗中要注意检测电解质，并提醒患者服药期间夜晚严格限制液体摄入，最大限度减少液体潴留。

（3）夜间膀胱功能容量缩小型夜尿：应首先解除引起膀胱容量缩小的泌尿系病因；对于 BPH 患者可首先尝试使用 α 受体阻滞剂为主的药物治疗，药物治疗无效且严重影响患者生活质量时可考虑手术治疗；多沙唑嗪缓释片可显著延长无干扰睡眠时间，从而改善患者的生活质量。合并膀胱过度活动症老年患者可用抗胆碱能药物，失眠的患者可适当服用镇静安眠药。

（4）混合型夜尿：应首先分析起主导作用的病因，混合性夜尿症是多病因综合作用的，且与下尿路状况有关。

因此，治疗上可针对主次采取不同措施。

六、患教建议

1. 正确认识老年性夜尿症　临床上既不能忽视老年人夜尿症，认为老年人夜尿增多是正常现象，也不能言过其实使患者产生焦虑情绪，应告知患者夜尿症是可防可治的。对已伴有焦虑抑郁症状的患者，应给予心理干预，必要时可给予抗抑郁药物。使患者正确认识夜尿症是做好后续治疗和管理的关键。

2. 生活方式调整与行为干预　①加强锻炼，增强体质，尤其是加强盆底功能锻炼，增强盆底肌收缩力；②控制钠盐的摄入。世界卫生组织（World Health Organization, WHO）推荐，钠盐摄入量以≤5 g/d 为宜，如存在水钠潴留（如全身或下肢水肿）则以≤3 g/d 为宜；③控制总液体量的摄入。尽管限制液体摄入可明显缓解夜尿症状，但对老年人合并的多种慢性疾病（如心脑血管疾病、便秘等）不利，因此除非患者存在水钠潴留（膳食之外液体摄入量应控制在 700 mL 以内），应以限制睡前液体摄入为主，一般睡前 2 小时不再摄入液体；④规范利尿剂的应用。利尿剂一般在早上服用，这可能导致口渴加剧，并在前一天的晚上增加液体摄入，从而增加夜间排尿量。如果利尿剂在睡前 6 小时服用，夜尿率通常会降低；⑤睡前采用多次排尿法尽力排空膀胱或减少残余尿。

3. 防范夜间跌倒　跌倒是老年人夜尿症最常见、最直接的次生伤害，需积极防范。重点是优化卧室、卫生间以及两者间的通道环境，注意地面防滑，确保通道无障碍化、光线充足，安装扶手和呼救设备。

4. 个体化管理　由于夜尿症病因难以根除，甚至终生存在，因此既要个体化的治疗，也要长期管理。首先可根据治疗方案为患者制订以时间轴为纵坐标的治疗及行为干预日程表，并予以落实，然后再制订随访管理计划，动态调整治疗及行为干预内容，以达到最佳疗效，并予以维持。

七、专家点评

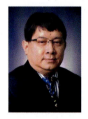

　　　　　　　　高新，医学博士，教授，原就职于中山大学附属第三医院泌尿外科，中山大学泌尿外科学科带头人，广东省医学会泌尿外科学分会荣誉主任委员，中国医师协会内镜医师分会常务委员。

老年性夜尿症在老年男性和女性均常见。近年来随着生命科学的发展，对老年生理特点和机体各主要器官在此期间发生的改变有重大发现。概括一句话是，老年的生理变化不是单独某一个器官发生改变，而是机体主要器官围绕"衰老"发生相应改变。夜尿次数增多就是其中一个表现。对夜尿次数增多不比烦躁，可以先从调整心态做起，每天适当参加运动，缓解情绪。如果未能改善可以去医院泌尿专科就诊，在医师帮助下完成诊治。

临床大多数夜尿症与良性前列腺增生症（男性）或与女性盆腔脏器脱垂或老年阴道炎有关，在医师指导下可以得到妥善处理。内科疾病引起的夜尿症非常少，内科疾病合并泌尿系统疾病较多见。如上所述，对于每次尿量较多的夜尿症应该先做排尿日记，完整记录一段时间的排尿活动，再做鉴别内科疾病的相应检查。

对于有冠心病史、糖尿病史或脑血管疾病的夜尿症病例，应积极给予治疗，特别尽早做病因治疗，对减轻内科疾病进展有极大帮助。

（高　新　中山大学附属第三医院）

参考文献

[1]Mobley DF，Baum N.Etiology，evaluation，and management of nocturia in elderly men and women[J].Postgrad Med，2014，126（2）：147-153.
[2]Oelke M，Adler E，Marschall-Kehrel D，et al.Nocturia：state of the art and critical analysis of current assessment and treatment strategies[J].World J Urol，2014，32（5）：1109-1117.

病例 8　超声引导下系统性前列腺穿刺活检的流程及技术要点

一、导读

前列腺癌是目前欧美国家男性发病率最高的恶性肿瘤，在中国前列腺癌的发病率亦逐年上升，2015 年上海地区的前列腺癌发病率已位居男性恶性肿瘤发病率的第四位，死亡率位居第五位。而诊断前列腺癌的金标准就是超声引导下的前列腺穿刺活检。

前列腺穿刺活检最早是由 Yong 在 1905 年通过经会阴途径完成的，而目前我们讲的经直肠超声探头引导下的系统性穿刺活检的概念，最早是于 1989 年，由 Hodge 最先提出的，当时系统性穿刺活检的针数是 6 针。对于前列腺体积为 30～40 mL 的患者，目前认为第一次基础的系统性前列腺穿刺活检的针数应该在 10～12 针；穿刺途径主要包括超声引导下的经直肠途径和经会阴途径，经尿道途径和手指引导下的穿刺方式则不推荐，也极少使用。

本病例就以经直肠超声引导下的经会阴系统性前列腺穿刺活检为例，来讲解前列腺穿刺活检的适应证、术中操作要点、术后并发症的处理与应对策略。

二、病历简介

（一）病史介绍

患者男性，67 岁。

主诉：夜尿增多 2 年，加重 2 周，发现 PSA 升高 10 天。

现病史：患者 2 年前无明显诱因出现夜尿增多，伴尿频尿急，排尿困难，2 年来症状逐渐加重，2 周前开始患者夜尿次数增多，由 2 年前的每晚 2～3 次增加到最近两周的每晚 4～5 次。我院门诊超声检查提示前列腺大小约 4 cm×5 cm×6 cm，残余尿量 0 mL，双肾无积水，双侧输尿管无扩张。尿常规未见异常。tPSA 9.5 ng/mL，fPSA 1.1 ng/mL，fPSA/tPSA 0.12。

既往史：无特殊。

（二）体格检查

其他查体略，直肠指诊：前列腺大小约 4 cm×5 cm，质韧（如触鼻感），左侧叶可触及一大小约 1.5 cm 的质硬结节，无触痛，边界清楚。

（三）辅助检查

1. 实验室检查　tPSA 9.5 ng/mL，fPSA 1.1 ng/mL，fPSA/tPSA 0.12，尿常规未见异常。

2. 泌尿系超声　前列腺大小约 4 cm×5 cm×6 cm，双肾无积水，双侧输尿管无扩张，残余尿量 0 mL。

（四）初步诊断

1. 前列腺增生症；

2. PSA 升高；

3. 前列腺癌待排查。

三、临床决策与分析

根据病史、直肠指诊结果、PSA 升高、泌尿系超声检查等证据判断，诊断成立。

根据 2016 年中华医学会泌尿外科学分会制定的《前列腺穿刺活检专家共识》，需进行前列腺穿刺活检术明确诊断，再根据活检病理结果决定下一步治疗。

前列腺穿刺共识认为的穿刺指征包括：①直肠指检（digital rectal examination，DRE）发现前列腺可疑结节，任何 PSA 值；②经直肠前列腺超声（transrectal uhrasonography，TRUS）或 MRI 发现可疑病灶，任何 PSA 值；③ PSA > 10 ng/mL；④ PSA 4～10ng/mL，fPSA/tPSA 可疑或 PSAD 值可疑。

此患者符合穿刺指征①④，与家属充分沟通理解后，选择经会阴系统性前列腺穿刺活检。

四、治疗过程

1. 手术情况（病例 8 图 1 至病例 8 图 3）

（1）患者采用截石位。

（2）向上牵拉阴囊暴露会阴部，常规消毒铺单。

（3）2% 利多卡因进行会阴部局部浸润麻醉。

（4）直肠超声探头缓缓插入直肠进行探查，深度 6～10 cm，据前列腺超声图像，记录前列腺各径线长度，计算前列腺体积。观察前列腺异常回声信号，并记录异常回声位置、大小。

（5）2%利多卡因在经直肠超声引导下进行前列腺包膜与尖部的深部阻滞麻醉。

（6）调整探头位置改变穿刺引导线指向，在前列腺左侧叶的外周带穿刺3针，在左侧叶外周带与中央带交界处穿刺2针，在左侧移行带穿刺1针。同法对右侧叶进行穿刺。穿刺总针数为12针。

（7）从穿刺枪取出活检标本，每个标本标号后，放甲醛固定液内并送病理检查。

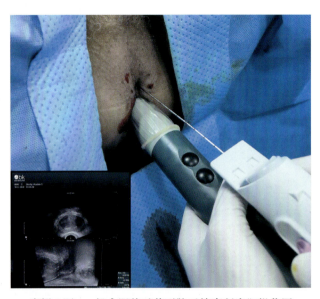

病例8图1　经会阴徒手前列腺系统穿刺实际操作图

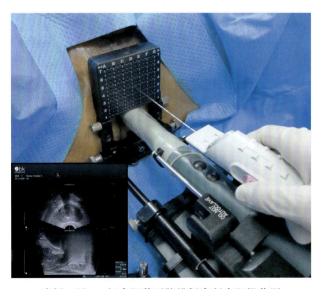

病例8图2　经会阴前列腺模板穿刺实际操作图

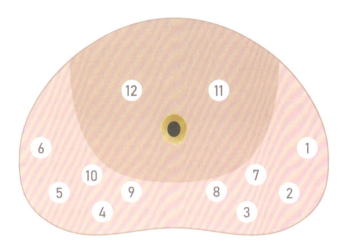

病例 8 图 3　经会阴系统穿刺点位示意图

2. 术后情况及预后　术后患者恢复顺利，无发热、血尿等手术并发症出现，无会阴部疼痛等明显不适症状。术后第 1 天办理出院。术后 1 周穿刺病理回报前列腺增生，经充分的医患沟通后，决定予口服高选择性 α 受体阻滞剂＋5α 还原酶抑制剂治疗，定期随访 PSA。

五、经验与体会

（一）前列腺穿刺有几种途径？

前列腺穿刺目前主要有经直肠与经会阴两种途径。目前临床上应用最广泛的是经直肠途径的前列腺穿刺，这种方式使穿刺枪通过直肠到达前列腺以取得组织。这种穿刺方式简便、快捷，局部麻醉下或不麻醉的状态下，患者耐受性较好。但是经直肠前列腺穿刺活检有两大缺点：①由于在经直肠穿刺过程中，穿刺枪穿透直肠壁，肠道里的细菌也容易随着穿刺枪一起被植入前列腺组织，甚至被带入血液，从而引起感染。虽然术前使用清洁灌肠、碘伏灌肠、碘伏纱布消毒直肠肛周等方法，以及围术期常规应用喹诺酮预防感染，使经直肠前列腺穿刺活检的感染率明显降低。但随着这类抗生素的大量与广泛使用，肠道耐药菌的比例也逐渐升高，再按照常规方法进行肠道准备和使用抗生素，产生感染的概率会升高；②直肠壁组织结构相对疏松，血供丰富，穿刺后易发生穿刺部位的出血，且直肠相对隐蔽，止血的方便性和及时性不如经会阴穿刺。

与经直肠前列腺穿刺活检相比，经会阴途径前列腺穿刺活检的主要优点是：①这种穿刺方式避开了细菌较多的直肠，使穿刺枪通过相对清洁的会阴区到达前列腺，能显著减少术后感染；②在肿瘤检出和评价上：与经直肠前列腺穿刺相比，经会阴穿刺对前列腺的前部与尖部有着更高的肿瘤检出率。还有文献指出，经会阴前列腺穿刺对术后肿瘤标本Gleason评分的评估更准确。但经会阴穿刺也有缺点：①操作相对更复杂，耗时更长；②对疼痛的控制更差。近年来也有一系列的包括经会阴局部麻醉技术的改进和穿刺方法的进步，但其推广仍需要时间。

经会阴前列腺穿刺活检根据穿刺的导引方式可以分为两种：①经会阴自由手穿刺：就是不使用任何辅助的导引设备，徒手（自由手）在经直肠超声引导下进行穿刺；②经会阴模板穿刺：需要在模板的导引下进行穿刺，穿刺点相对固定。文献研究表明，这两种方式的阳性率没有明显区别，但对病灶的定位和检出能力，以及对后续精准局灶治疗的保障方面，模板穿刺具有明显优势。

（二）前列腺穿刺活检可能会发生哪些并发症，如何处理？

1. 血尿　是经直肠前列腺穿刺的常见并发症，主要是由于穿刺针刺破尿道或膀胱引起。穿刺术前停用抗凝血类药物，穿刺时避开尿道和膀胱减少穿刺损伤，能够有效减少血尿的发生。严重血尿时可留置三腔导尿管牵引压迫止血。

2. 血便　常规发生，包括置入的经直肠超声探头损伤直肠黏膜及穿刺过程穿过直肠壁所造成的损伤和出血，如有持续性血便发生，应及时处理，扩肛器直视下手指压迫是最有效的止血方法，比较严重的动脉性出血，如手指压迫失败，可以考虑扩肛器暴露的情况下直肠缝合止血。

3. 感染　如前所述。

4. 迷走神经反射　前列腺穿刺引起的患者过度紧张和不适可导致中度或严重的血管迷走神经反射，发生率为 $1.4\% \sim 5.3\%$；主要表现为呕吐、心动过缓和血压下降。当出现血管迷走神经反射时，可将患者体位调整为头低脚高位并静脉补液，以缓解相关症状。

5. 尿潴留　通常由于本身肥大的前列腺在受到穿刺刺激后出现水肿进一步压迫尿道，也可能是由于穿刺后出现血凝块堵塞尿道所致。出现尿潴留的患者考虑留置导尿管，如果因血块阻塞引起，可以考虑持续膀胱冲洗和气囊压迫止血。

（三）患者以后还要做前列腺穿刺活检吗？

当第 1 次前列腺穿刺结果为阴性，但 DRE、复查 PSA 或其他衍生物水平提示可疑前列腺癌时，可考虑再次行前列腺穿刺。如具有以下情况需要重复穿刺：①首次穿刺病理发现非典型性增生或高级别 PIN，尤其是多针病理结果如上；②复查 PSA ＞ 10 ng/mL；③复查 PSA 4 ～ 10 ng/mL，fPSA、PSAD 值、DRE 或影像学表现异常，如 TRUS 或 MRI 检查提示可疑癌灶，可在影像融合技术下行兴趣点的靶向穿刺；④ PSA 4 ～ 10 ng/mL，fPSA、PSAD 值、DRE、影像学表现均正常的情况下，每 3 个月复查 PSA。如 PSA 连续 2 次＞ 10 ng/mL，或 PSA 速率（PSAV）＞ 0.75/（mL·年），需要重复穿刺。另重复穿刺前建议行前列腺多参数磁共振成像（multi parameter magnetic resonanceimaging，mpMRI）检查，以提高肿瘤检出率。重复穿刺时间间隔建议 3 个月以上。

结合此病例，建议患者 3 个月后复查 PSA 与前列腺 mpMRI，再行前列腺穿刺活检术。磁共振是再次前列腺穿刺活检前最重要的工具，可以明显提高重复穿刺活检的阳性率。

六、患教建议

做前列腺穿刺活检只是怀疑有前列腺癌，而不是一定是前列腺癌，只是一个诊断性手段，不是治疗手段，其进一步的治疗措施需要等待病理结果确诊及各项辅助检查对肿瘤分期明确后，再行决定。另外，穿刺技术好的医师，能够较好地把控针道在前列腺上的分布，阳性率会稍高，但做得再好的前列腺穿刺活检，也有发生漏诊的可能，这是系统性穿刺本身的技术特点决定的，与穿刺医师无关。

七、专家点评

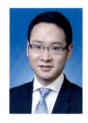

王海峰，主任医师，博士研究生导师，上海市东方医院泌尿外科行政主任兼南院院区主任，中华医学会泌尿外科学分会青年委员会委员，上海市医学会男科专科分会委员。在前列腺靶向穿刺、分子影像引导下的前列腺癌微创治疗、利用先进能量平台超微创治疗前列腺癌和前列腺增生等方面有独特研究成果。

前列腺癌是泌尿男性生殖系统最常见的恶性肿瘤，但常起病隐匿，其发病和死亡率都位居前列。作为监测前列腺癌的重要指标，PSA 在其诊断和治疗中都发挥着重要的作用。然而仅仅通过 PSA，我们往往不能完全确诊前列腺癌，因此前列腺穿刺活检应运而生，其中应用最为广泛的是超声引导下系统性前列腺穿刺活检术。目前对于前列腺体积为 30 ～ 40 mL 的患者，推荐首次进行系统性前列腺穿刺活检的针数应该在 10 ～ 12 针，穿刺入路可选择超声引导下的经直肠或经会阴途径，可根据当地医疗条件及技术熟练程度选择穿刺方式。操作者需着重掌握前列腺穿刺活检的手术指针，对于 PSA 或其他抽血指标异常以及影像学有可疑病灶的患者因宣教穿刺活检的必要性，积极开展手术，在避免过度治疗的同时，减少漏诊，对于首次穿刺阴性患者也需要积极跟踪随访，在复查指标异常情况下需进行二次穿刺。最后，熟练的穿刺技术是成功完成穿刺活检的基石，在临床工作中需要各位操作者多学、多看、多练习。

（王海峰　上海市东方医院）

参考文献

[1] 中华医学会泌尿外科学分会，中国前列腺癌联盟.前列腺穿刺中国专家共识 [J]. 中华泌尿外科杂志，2016，37（4）：241-244.

[2] He BM, Chen R, Shi ZK, et al. Trans-Perineal Template-Guided mapping biopsy vs. Freehand Trans-Perineal biopsy in Chinese patients with PSA ＜ 20 ng/mL：similar cancer detection rate but different lesion detection rate[J]. Frontiers in oncology, 2019, 9：758.

[3] Mabjeesh NJ, Lidawi G, Chen J, et al. High detection rate of significant prostate tumours in anterior zones using transperineal ultrasound-guided template satura-tion biopsy[J]. BJU Int, 2012, 110：993-997.

[4] Scott S, Samaratunga H, Chabert C, et al. Is transperineal prostate biopsy more accurate than transrectal biopsy in determining final gleason score and clinical risk category？A comparative analysis[J]. BJU Int, 2015, 116（Suppl 3）：26-30.

病例 9 超声引导下前列腺靶向穿刺活检的流程及技术要点

一、导读

前列腺癌是目前欧美国家男性发病率最高的恶性肿瘤，在中国前列腺癌的发病率亦逐年上升，2015 年上海地区的前列腺癌发病率已位居男性恶性肿瘤发病率的第四位，死亡率位居第五位。而诊断前列腺癌的金标准就是超声引导下的前列腺穿刺活检。

传统的前列腺穿刺方式是系统性前列腺穿刺，它将前列腺划分成固定的几个区域，然后在这些区域内进行随机的穿刺活检，这种方式的活检针数通常在 10～12 针。然而，由于这种穿刺方式的随机性与不确定性，容易导致漏掉一些具高级别肿瘤（临床显著性前列腺癌）从而延误病情，并且容易增加一些低级别肿瘤（非临床显著性前列腺癌）的检出从而过度治疗。

另一种穿刺方式，则是以前列腺 mpMRI 检查为基础，针对磁共振图像上显示的可疑病灶，在超声引导下进行有针对性的靶向穿刺，这就是前列腺靶向穿刺活检术。

本病例就以经会阴磁共振超声融合引导下的前列腺靶向穿刺活检为例，来讲解前列腺穿刺活检的适应证、术中操作要点、术后并发症的处理与应对策略。

二、病历简介

（一）病史介绍

患者男性，62 岁。

主诉：发现 PSA 升高 1 年。

现病史：患者 1 年前当地医院体检发现 PSA 升高（tPSA 6.3 ng/mL，fPSA 0.9 ng/mL，fPSA/tPSA 0.14）。无尿频尿急，无尿血尿痛，超声检查提示前列腺大小约 4 cm×3 cm×3 cm，双肾无积水，双侧输尿管无扩张，残余尿量 0 mL。尿常规未见异常。于当地医院行经直肠前列腺系统穿刺活检术，术后病理提示良性前列腺增生。1 周前复查：tPSA 12 ng/mL，fPSA 1.1 ng/mL，fPSA/tPSA 0.09。前列腺 MRI 提示前列腺左侧移行带可疑信号，PI-RADS 评分 4 分。

既往史：无特殊。

（二）体格检查

其他查体略，直肠指诊：前列腺大小约 4 cm×3 cm，质软，双侧未触及明显结节，无触痛，边界清楚。

（三）辅助检查

1. 实验室检查　tPSA 12 ng/mL，fPSA 1.1 ng/mL，fPSA/tPSA 0.09。

2. 泌尿系超声　前列腺大小约 4 cm×3 cm×3 cm，双肾无积水，双侧输尿管无扩张，残余尿量 0 mL。

3. 经直肠超声　前列腺大小约 4 cm×3 cm×3 cm，未见明显异常。

（四）初步诊断

1. PSA 升高；

2. 前列腺癌待排查。

三、临床决策与分析

根据病史、直肠指诊结果、PSA 升高、前列 MRI 检查等证据判断，诊断成立。根据中华医学会泌尿外科学分会制定的《2016 版前列腺穿刺中国专家共识》，需再次对前列腺进行穿刺活检术明确诊断，再根据活检病理结果决定下一步治疗。

前列腺穿刺共识认为以下情况需要进行重复穿刺：①首次穿刺病理发现非典型性增生或高级别 PIN，尤其是多针病理结果如上；②复查 PSA > 10 ng/mL；③复查 PSA 4 ～ 10 ng/mL，fPSA、PSAD 值、DRE 或影像学表现异常，如 TRUS 或 MRI 检查提示可疑癌灶，可在影像融合技术下行兴趣点的靶向穿刺；④ PSA 4 ～ 10 ng/mL，fPSA、PSAD 值、DRE、影像学表现均正常的情况下，每 3 个月复查 PSA。如 PSA 连续 2 次 > 10 ng/mL，或 PSA 速率（PSAV）> 0.75ng/（mL·年），需要重复穿刺。另重复穿刺前建议行前列腺 mpMRI 检查，以提高肿瘤检出率。重复穿刺时间间隔建议 3 个月以上。

欧洲泌尿外科与美国泌尿外科指南都认为，对于既往前列腺穿刺阴性需要进行重复穿刺的患者，建议穿刺前行前列腺 mpMRI 检查以提高肿瘤检出率。磁共振对前列腺的可疑病灶的评价将根据前列腺成像报告与数据系统（PI-RADS）进行等级为 1 ～ 5 的评分。具体评分如下：1 分：临床显著性前列腺癌的可能性非常低；2 分：临床显著性前列腺癌的可能性低；3 分：临床显著性前列腺癌的可能为模棱两可；4 分：临床显著性前列腺癌的可能性高；5 分：临床显著性前列腺癌的可能性非常高。

此患者符合穿刺指征②，且前列腺 mpMRI 提示左侧移行带异常信号，PI-RADS 评分 4 分。与家属充分沟通理解后，选择前列腺靶向穿刺＋系统穿刺活检术。

四、治疗过程

1. 手术情况（病例 9 图 1）

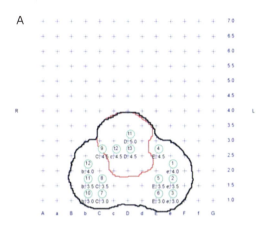
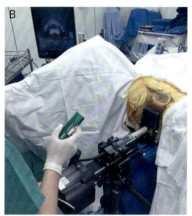
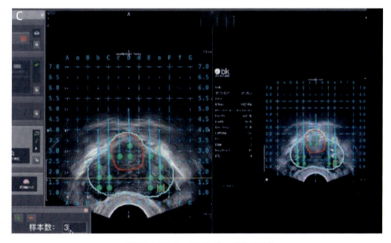

病例 9 图 1　靶向穿刺流程图

A. 术前规划；B. 超声磁共振图像融合实时引导穿刺；C. 融合图像。

（1）术前将 Dicom 格式的磁共振图像导入到融合系统里面，逐层勾画出前列腺的轮廓和病灶的轮廓，形成三维图像，并根据探头角度的调整，标定穿刺的位置。

（2）患者取截石位，胶布固定向上牵拉阴囊，暴露会阴部。

（3）1% 利多卡因进行会阴部局部浸润麻醉后再在直肠超声引导下进行前列腺

包膜与尖部的阻滞麻醉（也可以采用全身麻醉的方式进行，全身麻醉后患者体动消失，更有利于图像融合的进行）。

（4）将术前设计好的穿刺计划导出，标定探头位置后，逐层抓取超声图像，并与导入的术前磁共振规划图像匹配形成融合图像，在融合图像的引导下进行靶向穿刺，对前列腺移行带可疑结节针对性穿刺3针（一般对每个磁共振可疑的靶点穿三针）。

（5）在直肠超声定位下前列腺固定区域系统穿刺，系统穿刺总针数为12。

（6）穿刺枪上取下穿刺标本，编号后甲醛固定，病理送检。

2. 术后情况及预后　患者术后当晚出现尿潴留，予留置导尿，术后3天拔除导尿管。穿刺术后病理提示前列腺癌（Gleason评分4＋3＝7分）。

初步诊断：前列腺癌。

诊断明确后予完善全身骨扫描检查，显示全身无明显骨转移。经充分的医患沟通后，决定行前列腺癌根治术。

五、经验与体会

（一）什么是靶向穿刺？

因为影像学手段对前列腺癌的诊断效能总体较差，不能明确前列腺癌，所以需要进行前列腺穿刺活检来明确诊断，也正是因为超声对前列腺癌的诊断效能较差，因此超声引导下的前列腺穿刺活检多采用系统性穿刺活检的方式进行，也就是穿刺针位按照固定模式分布在前列腺腺体上，但系统性前列腺穿刺活检存在漏诊、低估和过度的现象，其中漏诊率高达20%～47%。

近年来mpMRI的迅速发展，为解决我们面临的临床困惑提供了可能。磁共振由于其优秀的软组织分辨率和多参数的成像模式，近年来在泌尿系统疾病尤其是前列腺疾病的诊断中得到了广泛运用。当前包含形态学 T_2WI、T_1WI 及功能学扩散加权成像（diffusion weighted imaging，DWI）、动态增强磁共振（dynamic contrast enhanced-MRI，DCE-MRI）在内的mpMRI是公认的诊断前列腺癌最有效的影像学方法。所谓靶向穿刺字面意思是针对可疑靶点的穿刺，也就是说所有影像学方法能发现的前列腺上的可疑靶点都可以作为靶向穿刺的目标，但实际上因为目前针对前列腺癌的病灶发现最有价值的还是mpMRI，也就是说目前靶向穿刺的全称应该是基于mpMRI信息的靶向穿刺，我们确定的靶点是基于mpMRI信息的。未来若出现更精准的病灶定位手段，靶向穿刺的定义或将进一步拓展。

（二）靶向穿刺有什么优点？

靶向穿刺的优点：①提高临床显著性前列腺癌的诊断率（发现率）；②提高总的穿刺活检的阳性率；③提高重复穿刺活检的阳性率，在 EAU 指南和中国前列腺穿刺活检共识中，靶向穿刺首选的目标人群是重复穿刺活检的人群，所以重复穿刺活检前做 mpMRI 是非常有必要的；④降低非临床显著性前列腺癌的阳性率，从而降低过度诊断，以及后续的过度治疗。

六、患教建议

所谓靶向穿刺字面意思是针对可疑靶点进行针对性的穿刺，也就是说目前靶向穿刺的全程应该是基于 mpMRI 信息发现可疑病灶，超声融合磁共振信息进行实时定位穿刺的过程。因此可以提高临床显著性前列腺癌的阳性率，降低非临床显著性前列腺癌的过度穿刺率，从而指导外科医师进行后续治疗。

七、专家点评

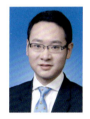

王海峰，主任医师，博士研究生导师，上海市东方医院泌尿外科行政主任兼南院院区主任，中华医学会泌尿外科学分会青年委员会委员，上海市医学会男科专科分会委员。在前列腺靶向穿刺、分子影像引导下的前列腺癌微创治疗、利用先进能量平台超微创治疗前列腺癌和前列腺增生等方面有独特研究成果。

（一）靶向穿刺这么好，是不是可以舍弃系统穿刺呢？

《新英格兰医学杂志》的一篇前瞻性、多中心、随机对照的临床研究，将临床因 PSA 升高或直肠指诊异常或两者兼具的患者随机分为磁共振引导靶向穿刺组和系统穿刺组。共入组患者 500 人，其中靶向穿刺组 252 人，系统穿刺组 248 人，靶向穿刺组的患者均于穿刺前行 mpMRI 检查，而后根据磁共振检查结果决定是否穿刺，而系统穿刺组则直接行常规系统性前列腺穿刺活检，靶向穿刺检出临床显著癌的比例为 38%（其中 71 例磁共振检查阴性的患者未接受穿刺），而系统穿刺组检出临床显著性前列腺癌的比例为 26%，靶向穿刺组高于系统穿刺组 12 个百分点。该研究虽然表明靶向穿刺比系统性穿刺有更好的临床显著性前列腺癌的检出效能，但对靶向穿刺和系统穿刺的漏诊未做分析，柳叶刀的一篇文章对这个问题做出了较为完善的回答，该研究在同一个患者身上既做靶向穿刺又做系统穿刺，结论是靶向穿刺和系统穿刺对前列腺癌的检出有互补作用，其中系统穿刺可以弥补 6.0% 的靶向穿刺的漏诊，而靶向穿刺可以弥补 9.2% 的系统穿刺的漏诊。也就是说两种方法都不完美，合起来一起做效果更好。目前欧洲泌尿外科学会的指南和中国前列腺穿刺活检的共识也推荐磁共振有靶点的患者需要同时做靶向穿刺＋系统性穿刺。

可能有人要问，为什么会出现这种情况？实际这种现象的主要问题在于磁共振还不够完美，磁共振显示没有病灶的区域不一定没有肿瘤，磁共振显示有肿瘤的可疑区域，也不一定有肿瘤，另外，磁共振阴性的患者，也不一定就没有肿瘤。当有一天磁共振足够完美、足够准确的时候，前列腺穿刺活检这项技术也就失去存在的价值了，因为做个磁共振就能判断是否有前列腺癌了。

（二）靶向穿刺有几种方式？

靶向穿刺可分为磁共振直接引导下的靶向穿刺、磁共振超声融合引导下的靶向穿刺，以及基于人脑三维意识的意识融合靶向穿刺。这三种穿刺方式在总体前列腺穿刺活检阳性率上没有明显区别，且磁共振引导下的前列腺穿刺活检因设备的局限和对穿刺所用设备的限制，使其在国内外大规模开展存在花费高、耗费时间长的问题。另外一种方法是磁共振超声融合引导下的前列腺穿刺活检术，是指用影像融合的方法，将磁共振的图像与超声图像融合，以磁共振和超声融合的图像为引导进行靶向穿刺，这种方法需要有一个磁共振超声融合的平台，但花费比第一种明显降低，可操作性更强，也是各大中心普遍开展的技术手段。如果前两种方法的设备都没有，还有一种就是意识融合靶向穿刺，这种方法对经验丰富的医师来说，其穿刺阳性率与前两者无明显差异，但该方法需要一定的学习曲线，需要操作者有比较好的三维想象能力。

（王海峰　上海市东方医院）

参考文献

[1]Kasivisvanathan V, Rannikko AS, Borghi M, et al.MRI-Targeted or standard biopsy for prostate-cancer diagnosis[J].N Engl J Med, 2018, 378 (19): 1767-1777.

[2]Ahmed HU, El-Shater Bosaily A, Brown LC, et al.Diagnostic accuracy of multi-parametric MRI and TRUS biopsy in prostate cancer (PROMIS): a paired validating confirmatory study[J].Lancet, 2017, 389 (10071): 815-822.

病例 10　前列腺穿刺后直肠出血的诊断与处理

一、导读

血尿、血精和直肠活动性出血是前列腺穿刺术后常见的出血性并发症，但一般不严重，多数情况下无须处理便可自行恢复，但若出现直肠活动性大出血这一严重并发症，是会危及生命的。尽管 Brullet 等报道前列腺穿刺活检引起需要治疗的直肠出血（即患者出现体循环低血容量症状）仅占穿刺例数的 1%。

本病例以经直肠前列腺穿刺活检术为例，来讲解前列腺穿刺术后直肠活动性出血发生的原因、诊断与应对策略，加强医师和患者对这一严重并发症的重视，并获得患者的积极配合，最终使该并发症得以有效控制。

二、病历简介

（一）病史介绍

患者男性，70 岁。

主诉：发现 PSA 升高 1 个月。

现病史：患者 1 个月前因体检发现 PSA 升高来诊。无尿频、尿急，无尿血、尿痛。尿常规未见异常。

既往史：无特殊。

（二）体格检查

其他查体略。直肠指诊示前列腺大小约 4 cm×3 cm，质硬，双侧未触及明显结节，无触痛，边界清楚。

（三）辅助检查

1. 实验室检查　tPSA 26 ng/mL，fPSA 3.59 ng/mL，fPSA/tPSA 0.134。

2. 泌尿系超声　前列腺大小约 4.7 cm×3.4 cm×2.5 cm，双侧外腺回声不均匀，散在多个不规则低回声区，结合 PSA，建议行超声引导下前列腺穿刺活检。双肾无积水，双侧输尿管无扩张，残余尿量 0 mL。

（四）初步诊断

前列腺癌？

三、临床决策与分析

根据病史、直肠指诊结果、PSA升高、前列腺超声检查等证据判断，诊断成立。根据中华医学会泌尿外科学分会2016年制定的《前列腺穿刺中国专家共识》，需对前列腺进行穿刺活检术明确诊断，再根据活检病理结果决定下一步治疗。

四、治疗过程

1. 手术情况

（1）术前查血常规及凝血四项正常。

（2）左侧卧位下进行经直肠途径超声引导前列腺系统穿刺活检术，左右叶各穿刺6针，共12针。操作过程顺利，患者无不良反应。

2. 术后情况及预后　患者术后当天下午诉解大量鲜红色血便，呈反复或持续性滴血，查红细胞最低1.75×10^{12}/L，血红蛋白最低51.00 g/L，血小板最低42.7×10^{9}/L。

初步诊断：前列腺穿刺术后直肠出血。

诊断明确后予以输注血液成分（血浆、红细胞、血小板），应用止血药（巴曲亭）。5天后，复查血常规，提示红细胞计数3.80×10^{12}/L，血红蛋白108.00 g/L，血小板152.50×10^{9}/L，患者病情恢复出院。

五、经验与体会

（一）为什么经直肠途径前列腺穿刺会引起直肠出血？

男性直肠下段的前方借直肠膀胱隔与前列腺相邻，前列腺背侧与直肠之间潜在间隙内无神经、血管走行，在该区域内穿刺不会造成直肠出血。但是，在实际操作中由于追求穿刺角度，穿刺针头有可能超出安全区域，由于前列腺后外侧都存在神经血管束分布，从而造成直肠出血。Brullet等认为，在穿刺过程中，穿刺针有可能损伤直肠黏膜下血管，若为直肠壁深部血管的损伤，则表现为直肠血肿。此外，上段直肠和下段直肠黏膜下动脉构筑形式不一致，上段直肠黏膜下丛多呈横行的环状分布，下段直肠黏膜下丛多呈纵向的丛状分布，前列腺后方的下段直肠血供十分丰富，穿刺出现直肠出血可能与针头刺入这些区域有关。Rodriguez等认为直肠出血量与穿刺针数，或与同一部位反复穿刺取材相关。

（二）为避免这一严重并发症，医师和患者在术前、术中和术后需注意什么？

为避免经直肠途径前列腺穿刺引起直肠出血，穿刺前一周停用抗凝药物。术中，按我们的经验用超声探头稍用力紧压直肠后壁、顶住前列腺，这样既可有效减轻患者疼痛，又缩短了直肠黏膜到前列腺的距离，减少对直肠损伤，也增加了有效穿刺长度。前列腺穿刺活检引发的直肠出血主要是因为穿刺过程中损伤了直肠黏膜下血管，因此在穿刺过程中，除了使用细针穿刺（18 G穿刺针），还应尽量避免在同一部位反复、多次穿刺，通过实时超声扫查可以明确前一针经过的轨迹，设计下一穿刺针路线时，通过转动探头可改变穿刺取材的角度及部位，从而避免在同一部位反复、多次穿刺。

术后，肛门填塞凡士林纱条或止血纱布，同时嘱患者在穿刺后8小时内多饮水（至少3000 mL），注意观察尿便颜色和体温变化，一旦出现异常，立即与医师联系，争取积极处理。

（三）如何正确选择前列腺穿刺引起直肠出血的治疗？

处理直肠活动性出血时，止血的方法包括：经直肠指压前列腺、直肠填塞或钳夹止血；直肠灌注或（和）静脉滴注止血药；应用直肠镜或纤维肠镜引导局部注射止血药，如肾上腺素，或者结合注射聚多卡醇。①穿刺过程中并发直肠少量出血，若操作结束后出血可自行停止，则无须特殊处理；在穿刺过程中出现直肠大出血，立即中断穿刺后若出血可自行停止，可不予特殊处理，或给予静脉输止血剂；②穿刺结束后发现直肠大出血，若患者生命体征平稳，直肠镜检查发现穿刺部位无活动性出血，为防止进一步出血，可给予静脉输止血剂，同时密切观察患者生命体征和穿刺部位；③穿刺结束后发现直肠大出血，若患者出现体循环血容量降低的症状，如心率增快、血压下降等，给予直肠灌注止血剂、填塞纱布压迫穿刺部位止血，同时静脉输止血剂和输血。经过上述处理若仍未能有效控制直肠出血，可经直肠镜或纤维肠镜引导局部钳夹止血或局部注射止血药。

六、患教建议

前列腺穿刺活检可以并发直肠出血，特别是引起危及生命的直肠大出血。因此，术后要叮嘱患者在穿刺后8小时内多饮水（至少3000 mL），注意观察尿便颜色和体温变化，一旦出现异常，立即与医师联系，最终使并发症得以有效控制。

七、专家点评

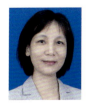

廖新红，主任医师，硕士研究生导师，就职于广西医科大学第一附属医院超声科。广西超声医学工程学会秘书长，广西医师协会超声医师分会常务委员，广西预防医学会感染影像学专业委员会副主任委员，广西医师协会超声医师分会介入超声医师专业委员会副主任委员，广西医师协会超声医师分会妇产超声专业委员会副主任委员。

目前，前列腺穿刺活检主要是在超声引导下进行。该技术使用超声实时引导、细针穿刺和活检枪快速穿刺，既提高了穿刺的准确性，方便了操作，又易于患者接受，70% ～ 92% 的患者在穿刺过程中无明显的疼痛或不适。穿刺后出血性并发症，如血尿、血精和直肠出血，一般不严重，多数情况无须处理便可自行恢复，但是需警惕直肠活动性大出血这一危及生命的严重并发症。

该患者符合前列腺穿刺指征，无穿刺禁忌证，穿刺过程顺利，但术后当天下午开始出现血尿，急查红细胞、血红蛋白、血小板均减低，考虑前列腺穿刺术后直肠出血，这一诊断是非常正确的。立即给予静脉输血和止血剂，这些应对措施非常及时且有效，使得患者病情得以恢复出院。因此，只要术前我们严格遵循该穿刺适应证及禁忌证，做好穿刺前准备；在术中利用超声引导穿刺，避免在同一部位反复、多次进针；穿刺结束后肛门填塞凡士林纱条或止血纱布，同时嘱患者在穿刺后 8 小时内多饮水（至少 3000 mL）；在术后，嘱患者密切观察尿便颜色，一旦出现异常，立即与医师联系，加强医师和患者对该严重并发症的重视，且在并发症出现时积极采取应对措施，最终能使并发症得以有效控制。

（廖新红　广西医科大学第一附属医院）

参考文献

[1]Brullet E, Guevara MC, Campo R, et al.Massive rectal bleeding following transrectal ultrasound-guided prostate biopsy[J].Endoscopy, 2000, 32 (10): 792-795.

[2]Rodriguez LV, Terris MK.Risks and complications of transrectal ultrasound guided prostate needle biopsy: a prospective study and review of the literature[J].J Urol, 1998, 160 (6 Pt 1): 2115-2120.

[3]Clements R, Aideyan OU, Griffiths GJ, et al.Side effects and patient acceptability of transrectal biopsy of the prostate[J].Clin Radiol, 1993, 47 (2): 125-126.

病例 11　前列腺穿刺后全身感染的诊断与处理

一、导读

前列腺穿刺术后常见的感染性并发症有发热、前列腺炎、菌血症、败血症等，这些并发症多为自限性，严重并发症并不多见，其中最严重的就是泌尿系感染引起的败血症，可产生严重的后果，危及生命。

本例就以经直肠前列腺穿刺活检术为例，来讲解前列腺穿刺术后全身感染发生的原因、诊断与应对策略，加强医师和患者对这些并发症的重视，并获得患者的积极配合，最终使该并发症得以有效控制。

二、病历简介

（一）病史介绍

患者男性，76 岁。

主诉：发现 PSA 升高 1 年。

现病史：患者因发现 PSA 升高 1 年来诊。无尿频、尿急，无尿血、尿痛。尿常规未见异常。

既往史：无特殊。

（二）体格检查

其他查体未见明显异常，直肠指诊提示前列腺大小约 4 cm×3 cm，质硬，有结节感，无触痛，边界不清。

（三）辅助检查

1. 实验室检查　tPSA 74 ng/mL，fPSA 5.63 ng/mL，fPSA/tPSA 0.08。

2. 泌尿系超声　前列腺大小约 4.0 cm×4.2 cm×3.3 cm，前列腺形态饱满，内外腺分界不清，内呈弥漫性不均匀低回声，结合 PSA，考虑弥漫性前列腺癌，建议行超声引导下前列腺穿刺活检。双肾无积水，双侧输尿管无扩张，残余尿量 5 mL。

（四）初步诊断

前列腺癌？

三、临床决策与分析

根据病史、直肠指诊结果、PSA 升高、前列腺超声检查等证据判断，诊断成立。

根据 2016 年中华医学会泌尿外科学分会制定的《前列腺穿刺中国专家共识》，需对前列腺进行穿刺活检术明确诊断，再根据活检病理结果决定下一步治疗。

四、治疗过程

1．手术情况

（1）术前查血常规及凝血四项正常。

（2）于左侧卧位下行经直肠途径超声引导前列腺系统穿刺活检术，左右叶各穿刺 6 针，共 12 针。操作过程顺利，患者无不良反应。

2．术后情况及预后　患者于穿刺后 5 小时开始出现寒战，伴大汗淋漓、四肢乏力症状。寒战持续约 1 小时后，开始出现咳嗽、咳白色黏液痰，同时伴全身肌肉酸痛。测体温最高达 38.7 ℃。急查血培养提示革兰阴性杆菌败血症，血常规白细胞计数 $12.5 \times 10^9 / L$，血清降钙素原 39.01 ng/mL，肌酐 184 μmol/L。尿液分析：尿粒细胞酯酶（4+），尿蛋白（2+）。肌酸肌酶 13432 U/L，肌酸肌酶同工酶 254 U/L，肌红蛋白 7816 ng/mL，肌钙蛋白 T 0.025 ng/mL。立即给予告病重、吸氧、心电监护，同时抽血行相关免疫指标检查，排除自身免疫类疾病，考虑为前列腺穿刺引起的革兰阴性杆菌败血症、尿路感染，并导致横纹肌溶解及急性肾损伤。

诊断明确后予以哌拉西林＋他唑巴坦复合制剂抗感染、纠正电解质紊乱、补液等支持疗法和对症治疗。3 天后患者生命体征恢复正常，一周后复查血常规提示白细胞计数 $6.35 \times 10^9 / L$，血肌酐 105 μmol/L，肌酸肌酶 115 U/L；尿常规：尿粒细胞酯酶（-），白细胞（镜检）0～3 个 /HP，红细胞镜检（-）；全身肌肉酸痛好转，病情平稳后出院。

五、经验与体会

（一）如何减少经直肠途径前列腺穿刺引起的全身感染？

前列腺穿刺活检感染原因分析：①前列腺穿刺引起感染的致病菌多来源于直肠，由穿刺针带入前列腺、尿液和血液。据文献报道，对穿刺针的针尖及患者血培养发现，引起此类感染最常见的细菌为厌氧菌中的杆菌和需氧菌中的肠球菌；②近十年氟喹诺酮类抗生素作为穿刺一线用药，患者对氟喹诺酮类耐药率增加，对氟喹诺酮类耐药是穿刺感染并发症的主要原因。革兰阴性杆菌产生的超广谱 β 内酰胺酶及由此引起的耐药性问题不容忽视。

应对措施：穿刺活检后的菌血症和菌尿是普遍的，对于高危患者可选择术前晚、术晨清洁灌肠，将带入的细菌量降到最小，通过肠道准备后穿刺感染的发生率可以从 76% 降到 17%。即使术前灌肠，仍然无法确保局部无菌。因此，穿刺前预防性应用针对肠道细菌的抗生素是必要的。氟喹诺酮类抗生素对绝大多数 G⁻ 菌有强大的杀菌作用，对肠球菌、铜绿假单胞菌、厌氧菌亦有良好的杀菌作用。但是，仅仅短期内使用，可能无法有效抑制肠道细菌，建议在穿刺前三天开始口服氟喹诺酮类抗生素。对氟喹诺酮类耐药的大肠埃希菌，也可应用二代头孢菌素或三代头孢菌素。甲硝唑广泛用于防治厌氧菌感染，对类杆菌、肠道球菌和链球菌等均有良好的疗效。因此，若联合应用氟喹诺酮类抗生素与甲硝唑，既可防治穿刺术后最常见的大肠埃希菌属引起的感染，亦可防治厌氧菌感染。

（二）为避免这些严重并发症，医师和患者在术前、术中和术后需注意什么？

术前做好充分的肠道准备，于手术前晚、术晨两次液状石蜡保留灌肠，高危患者可选择清洁灌肠；穿刺前后 3 天口服氟喹诺酮类抗生素。同时，术前注意了解患者全身状况及基础疾病用药情况。

在穿刺操作过程中，严格按照无菌操作：穿刺针及专用穿刺架均经灭菌处理，用灭菌超声探头保护套隔离接触直肠的探头，穿刺前常规消毒肛门及直肠腔内，穿刺后用纱块包裹示指置入直肠穿刺点并压迫 5 ~ 10 分钟止血，并保留 12 ~ 24 小时或者患者排便时带出，以便降低感染风险。

术后监测生命体征，一旦出现寒战、高热者，立即行血培养、尿培养，明确是否合并感染。当患者出现败血症的临床表现时，尽早使用高效、广谱抗生素，全身支持及对症治疗，然后根据细菌培养的药敏结果调整抗生素。

六、患教建议

穿刺前与患者、家属沟通前列腺穿刺意义和存在的风险。穿刺后全身感染是最严重的并发症，如不及时治疗会危及生命。加强穿刺前后抗生素管理，严格执行肠道准备。穿刺后 24 小时内严密观察患者生命体征，出现畏寒、高热即刻查血常规、血培养等，并及时升级抗生素，避免感染进一步恶化。

七、专家点评

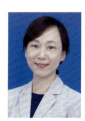

高泳，医学博士，主任医师，博士研究生导师，就职于广西医科大学第一附属医院超声科。广西医学会超声医学分会委员兼秘书，广西医师协会超声医师分会介入超声医师专业委员会常务委员，广西预防医学会感染影像学专业委员会常务委员。

前列腺穿刺术后多数并发症具有自限性，但感染尤其是全身感染往往后果严重，甚至会危及生命。

本例患者符合前列腺穿刺指征，无穿刺禁忌证，穿刺过程顺利。但术后 5 小时出现畏寒、发热等症状，急查血培养提示革兰阴性杆菌败血症，考虑为前列腺穿刺引起的革兰阴性杆菌败血症、尿路感染，并导致横纹肌溶解及急性肾损伤。即时给予广谱抗生素抗感染、纠正电解质紊乱、补液等支持疗法和对症治疗，这些应对措施非常有效使得患者病情平稳后出院。

因此，在术前我们要严格遵循穿刺适应证及禁忌证，注意了解患者的一般状况和有无基础疾病，排除严重多系统疾病、难以控制的糖尿病等，与患者、家属沟通前列腺穿刺意义和存在的风险，并且充分做好肠道准备，加强术前及术后预防性服用抗生素。在术后密切监测生命体征，一旦出现寒战、高热症状，即时行血培养、尿培养，明确是否合并感染，并及时升级抗生素。当患者出现败血症的临床表现时，尽早使用高效、广谱抗生素，全身支持及对症治疗，然后根据细菌培养的药敏结果及时调整抗生素。

（高　泳　广西医科大学第一附属医院）

参考文献

[1]Yang YY, Tang J. Assessment of transrectal ultrasound guided biopsies of the prostate gland disease[J]. China J Med Imaging Technol, 2000, 16 (10): 872-873.

[2]Lindert KA, Kabalin J, Terris MK. Bacteremia and bacteriuria after transrectal ultrasound guided prostate biopsy[J]. J Urol, 2000, 164 (1): 76-80.

[3]Carignan A, Roussy JF, Lapointe V, et al. Increasing risk of infectious complications after transrectal ultrasound-guided prostate biopsies: time to reassess antimicrobial prophylaxis? [J]. Eur Urol, 2012, 62 (3): 453-459.

病例 12　低危前列腺癌的观察等待

一、导读

随着筛查和诊断技术的提高使得许多前列腺癌在早期被诊断，这其中包含部分终身无临床症状的惰性肿瘤患者，从而使前列腺癌存在过度诊断和治疗的现象；所谓前列腺癌的观察等待，是指对低危早期或者临床晚期、预期寿命短、预估术后并发症大于改善生活质量的患者，暂时不给予治疗，通过密切观察、随诊，直到出现局部或全身症状才对其采取确定性的治疗。这一部分患者没有因积极治疗而不得不面对并发症及不良反应，并且不影响生活质量和生存期。

如何积极沟通确保患者能及时随访并确定前列腺癌的疾病进展窗口期，使得及时终止等待观察而不延误治疗是当下存在的难点。

二、病历简介

（一）病史介绍

患者男性，74 岁。

主诉：体检发现 PSA 增高 3 个月。

现病史：患者 3 个月前无明显诱因出现尿频、尿急、尿痛。期间就诊于当地医院，考虑为"泌尿系感染"，抗感染治疗症状缓解后出院。本次于门诊复查，发现 tPSA 7.58 ng/mL，fPSA 1.25 ng/mL，fPSA/tPSA 0.16。为进一步查明原因来诊。

既往史：高血压 25 年，血压最高达 173/73 mmHg，不规律口服硝苯地平控释片，血压控制一般；2 型糖尿病 20 年，每天注射诺和灵 R（6U-6U-8U），睡前注射诺和灵 N 12U，血糖波动大，控制差；冠心病 16 年，行 4 次经皮冠状动脉介入治疗（percutaneous coronary intervention，PCI），共植入支架 7 枚，间断诉胸闷气短；脑梗死 10 年余，保守治疗，遗留步态不稳。吸烟史 50 年余。

（二）体格检查

双肾区未触及包块、无触痛，叩击痛（−）；双侧输尿管走行区无压痛，耻骨上叩诊鼓音，包皮正常，尿道外口无狭窄，双侧阴囊未触及包块；直肠指诊前列腺提示前列腺左叶质硬，可触及结节，中央沟消失，前列腺活动度良好，指套无染血。

（三）辅助检查

1. 血常规　白细胞计数 7.54×10^9/L，血红蛋白 127.00 g/L，血小板计数

258.00×10^9/L，中性粒细胞百分比 72.7%。

2. 尿常规　红细胞 19.8 个 / μL，白细胞 2.3 个 / μL，尿蛋白（-），尿检细菌 93.2 个 / μL。

3. 肾功能　尿素 5.04 mmol/L，肌酐 63 μmol/L。

4. 血 PSA　tPSA 7.58 ng/mL，fPSA 1.25 ng/mL。

5. 心电图　窦性心律，ST-T 段改变，下壁心肌梗死。

6. 胸片　肺纹理增粗；主动脉迂曲钙化。

7. 血气分析及肺功能检查　无异常。

8. 心脏彩超　左心室收缩功能减低，射血分数 45%；符合高血压心脏改变；三尖瓣轻度关闭不全。

9. 超声检查　前列腺增生伴钙化，大小约 5.4 cm×4.5 cm×4.9 cm，轮廓清，内回声欠均匀，可见强回声斑。

10. 前列腺 MRI　前列腺大小约 5.2 cm×6.0 cm×4.6 cm，腺体增生呈结节状，信号不均匀，左侧外周带 5 点位 T_2WI 上呈低信号，DWI 呈高信号，精囊腺结构尚完整，膀胱精囊角存在。膀胱充盈欠佳，膀胱壁不增厚；盆腔肠管未见异常；盆腔及双侧腹股沟区未见肿大淋巴影。

11. 腰椎 MRI　正常生理曲度，未发现异常信号。

12. 骨扫描　未见典型骨转移征象。

13. 病理检查　入院后经会阴前列腺穿刺活检：前列腺腺癌，2/20，Gleason 评分 3＋3＝6 分。

（四）初步诊断

1. 前列腺腺癌（低危，Ⅰ期）；

2. 高血压 2 级，很高危；

3. 2 型糖尿病；

4. 冠心病 PCI 术后；

5. 陈旧性脑梗死。

三、临床决策与分析

本例患者内科疾病较多，且控制一般，如采用手术治疗，围术期风险较高，患者身体情况可能不耐受。患者前列腺癌尚属早期，未出现临床症状，经专家讨论并与患者及家属沟通，拟定观察等待治疗。患者也愿意积极配合，定期返院随访复查。

四、治疗过程

1. 观察等待治疗 目前患者生命体征平稳，一般情况良好，住院期间病情尚稳定，未出现尿路梗阻及急性并发症，拟出院。出院后嘱定期随访。

2. 预后 针对本例患者的观察与随访仍在进行，从随访观察的结果看，前列腺癌较稳定，未出现明显的进展及转移，患者生活质量较好。

五、经验与体会

(一) 前列腺癌行观察等待治疗的适应证

前列腺癌患者行观察等待治疗的一个难点是如何确保不失去治疗的机会，也就是等待治疗的终止时间确定。目前的研究发现，选择两组年龄、PSA、病理分级、临床分期相似的前列腺癌患者，行根治性手术与观察等待后再行根治性手术，随访 2 年后肿瘤大小、包膜侵袭、GS 评分等指标均没有显著性差异。早期治疗并不能改善早期局限性前列腺癌患者的生存时间和生活质量，对低危患者而言，手术或者内分泌治疗带来的不良反应影响远大于获益。对于低危早期局限性前列腺癌患者，特别是高龄患者，可以选择观察等待治疗，定期监测，而不会影响疾病的有效治疗。

欧洲泌尿外科指南指出：①对于预期寿命较短的患者，合并症的增多会显著升高非前列腺癌相关性死亡率风险，但是，观察等待能缓解患者症状并提高生活质量，因此，观察等待更适合于这部分患者。另外，观察等待也能使不适合进行治愈性治疗的低危局限性前列腺癌患者获益。一项经过 15 年随访的研究发现，国际泌尿病理学会 (the international society of urological pathology, ISUP)1～2 级未经治疗的前列腺癌患者死亡率低于 7%。因此，许多局限性前列腺癌患者不能从确定性治疗中获益，45% 通过 PSA 检测出的前列腺癌患者可能适合接受延迟治疗；②等待观察是指对一种保守治疗，目的是缓解症状，最大程度减少治疗所带来的不良反应；③适用于预期寿命 < 10 年的患者，能应用于所有分期的患者。

研究显示，接受等待观察的患者 10 年癌特异性生存率为 82%～87%，其中 T_1/T_2 期且 ISUP ≤ 2 级的患者癌特异性生存率为 80%～95%。三项研究显示，接受等待观察的患者 15 年疾病特异性生存率分别为 80%、79% 和 58%，其中两项研究显示 20 年癌特异性生存率分别为 57% 和 32%。但是如果以 2005 版 Gleason 分级为准，研究中原本 ISUP 1 级的患者应该升级为 ISUP 2～3 级，提示上述研究结果可能被低估。荟萃分析显示，分化良好、分化中等和分化较差的患者，在接受等待观察后 10 年癌特异性生存率分别为 91%、90% 和 74%。等待观察更适用于 65～75 岁低危前列腺癌患者。

（二）前列腺癌行观察等待治疗的优势

观察等待的优势：①防止过度治疗。数据统计，2006 年欧洲每 10 万人死于前列腺癌的人数是 23.2 人，年龄超过 50 岁的男性中 1/6 诊断为前列腺癌，但 33 名患者中只有 1 名死于前列腺癌。目前筛查和诊断技术的提高使得许多前列腺癌在早期被诊断，这其中包含部分终身无临床症状的惰性肿瘤患者，从而使前列腺癌存在过度诊断的现象；②没有积极治疗所带来的并发症及不良反应，并且不影响患者的生活质量和生存期；③节省治疗费用。

（三）前列腺癌行观察等待治疗的不足

观察等待的不足：①等待治疗时可能因疾病进展而错过最佳治疗时期。关键问题是如何确定前列腺癌的疾病进展窗口期，使得及时终止等待观察而不延误治疗；②观察等待的社会、心理因素的负面影响。患者也会存在因患有肿瘤但却未采取治疗的心理阴影；③分离血管神经束可能更加困难，降低了术后保留性功能的机会。

六、患教建议

前列腺癌等待治疗不同于前列腺癌的手术治疗与内分泌治疗，更强调观察等待治疗的主动监测过程。患者必须了解肿瘤继续进展和转移的风险。因此，与前列腺等待治疗的患者沟通内容中，需要特别强调定期复查相关指标和影像学检查的重要性，必要时积极干预。

对于已经出现相关症状的患者，应该仔细询问其具体发生症状的情况，对生活质量的影响，客观评估症状的严重程度，推测其恢复的可能性，如实向患者及家属说明情况。

七、专家点评

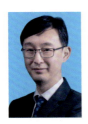

刘明，主任医师，教授，博士研究生导师，北京医院泌尿外科主任，中华医学会泌尿外科学分会常务委员，中华医学会泌尿外科学分会泌尿男科工程学组组长，北京医学会泌尿外科学分会常务委员兼秘书长，中国抗癌协会泌尿男生殖系肿瘤专业委员会微创学组副组长。

1. 观察等待适用于低危早期前列腺癌患者或者晚期、预期寿命短、预估术后并发症大于改善生活质量状况等。

2. 观察等待治疗的患者须了解其预后、治疗的并发症发生风险。定期进行随访复查，严密监测肿瘤的进展。

3. 选择哪些患者、如何观察、积极治疗的时机都是观察等待治疗需要解决的问题。

4. 观察等待治疗的目标为：只有在前列腺癌进展时才实施治疗而避免治疗非进展性前列腺癌引起的并发症。

5. 目前对于观察等待治疗后肿瘤进展，选择治疗的时机尚未达成一致意见。

（王 萱 刘 明 北京医院）

参考文献

[1] Mahal BA, Butler S, Franco I, et al.Use of active surveillance or watchful waiting for low-risk prostate cancer and management trends across risk groups in the united states, 2010-2015[J].JAMA, 2019, 321（7）：704-706.

病例 13 保留性神经前列腺癌根治术的诊治体会

一、导读

保留性神经的前列腺癌根治性切除术（nerve-sparing radical prostatectomy, NSRP）是在根治性切除前列腺的基础上，对支配勃起功能和控尿功能的前列腺周围神经血管束（neurovascular bundle, NVB）进行保留的手术方式，可以采取开放手术、腹腔镜或机器人辅助腹腔镜三种不同的手术方式。保留 NVB 的方法有筋膜间切除法、筋膜内切除法等。一般情况下 NVB 走行于前列腺包膜外的后外侧，当切除前列腺后，所保留的 NVB 在手术区域形似幕帘或面纱状，因此也被称为"面纱法" NSRP。然而，也有证据表明 NVB 解剖变异较多，可没有明显的束状血管神经结构，而是呈网格状或幕帘状从前列腺表面或后侧面通过，因此常规的性神经保留术式很难较完整地保留性神经。Mani Menon 教授在标准 RP 的基础上进行改良，提出了 VIP（vattikuti institute prostatectomy, VIP）手术技术，而保留性神经的改良 VIP 技术又被称为"超级面纱法"，亦称最大限度地保留前列腺周围组织的前列腺癌根治术。此术式可以更完整地保留前列腺周围的血管神经结构，从而达到更好地保留勃起功能和尿控功能的效果。机器人辅助单孔腹腔镜 VIP 术可在不影响肿瘤残余的前提下最大限度地改善术后功能恢复效果，同时尽进一步减少手术创伤，减少术后住院时间和并发症发生风险。

二、病历简介

（一）病史介绍

患者男性，61 岁。

主诉：体检发现 PSA 升高 2 个月，确诊前列腺癌 3 周。

现病史：患者 2 个月前体检发现 PSA 升高（6.18 ng/mL），无排尿困难，无尿频、尿急、尿痛及血尿等不适症状，前列腺 mpMRI 提示前列腺癌可能，行超声引导下经会阴前列腺 12 针系统穿刺活检术。病理提示前列腺腺癌，2 针阳性，Gleason 评分 3＋3＝6 分，为进一步治疗来诊。患者自患病以来，精神、睡眠、食欲可，大便正常，体重无明显变化。

既往史：既往体健，否认高血压、糖尿病等病史。

个人史：无烟酒不良嗜好。

家族史：否认"前列腺癌"家族史，否认其他恶性肿瘤家族史。

（二）体格检查

体重指数（body mass index，BMI）26.1，浅表淋巴结未扪及肿大，直肠指诊提示前列腺Ⅱ度增大，未扪及结节，直肠壁软，前列腺无固定，肛门括约肌张力可，退指无血染。IPSS评分2分，IIEF-5评分22分。

（三）辅助检查

1. 实验室检查　tPSA 6.18 ng/mL，fPSA/tPSA 0.12，血清睾酮13.36 nmol/L。

2. 泌尿系超声　双肾、输尿管及膀胱未见异常，前列腺轻度增生，大小约4.5 cm×3.8 cm，未见明显结节。

3. 盆腔多参数MRI　前列腺体积稍增大，大小约4.2 cm×3.6 cm×3.4 cm，右侧外周带见异常信号，T_2呈低信号，DWI呈高信号，最大径1.0 cm，PI-RADS评分4分，未见包膜外侵犯，精囊腺、盆腔淋巴结及骨盆未见异常信号。

4. 全身骨显像　未见放射性核素浓集灶。

5. 前列腺穿刺活检病理　前列腺腺癌，Gleason评分3＋3＝6分，2/12阳性（单侧叶），穿刺组织中肿瘤组织最大占比为30%。

（四）初步诊断

前列腺腺癌 $cT_{2a}N_0M_0$。

三、临床决策与分析

根据既往病史、PSA值、直肠指诊、盆腔MRI和前列腺穿刺病理检查，前列腺腺癌诊断明确，临床分期$cT_{2a}N_0M_0$（D'Amico危险分层），预后良好型。患者一般情况良好，无心肺等其他疾病，预期寿命超过10年。患者无排尿症状，勃起功能正常，有保留勃起功能愿望。

根据2019年中华医学会泌尿外科学分会前列腺癌诊疗指南、2020年美国NCCN前列腺癌诊疗指南、2020年欧洲泌尿外科学会前列腺癌诊疗指南，患者可选择根治性前列腺切除术（radical prostatectomy，RP）、短程内分泌治疗联合前列腺根治性放疗或者主动监测。

向患者及家属交代三种治疗方案，患者及家属选择RP，我院熟练开展机器人辅助腹腔镜下（单孔、多孔）、腹腔镜下和开放耻骨后RP三种手术方式，患者及家属选择单孔机器人辅助腹腔镜下经腹膜外最大限度保留前列腺周围组织的RP：采用VIP技术，单孔经腹膜外途径，保留双侧NVB。

向患者及家属交代机器人辅助腹腔镜下RP的风险，如术中出血、直肠损伤、尿失禁、勃起功能障碍和切缘阳性等，患者及家属表示理解，同意手术并签字。

四、治疗过程

1. 手术情况

（1）在全身麻醉下行单孔机器人辅助腹腔镜下最大限度保留前列腺周围组织的前列腺癌根治术，术前一天少渣饮食，术晨给 40 mL 开塞露纳肛。

（2）麻醉后取截石位，消毒铺巾。

（3）放置单孔 port，建立气腹：于脐下距离耻骨联合两横指（约 5 cm）处横向切开 5 cm 皮肤，纵向打开腹直肌前鞘，用血管钳撑开腹直肌显露腹膜外脂肪，顿性分离腹膜外间隙，置入单孔 port（病例 13 图 1）。

（4）机器人系统的装机：患者取 23° 头低脚高位，将机器人镜头臂及 2 个操作臂与套管对接。

（5）分离耻骨后间隙，显露前列腺：切开膀胱顶部上方腹膜，离断脐正中韧带及旁正中韧带，分离进入耻骨后间隙，将前列腺表面的脂肪组织剔除，显露前列腺、耻骨前列腺韧带及盆侧筋膜（病例 13 图 2）。

（6）离断膀胱颈，分离输精管并离断，分离精囊腺。

（7）分离前列腺背面：提起输精管和精囊腺，切开狄氏筋膜，可显露直肠周围脂肪组织，在狄氏筋膜与直肠前脂肪组织间隙锐性分离。

（8）处理前列腺侧蒂，仔细在精囊基底部找到前列腺包膜和筋膜间的平面，沿此平面，用冷刀锐性和钝性相结合分离深部的前列腺静脉丛（窦）直至整个前列腺筋膜，到达耻骨前列腺韧带的结缔组织（病例 13 图 3），同样方法处理对侧。

（9）切断背深静脉复合体，分离尿道，近前列腺尖部离断尿道，最后前列腺周围组织被完整保留，呈幕帘状被悬挂在耻骨尿道韧带上（病例 13 图 4）。

（10）连续缝合吻合尿道和膀胱，恢复盆腔解剖结构（病例 13 图 5），确认膀胱尿道吻合口无漏尿，放置盆腔引流管。

（11）取出标本，缝合关闭切口后，结束手术（病例 13 图 6）。

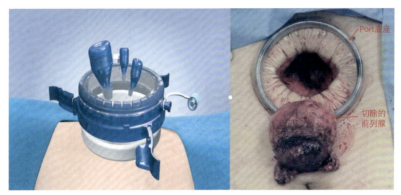

示意图   手术图

病例 13 图 1   置入单孔 port

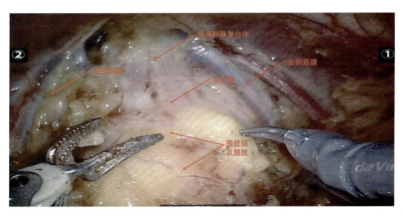

病例 13 图 2   剔除前列腺表面的脂肪组织，显露前列腺、耻骨前列腺韧带及盆侧筋膜

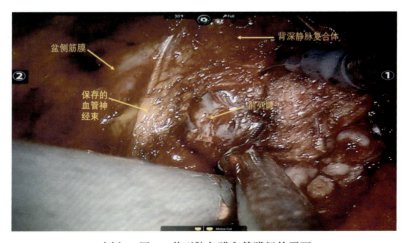

病例 13 图 3   前列腺包膜和筋膜间的平面

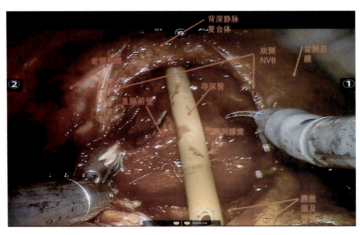

病例 13 图 4　前列腺周围组织被完整保留，双侧 NVB 呈幕帘状被悬挂在耻骨尿道韧带上

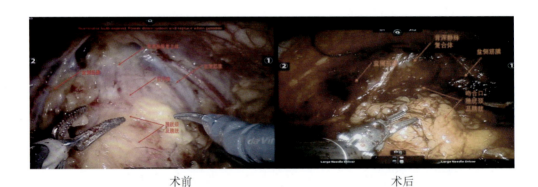

术前　　　　　　　　　　　　　术后

病例 13 图 5　连续缝合吻合尿道和膀胱，恢复盆腔解剖结构

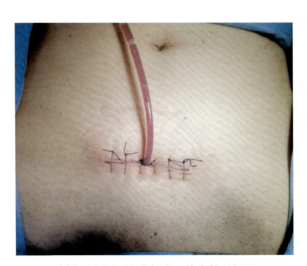

病例 13 图 6　取出标本，缝合关闭切口

2. 术后情况及预后　术前 30 分钟预防性使用抗生素（头孢呋辛），术后不使用抗生素，术后 1 天无渣饮食，2 天开始普通饮食，3 天拔除盆腔引流管给予出院，1 周拔除导尿管，即刻恢复控尿，排尿顺畅。术后 2 个月出现晨勃，6 个月后开始恢复性生活。

术后病理示前列腺腺泡腺癌，位于右侧叶，肿瘤占比 13%，Gleason 评分 3 ＋ 3 ＝ 6 分，未侵犯包膜及精囊。

术后 6 周查 PSA 为 0.003 ng/mL，睾酮 14.1 nmol/L，向患者交代无须后续治疗，定期检测 PSA 水平。

五、经验与体会

（一）单孔机器人辅助腹腔镜前列腺癌根治术与多孔相比优势在哪？

1. 单孔腹腔镜顾名思义患者体表只有一个手术切口，创伤更小，比多孔更微创。在目前技术条件下，推荐手术切口选择在脐下，距离耻骨联合 5 cm 左右，切口长度则根据前列腺大小选择，一般为 5 ～ 7 cm，若前列腺较小，切口最小可为 3.5 cm，从微创角度考虑建议切口最大不超过 7 cm。

2. 单孔一般经腹膜外途径，相对于常规经腹途径的多孔来说，对腹腔脏器（尤其肠道）影响更小，术后恢复更快。

（二）单孔机器人辅助腹腔镜下前列腺癌根治术对术者要求高吗？

首先，单孔机器人辅助腹腔镜只有两个机械臂和一个助手孔，相比多孔，少了一个抓钳（3 号臂）和助手孔，对术者技术提出了更高要求；其次，单孔手术因为要考虑微创，要求尽可能减小切口长度，会因为机械臂之间间距太小而出现"打架"现象，影响操作；最后，因为只有一个助手操作孔，对助手的配合度也提出了更高要求。因此，单孔技术总体而言难度要高于多孔，不建议初学者绕过多孔直接学习单孔。

（三）VIP 手术的适应证？

VIP 手术的适应证与其他类型保留性神经手术类似，局限性前列腺癌临床分期为 ≤ T_{2a}、PSA ≤ 10 ng/mL 和 Gleason 评分为 6 分的低危患者，其他分期或中高危（如临床分期为 T_3 或 Gleason 评分 ≥ 7 分）患者，如果有强烈的保留性神经愿望，可以选择保留单侧，也可以采用筋膜间或筋膜内技术保留双侧 NVB。但是这些患者切缘阳性率会增加，不做常规推荐。

（四）精囊基底部的平面找不到怎么办？

此种情形经常遇到，尤其合并有慢性前列腺炎或穿刺活检后局部感染患者，往往因为前列腺组织粘连严重找不到平面，此时可通过前列腺包膜外侧面10点位（2点位）的部位进入，向两端分离找到正确平面。

（五）无性功能需求的高龄低危患者，VIP技术也能获益吗？

VIP技术是最大限度地保留前列腺周围组织的前列腺癌根治术，不仅最大限度地保留性神经，也最大限度地保留了盆底组织，减小对尿控的影响。

（六）如何避免切缘阳性？

VIP技术最大限度地保留前列腺周围组织，如何避免切缘阳性有以下几点建议：①术者要有一定的机器人手术技术积累经验；②术前仔细阅读患者前列腺影像，结合穿刺结果尽量准确判断肿瘤具体位置，及其与前列腺包膜关系，做到心中有数；③严格把握手术适应证。

六、患教建议

保留性神经的前列腺癌根治术的适应证比较窄，并非所有患者都适用，否则容易导致切缘阳性，影响手术效果。VIP技术尽可能多地保留前列腺周围组织，将手术创伤尽可能降低，从而达到最大限度地保留性功能和尿控，70%患者可做到即刻尿控。VIP技术不仅仅适合对性功能有需求的患者，而且由于可以改善尿控同样适合低危前列腺癌的高龄患者。

七、专家点评

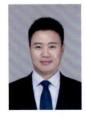

任善成，医学博士，主任医师，教授，博士研究生导师，海军军医大学第二附属医院泌尿外科主任、机器人手术中心主任，国家重点学科带头人，全军泌尿外科中心主任。国家杰出青年科学基金获得者，"长江学者奖励计划"青年学者，亚洲泌尿外科机器人学会学术委员会主席，中华医学会泌尿外科学分会青年委员会秘书长兼微创学组组长，中国抗癌协会青年理事会理事，中国医师协会泌尿外科医师分会肿瘤专业委员会秘书长。

机器人前列腺癌根治术发展至今已有20年历史。VIP前列腺癌根治术是在标准机器人前列腺癌根治术的基础上，由Vattikuti泌尿外科研究所的先驱Mani Menon教授经过一系列标准化与技术改进发展而来，旨在最大限度提高术后功能恢复，避免术中并发症。在性神经保留方面，VIP技术针对传统双侧筋膜内切除法进行改良，提出了可更完整保留前列腺腹侧神经纤维肌肉组织的"超级面纱法"，可实现更优的术后短期尿控与性功能恢复。本中心进一步结合了 VIP 技术、单孔机器人腹腔镜与腹膜外入路的三重优势，在微创程度、术后恢复、疼痛评分、术后尿控及性功能恢复等方面具有明显优势，但也给术者及其团队提出了更高的要求，术前应结合影像与病理诊断、风险分层与评分量表做好患者评估与术前宣教，严格把握适应证。

（任善成　海军军医大学第二附属医院）

参考文献

[1]Menon M, Shrivastav A, et al.Vattikuti institute prostatectomy：contemporary technique and analysis of results[J].Eur Urol, 2007, 51（3）：648-657.

[2]Walsh PC, Lepor H, Eggleston JC.Radical prostatectomy with preservation of sexual function：anatomical and pathological considerations[J].Prostate, 1983, 4（5）：473-485.

[3]Tewari A, Peabody JO.An operative and anatomic study to help in nefve sparing during laparoscopic and robotic radical prostatsctomy[J].Eur Urol, 2003, 43（5）：444-454.

[4]Kaouk JH, Haber GP, Goel RK, et al.Single-port laparoscopic surgery in urology：initial experience[J].Urology, 2008, 71（1）：3-6.

[5]Costello AJ, Brooks M, Cole OJ.Anatomical studies of the neurovascular bundle and cavernosal nerves[J]. BJU Int, 2004, 94（7）：1071-1076.

[6]Bertolo R, Garisto J, Dagenais J, et al.Single Session of robotic human cadaver training：the immediate impact on urology residents in a teaching hospital[J].Journal of laparoendoscopic & advanced surgical techniques Part A, 2018, 28（10）：1157-1162.

[7]Vigneswaran HT, Schwarzman LS, Francavilla S, et al.A comparison of perioperative outcomes between single-port and multiport robot-assisted laparoscopic prostatectomy[J].European urology, 2020, 77（6）：671-674.

[8]叶达伟, 张旭, 叶章群, 等. 机器人前列腺癌根治术 VIP 手术技术 [J]. 临床外科杂志, 2009, 17（10）：706-707.

病例 14　保留性神经前列腺癌根治术后切缘阳性的诊断与处理

一、导读

根治性前列腺切除术的目标是完全切除局部肿瘤，外科切缘阴性，围术期并发症降到最低，尽量保留勃起功能和控尿功能。RP 时保留前列腺后外侧的神经血管束是保存术后勃起功能的有效方法，然而，保留 NVB 的手术方法可能增加外科切缘阳性（positive surgical margin，PSM）率。虽然 PSM 不代表控瘤失败，但是会导致患者情绪焦虑，往往需要进一步的治疗，泌尿外科医师应该尽可能降低 PSM，同时努力保存控尿功能和勃起功能，维持患者的生活质量。

二、病历简介

（一）病史介绍

患者男性，53 岁。

主诉：体检发现 PSA 升高 4 年。

现病史：患者 4 年前体检发现 PSA 升高，数值在 10 ng/mL 左右波动，无排尿困难，无尿频、尿急、尿痛及血尿症状，1 个月前再次体检，查 PSA 为 11.35 ng/mL，前列腺 mpMRI 提示前列腺癌可能，行超声引导下经直肠前列腺 12 针系统穿刺活检术，术后病理提示前列腺腺癌，为进一步治疗来诊。患者自患病以来，精神、睡眠、食欲可，大便正常，体重无明显变化。

既往史：既往体健，否认高血压、糖尿病等病史。

个人史：无烟酒不良嗜好。

家族史：否认前列腺癌家族史，否认其他恶性肿瘤家族史。

（二）体格检查

BMI 25.7，浅表淋巴结未扪及肿大，直肠指诊提示前列腺 II 度增大，左侧叶可扪及一最大径约 0.5 cm 结节，直肠壁软，前列腺无固定，肛门括约肌张力可，退指无血染。IPSS 评分 1 分，IIEF-5 评分 23 分。

（三）辅助检查

1. 实验室检查　tPSA 16.4 ng/mL，fPSA/tPSA 0.06，血清睾酮 10.63 nmol/L。

2. 盆腔多参数 MRI　前列腺体积稍增大，大小约 3.2 cm×3.6 cm×3.4 cm，左侧外周带见异常信号，T_2 呈低信号，DWI 呈高信号，最大径 1.0 cm，PI-RADS 评分 4 分，未见包膜外侵犯，精囊腺、盆腔淋巴结及骨盆未见异常信号。

3. 全身骨显像　未见放射性核素浓集灶。

4. 前列腺穿刺活检病理　前列腺腺泡腺癌，Gleason 评分 3＋4＝7 分，6/12 阳性（两侧叶），肿瘤组织最大占比为 80%。

（四）初步诊断

前列腺腺癌　$cT_2N_0M_0$。

三、临床决策与分析

根据 PSA 值、直肠指诊、盆腔 MRI 和前列腺穿刺病理检查，前列腺癌诊断明确，临床分期 $T_2N_0M_0$，中危预后良好型。患者一般情况良好，无心肺等其他疾病，预期寿命超过 10 年。患者无排尿症状，勃起功能正常，有保留勃起功能愿望。

根据 2022 版《中国泌尿外科和男科疾病诊断治疗指南》中的前列腺癌诊疗指南、2017 年美国 NCCN 前列腺癌诊疗指南、2017 年欧洲泌尿外科学会前列腺癌诊疗指南，患者可选择 RP，或者短程内分泌治疗联合前列腺根治性放疗。

向患者及家属交代两种治疗方案，患者及家属选择 RP，我院熟练开展机器人辅助腹腔镜下、腹腔镜下和开放耻骨后 RP 三种手术方式，患者及家属选择机器人辅助腹腔镜下 RP。分离前列腺侧韧带拟采用筋膜间技术，保留部分 NVB。

向患者及家属交代机器人辅助腹腔镜下 RP 的风险，如术中出血、直肠损伤、尿失禁、勃起功能障碍和切缘阳性等，患者及家属表示理解，同意手术并签字。

四、治疗过程

1. 手术情况

（1）在全身麻醉下行机器人辅助腹腔镜下 RP，术前清洁灌肠。

（2）患者麻醉后取仰卧位，双腿稍展开，放置肛管，深度至肛门口 5～7 cm，消毒铺巾。

（3）建立气腹、放置 Trocar：经脐置入气腹针，导入气腹，设置腹腔压力为 12 mmHg，建立气腹后，于脐上方两横指处纵向切开 15 mm，置入 12 mm Trocar，作为机器人镜头臂通道，腹腔镜直视下放置其他 5 个 Trocar（病例 14 图 1）。

（4）机器人系统的对接：患者取 23°头低脚高 Trendelenburg 体位，将机器人镜头臂及 3 个操作臂与套管对接。

（5）分离耻骨后间隙，显露前列腺：切开膀胱顶部上方腹膜，离断脐正中韧带及旁正中韧带，分离进入耻骨后间隙，将前列腺表面的脂肪组织剔除，显露前列腺、耻骨前列腺韧带及盆底筋膜。

（6）切开盆内筋膜、离断耻骨前列腺韧带、缝扎背深静脉复合体。

（7）离断膀胱颈，分离输精管并离断，分离精囊腺。

（8）分离前列腺背面：提起输精管和精囊腺，切开狄氏筋膜，可显露直肠周围脂肪组织，在狄氏筋膜与直肠前脂肪组织间隙锐性分离。

（9）处理前列腺侧蒂，筋膜间技术保留 NVB（病例 14 图 2），NVB 与前列腺角处切开前列腺背侧狄氏筋膜，进入前列腺筋膜层面，Hem-o-lok 钳夹，剪刀离断前列腺侧蒂。

（10）切断背深静脉复合体，分离尿道，近前列腺尖部离断尿道。

（11）连续缝合吻合尿道和膀胱，充盈膀胱约 200 mL，确认膀胱尿道吻合口无漏尿，放置盆腔引流管。

（12）取出标本，缝合关闭切口后，结束手术。

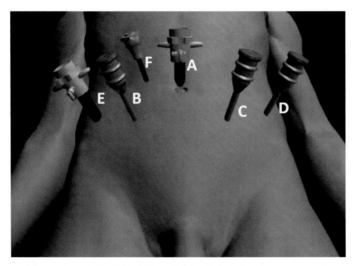

病例 14 图 1　机器人辅助前列腺癌根治术套管（Trocar）示意图

套管 A 位于脐上 1 横指，12 mm，作为机器人镜头臂通道；套管 B、C 平脐水平线、分别距腹正中线 8 ～ 10 cm（四横指宽），均为 8 mm，其中套管 B 为机器人 1 号操作臂通道，套管 C 为机器人 2 号操作臂通道；套管 D 位于左髂前上棘上 2 横指、套管 C 外侧 8 ～ 10 cm（四横指宽），8 mm，为机器人 3 号操作臂通道；套管 E 位于右髂前上棘上 2 横指、套管 B 外侧 8 ～ 10 cm（四横指宽），8 mm，为第一助手通道；套管 F 位于套管 A 和套管 B 连线中点垂直上方 5 cm，5 mm 或者 12 mm，为第二助手通道。

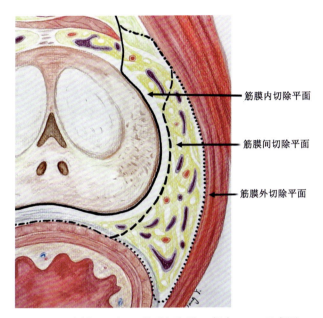

病例 14 图 2　筋膜间切除，保留 NVB 示意图

在 NVB 与前列腺角处切开前列腺背侧狄氏筋膜，前列腺外侧切开肛提肌筋膜。

2. 术后情况及预后　术前 30 分钟预防性使用抗生素（头孢呋辛），术后不使用抗生素，术后 1 天无渣饮食，2 天拔除盆腔引流管，3 天开始普通饮食，2 周拔除导尿管，术后 3 个月恢复控尿，排尿顺畅。术后 8 个月恢复性生活。

术后病理提示前列腺癌腺泡腺癌，Gleason 评分 3 + 4 = 7 分，肿瘤侵犯右侧精囊腺（pT_{3b}），切缘多灶阳性（左侧尖部、右侧尖部、右侧体部）。

术后 6 周查 PSA 为 0.009 ng/mL，睾酮 13.8 nmol/L，向患者交代术后辅助放疗和早期挽救性放疗两种治疗方案，推荐优先选择术后 4～6 个月开始辅助放疗，患者选择早期挽救性放疗，定期检测 PSA，术后 25 个月复查 PSA 为 0.168 ng/mL，患者要求放疗，遂开始放疗，范围包括前列腺床、盆腔淋巴引流区，采用直线加速器，IMRT-VMAT 技术，PVT 72 Gy/35 F，过程顺利，放疗后稍有尿频不适。

五、经验与体会

（一）哪些患者适合保留 NVB？

对于术前有性功能，临床分期为 T_1 或者 T_2、PSA ≤ 10 ng/mL 和 Gleason 评分 ≤ 7 分的患者，术中可以采用筋膜间或筋膜内技术保留双侧 NVB。筋膜间技术是最常采用的保留勃起神经的技术。对于性功能要求强烈的患者，有研究对于临床分期为

T_3 或 Gleason 评分＞ 7 分的患者采用保留双侧或者单侧 NVB 的技术，值得注意的是，这些患者 PSM 增加。

（二）PSM 的发生率及发生部位

不同研究报道的 PSM 有较大的差别。Novara 等统计了 2008—2011 年机器人辅助腹腔镜下 RP 的文献资料（纳入文献的病例数均＞ 100 例），PSM 平均为 15%（正常范围：6.5% ～ 32%），pT_2 期平均为 9%（正常范围：4% ～ 23%）；pT_3 期平均为 37%（正常范围：29% ～ 50%）；pT_4 期平均为 50%（正常范围：40% ～ 75%）。不同手术方式的 PSM 相似，文献报道开放和腹腔镜下 RP 的 PSM 为 11% ～ 38%。然而，部分研究报道了较高的 PSM，Sevcenco 等报道 5 家中心（4 个欧洲＋ 1 个北美）2000—2011 年 7426 例 RP 患者资料，6131 例（85.1%）PSM，该组患者中位 PSA 为 6 ng/mL，Moschini 等报道单中心 1987—2012 年 1011 例盆腔淋巴结转移 RP 患者资料，566 例（56.0%）PSM。

前列腺后外侧和尖部是 PSM 常见部位，Salomon 等报道 538 例 RP 的 PSM 为 26.6%，常见部位分别为前列腺后外侧（32.1%）、尖部（31.4%）、膀胱颈（20.9%）和多部位（15.3%）。

（三）怎样诊断 PSM ？

规范化标本墨汁染色、取材和病理诊断，是准确诊断 PSM 的保证。RP 标本离体后，先擦干表面的液体，前列腺和精囊腺及输精管表面涂墨，左右侧腺体涂抹不同的颜色(病例 14 图 3)，以便于病理诊断时区分。标本用中性甲醛液充分固定后。先对前列腺尖部及基底部（膀胱颈切缘）进行锥切取材：将前列腺尖部及基底部在 4 ～ 5 mm 处垂直于尿道切下来，然后沿与尿道平行的方向间隔 2 ～ 3 mm 依次切开；再对剩余前列腺间隔 3 ～ 4 mm 垂直于尿道切片，对于没有开展病理大切片的医院，可将切片以尿道为中心分成四份，分别标记包埋（病例 14 图 4）。只有当肿瘤接触墨染的标本表面，才诊断 PSM（病例 14 图 5），而肿瘤靠近边缘，但是未接触墨染的标本表面为切缘阴性（病例 14 图 6）。若诊断 PSM，还需注明受累的具体部位（如左侧叶 / 右侧叶、尖部、基底部、前面、侧面、后面）、单灶还是多灶阳性、以 mm 为单位测量阳性切缘大小。

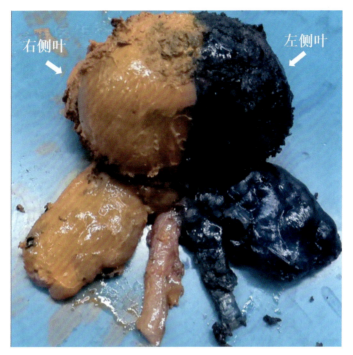

病例 14 图 3　标本涂墨：左侧腺体蓝色、右侧腺体黄色

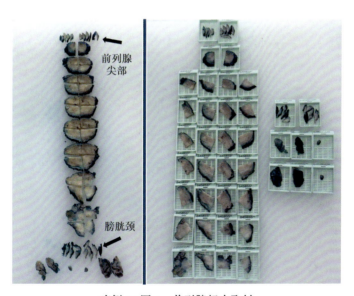

病例 14 图 4　前列腺标本取材

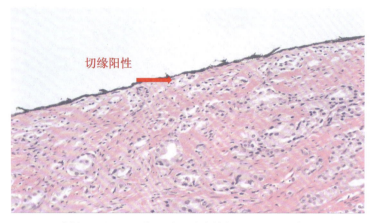

病例 14 图 5　切缘阳性：肿瘤接触墨染的标本表面

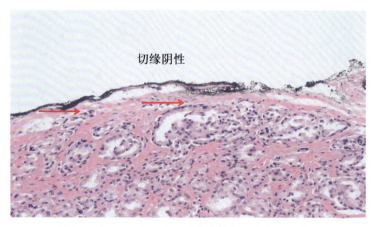

病例 14 图 6　切缘阴性：肿瘤未接触墨染的标本表面

（四）发生 PSM 的危险因素

患者的肿瘤特征和手术是决定 PSM 的主要因素。肿瘤的 T 分期越高、Gleason 评分越高、体积越大、分布越广，越容易出现切缘阳性。Novara 等报道机器人辅助腹腔镜下 RP 的平均 PSM 为 15%，其中平均 PSM 在 pT_2 期为 9%，pT_3 期为 37%，pT_4 期平均为 50%。

更高的 BMI、大体积前列腺、既往因前列腺增生行手术治疗史及腹部手术史，将增加手术难度，增加 PSM。另外，经验丰富的手术者 PSM 更低。

（五）PSM 对预后的影响

PSM 一致被认为是一种不良的肿瘤预后。一项纳入 32 项研究的 Meta 分析显示：PSM 患者更容易出现生化复发（$HR = 1.35$，$P < 0.001$），肿瘤特异性生存率更低（$HR = 1.49$，$P = 0.001$），总生存期更短（$HR = 1.11$，$P = 0.014$）。然而，PSM 对临床进展和前列腺癌特异性生存率的长期影响是高度可变的，在很大程度上取决于其他的风险因素和患者的预期寿命。另外，需区分局灶 PSM（单灶，并且范围 < 3 mm）和广泛 PSM（多灶，或者范围 > 3 mm 的单灶），一项中位随访 8 年的研究显示：局灶和广泛 PSM 的生化复发率分别为 12.1% 和 54.1%（$P < 0.001$）。

（六）怎样降低 PSM？

首先，需做好术前评估。当前，常采用 mpMRI 评估有无前列腺包膜外侵犯，对于有包膜侵犯的前列腺癌，往往采用筋膜外广泛切除，减少 PSM，而无包膜外侵犯的前列腺癌，可实施保留 NVB 的筋膜内或者筋膜间切除术，保存勃起功能，还可能更好地保存控尿功能。McClure 等根据术前 mpMRI 结果，104 例患者中有 28 例（27%）改变手术方式，其中 17 例（61%）改为保留 NVB 的手术方式，11 例（39%）改为不保留 NVB 的手术方式，术后只有 7 例（6.7%）PSM，值得注意的是，所有改为保留 NVB 的手术侧均无 PSM。

其次，术者积累足够的 RP 手术经验，可以降低 PSM。手术者初始 RP 病例往往 PSM 较高，随后 PSM 降低至比较稳定的水平。有研究提供了将 PSM 降至稳定水平所需完成病例数，估计的范围波动在完成腹腔镜下 RP 200 ～ 250 例至机器人辅助下 RP 1000 ～ 1500 例。另有研究认为不同的外科医师间的 PSM 存在较大差异。

另外，注重手术中的操作细节：前方切缘处理，需精细分离、缝扎和离断背静脉复合体，避免前列腺组织残留在保留的背静脉复合体组织上，避免切割进入前列腺前尖部组织；处理尖部切缘时，为了在分离尿道前获得充分显露，需先在前列腺尖部远端将与尖部连接的纤维肌性组织和静脉复合体完全离断；处理后外侧切缘时，根据肿瘤侵犯前列腺包膜的风险，选择相应的筋膜内、筋膜间及筋膜外技术；后方切缘处理，需在狄氏筋膜背侧分离，将该处狄氏筋膜与前列腺一起切除；处理膀胱颈切缘时，谨慎选择保留膀胱颈的技术，以免增加 PSM。此外，术中行切缘冰冻病理检查，如果切缘阳性立即进行更大范围的二次切除，可以降低 PSM。

（七）怎样处理切缘阳性？

放疗是 PSM 患者唯一的治愈性治疗方法，可行辅助放疗或者早期挽救性放疗（PSA ＜ 0.5 ng/mL），当前无前瞻性研究证实哪种方案更优。年轻合并其他危险因素（广泛 PSM、高 Gleason 评分、高 T 分期）的患者因前列腺癌临床进展和死亡风险大，推荐辅助放疗；而对于局灶 PSM 和低危前列腺癌，因为相当部分患者不会出现肿瘤进展，可能避免行放疗，可以定期监测 PSA，此外，在生化复发的早期（PSA ＜ 0.5 ng/mL）进行挽救性放疗可以取得类似辅助放疗的结果。

六、患教建议

前列腺癌根治术后病理切缘阳性临床常见，不代表控瘤失败，但手术后生化复发的风险增加，需要定期复查，必要时行辅助放疗或者挽救性放疗。

七、专家点评

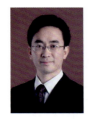

李永红，主任医师，中山大学肿瘤防治中心泌尿外科副主任、前列腺肿瘤病区主任，广东省杰出青年医学人才。中国抗癌协会前列腺癌整合防筛专业委员会副主任委员，中国临床肿瘤学会前列腺癌专家委员会委员，广东省抗癌协会泌尿生殖系肿瘤专业委员会副主任委员，广东省医学会机器人外科学分会常务委员、秘书。

PSM 易引起患者的焦虑情绪，增加手术后治疗的概率，需尽量避免。PSM 的准确诊断有赖于规范化标本取材和病理诊断。手术前行 mpMRI，并结合穿刺活检资料，评估肿瘤位置和有无包膜外侵犯，为后续手术计划提供依据。前列腺尖部和后外侧是 PSM 最常见部位，分离前列腺尖部时，需准确分离背静脉复合体，靠近但勿误入前列腺尖部横断背静脉复合体和纤维肌性组织，显露尿道。分离前列腺背侧时，需在狄氏筋膜与直肠前脂肪的平面分离，前列腺和狄氏筋膜一起切除。根据患者术前性功能和肿瘤侵犯前列腺包膜风险，选择筋膜外、筋膜间或者筋膜内技术分离前列腺侧韧带。PSM 患者需结合其他风险因素，选择辅助放疗或者挽救性放疗。

（李永红　周芳坚　中山大学肿瘤防治中心）

参考文献

[1]Yossepowitch O, Briganti A, Eastham JA, et al.Positive surgical margins after radical prostatectomy：a systematic review and contemporary update[J].Eur Urol, 2014, 65：303-313.

[2]Novara G, Ficarra V, Mocellin S, et al.Systematic review and meta-analysis of studies reporting oncologic outcome after robot-assisted radical prostatectomy[J].Eur Urol, 2012, 62（3）：382-404.

[3]Yossepowitch O, Bjartell A, Eastham JA, et al.Positive surgical margins in radical prostatectomy：outlining the problem and its long-term consequences[J].Eur Urol, 2009, 55（1）：87-99.

[4]Sevcenco S, Mathieu R, Baltzer P, et al.The prognostic role of preoperative serum C-reactive protein in predicting the biochemical recurrence in patients treated with radical prostatectomy[J].Prostate Cancer Prostatic Dis, 2016, 19（2）：163-167.

[5]Moschini M, Sharma V, Zattoni F, et al.Risk stratification of pN+ prostate cancer after radical prostatectomy from a large single institutional series with long-term followup[J].J Urol, 2016, 195（6）：1773-1778.

[6]Salomon L, Anastasiadis AG, Antiphon P, et al.Prognostic consequences of the location of positive surgical margins in organ-confined prostate cancer[J].Urol Int, 2003, 70（4）：291-296.

[7]Tan PH, Cheng L, Srigley JR, et al.International society of urological pathology（ISUP）consensus conference on handling and staging of radical prostatectomy specimens.Working group 5：surgical margins[J].Mod Pathol, 2011, 24（1）：48-57.

[8]Zhang L, Wu B, Zha Z, et al.Surgical margin status and its impact on prostate cancer prognosis after radical prostatectomy：a meta-analysis[J].World J Urol, 2018, 36（11）：1803-1815.

[9]Koskas Y, Lannes F, Branger N, et al.Extent of positive surgical margins following radical prostatectomy：impact on biochemical recurrence with long-term follow-up[J].BMC Urol, 2019, 19（1）：37.

[10]Mcclure TD, Margol DJ, Reiter RE, et al.Use of MRI imaging to determine preservation of the neurovascular bundles at robotic-assisted laparoscopic prostatectomy[J].Radiology, 2012, 262（3）：874-883.

[11]Beyer B, Schlomm T, Tennstedt P, et al.A feasible and time-efficient adaptation of NeuroSAFE for da vinci robot-assisted radical prostatectomy[J].Eur Urol, 2014, 66（1）：138-144.

病例15 前列腺癌根治性切除术后生化复发的诊断与处理

一、导读

前列腺癌根治性切除术后的生化复发在临床常见，发生率为5%～20%，表现为术后4～8周出现PSA不能降至0.2 ng/mL。传统的监测手段骨扫描、CT或PET对病灶的检出率较低。因此经常在临床诊疗上造成困惑，甚至是患者的误解。

术后出现生化复发未必意味着临床复发。生化复发的原因可能是肿瘤残余，亦有可能为残存的正常前列腺组织，或者可能有远处较小转移灶。本例通过一个临床典型病例的复习，介绍如何诊断生化复发，如何判断复发的部位，如何因地制宜、与时俱进地选择恰当的临床治疗策略。

二、病历简介

（一）病史介绍

患者男性，52岁。

主诉：前列腺癌根治术后2个月PSA逐渐升高。

现病史：患者2个月前因查体发现前列腺右侧叶硬结。PSA 4.5 ng/mL。MRI检查提示前列腺右侧外周带表现为低信号区。全身骨扫描未见异常。行B超引导下经直肠前列腺穿刺活检，共穿刺12针。穿刺病理：右侧叶1针阳性，为前列腺癌，Gleason评分4＋3＝7分。患者完善术前准备后行耻骨后根治性前列腺癌切除术。术后病理分期：切除前列腺标本完整，重约40 g。前列腺癌组织局限于前列腺右侧叶，大小约1.0 cm×0.8 cm×0.8 cm。外科切缘阴性，术后病理分期：$T_{2a}N_0M_0$。患者术后恢复顺利，术后3周拔除尿管后排尿通畅，无尿失禁，并保留了勃起功能。术后2个月复查PSA 0.34 ng/mL。术后5个月复查PSA 0.53 ng/mL。

既往史：无特殊。

（二）体格检查

腹部软，无压痛，无反跳痛，双下肢无水肿。直肠指诊提示前列腺部空虚，未触及肿物。

（三）辅助检查

1. 腹腔及盆壁增强CT 盆腔前列腺癌根治术后表现，未见盆腔及腹腔肿大异常淋巴结。

2. 全身骨扫描　未见骨转移。

（四）初步诊断

前列腺癌根治术后生化复发。

三、临床决策与分析

据 2022 版《中国泌尿外科和男科疾病诊断治疗指南》和《欧洲泌尿外科协会前列腺癌指南》，前列腺癌根治术后生化复发定义为根治术后 6 周以后出现连续两次 PSA 水平超过 0.2 ng/mL。本例根据病史、术后 1 个月后 PSA 仍高于 0.2 ng/mL 诊断成立。

患者治疗上的难题在于明确其术后 PSA 升高究竟意味着是局部肿瘤残余、全身转移还是两者并存？如果要真正证实肿瘤是局部复发还是全身转移，需要影像学证据支持。但骨扫描、CT、MRI 等传统方法对检测早期转移性肿瘤敏感性不高，其实际应用价值有限。而且对术后前列腺窝进行盲法活检的检出率很低，目前临床上不做推荐。

既往临床上传统的做法是给此类的患者加用内分泌治疗。我们推荐结合患者的具体情况分析。本例患者术前 PSA 偏低，临床分期和病理分期较低，患者应属于前列腺癌低危患者。术前即出现全身转移的概率较低，目前也没有影像学证据支持患者全身转移。患者年龄为 52 岁，目前仍有性生活要求，采用内分泌治疗会影响患者的性功能。本例属于低危患者，且处于 PSA 生化复发的早期，可以建议患者尝试采用观察等待治疗。因为此类患者疾病发展很慢，从生化复发到临床复发或转移的中位时间为 8 年，从发生转移到死亡的中位时间为 5 年。

我们推荐充分告知患者上述情况，和患者共同协商决定。建议患者采用内分泌治疗或等待观察。患者因考虑到内分泌治疗可能影响性功能，要求采用等待观察治疗。建议患者每 3 个月复查血 PSA。

四、治疗过程

患者继续观察 3 个月后 PSA 升至 1.2 ng/mL 后自行前往某中医医院接受中草药治疗，具体方案为西黄解毒丸＋软坚消瘤片＋草药方剂。期间监测睾酮水平正常。用药后前 3 个月 PSA 出现下降，降至 0.35 ng/mL。随后一年，患者未随访。一年后再次复查 PSA　3.37 ng/mL，1 个月后复查 4.38 ng/mL。再次复查骨扫描及盆腔 CT、MRI，均未发现异常。转回我院后，考虑患者可能存在远处转移（是临床推断，并没有影像学证据），给予曲普瑞林 3.75 mg 肌内注射，每月 1 次。患者 PSA 迅速降至 0.071 ng/mL，并维持在较低水平。睾酮检测为去势水平。患者维持雄激素阻断治疗（androgen deprivation therapy，ADT）一年半后 PSA 又上升至 4.5 ng/mL，建议患者在我院核医学科接受 PSMA PET-CT。PSMA 结果提示：前列腺切除术后改变，术区偏左可见结节样放射性分布增高区，截面大小约 1.0 cm×0.8 cm，SUVmax：10.48（病例 15 图 1）。延迟显像，上述部位放射性摄取进一步增高，SUVmax：15.47（病例 15 图 2）。L_5 右侧横突可见一个骨质密度稍增高灶，放射性摄取轻度增高，SUVmax：4.25，延迟显像，上述部位放射性摄取较前减低，SUVmax：3.43（病例 15 图 3）；左侧髂骨可见一高密度结节影，未见异常放射性摄取（病例 15 图 4）；扫描范围内余骨骼放射性分布未见明显局限性异常增高。

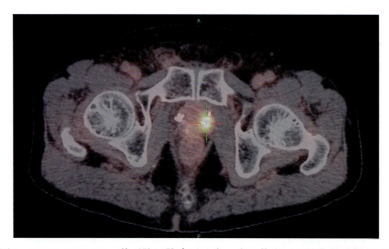

病例 15 图 1　PSMA PET-CT：前列腺切除术后改变，术区偏左可见结节样放射性分布增高区

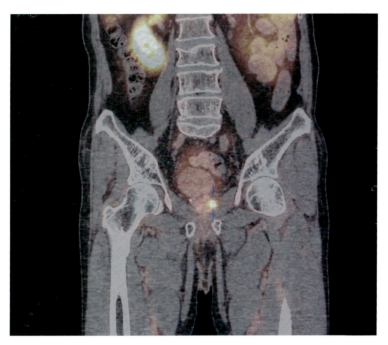

病例 15 图 2　PSMA PET-CT 延迟显像：病灶 SUVmax 15.47

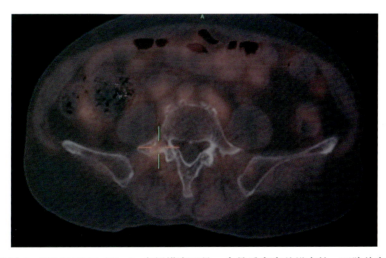

病例 15 图 3　PSMA PET-CT：L_5 右侧横突可见一个骨质密度稍增高灶，不除外良性病变

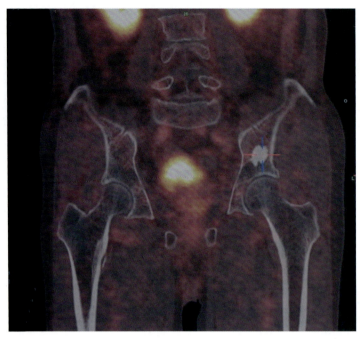

病例 15 图 4　PSMA PET-CT：左髂骨可见一高密度结节影，未见异常放射性摄取

初步诊断：①前列腺癌根治术后；②前列腺癌复发。

向患者充分交代病情。建议：①首选前列腺手术区挽救性放疗。患者可能获得再次根治性治疗，取得治愈的机会；②可以继续选择内分泌治疗，可以根据患者的 PSA 及睾酮变化，选用间歇性内分泌治疗。患者最后接受了外放射治疗。放疗后 PSA 降至 0.3 ng/mL，保持稳定至今；③L_5 右侧横突局部代谢增高，不除外良性病变；左侧髂骨高密度结节，代谢不高，考虑为良性病变；建议随诊。

五、经验与体会

（一）什么样的患者容易发生根治术后生化复发？

前列腺癌根治术是目前治疗临床局限性前列腺癌的标准方法。目前我国临床上前列腺癌的分期正发生巨大变化，晚期前列腺癌患者比例不断下降，而同期临床局限性前列腺癌的比例迅速上升，越来越多的患者接受前列腺癌根治术。PSA 监测是判断前列腺癌根治术疗效和长期随访的重要指标。但 PSA 监测的广泛应用也产生了一种新的临床状态，即患者在经过根治性治疗后出现以单纯 PSA 升高为表现的疾病复发。这种状态就是本例所讨论的根治术后生化复发。在美国，每年有超过 5 万例患者出现根治术后生化复发。

一般患者在成功进行前列腺癌根治术后，血清 PSA 水平应在 2～4 周内下降至 0 并一直维持到临床检测不到的水平。从理论上讲，前列腺癌根治术后患者的 PSA 非 0 值即为生化复发。对于将要出现临床复发的患者，其 PSA 会在肿瘤局部复发或远处转移前 6～48 个月就开始上升。生化复发是肿瘤进展并发生临床复发或转移的前兆。但应考虑患者术后可能仍会有很低水平的 PSA，可能原因有：前列腺窝或尖部有正常前列腺组织残留；术后前列腺窝或吻合口活检证实 15% 的患者出现良性前列腺组织；在尿道、膀胱、脾脏、膀胱前间隙有异位前列腺组织可分泌 PSA。文献中通常将非 0 值定义为 0.2～0.6 ng/mL 范围内的某一值。事实上代表生化复发的确切 PSA 值是多少这一问题仍有争议，因为单纯 PSA 升高并不一定代表患者会出现症状或死于肿瘤。目前公认的标准是根治术后 8 周或更久以后行 PSA 检测，如果 PSA 水平超过 0.4 ng/mL，就可认为患者出现生化复发。因为在随访研究中发现当 PSA 超过这一水平后就会持续升高。而 PSA 的半衰期为 2～3 天，定 8 周的时间可以让 PSA 在术后有足够的时间清除。

多项研究表明，患者术前 PSA、术前 Gleason 评分、病理分期、精囊侵犯，是否有淋巴结转移是根治术后出现生化复发的高危因素。

（二）生化复发的患者内分泌治疗如何选择？

目前缺乏前瞻性的随机对照研究证据指出何时应该开始全身治疗，以及临床干预是否可以延长患者的生存。因此，对此类患者的处理，临床上尚存在争议。

生化复发且有很高倾向将要发生临床广泛转移者应采用内分泌治疗。可采用最大限度雄激素阻断、间歇性内分泌治疗、单纯去势或抗雄激素药物单药治疗。治疗中要注意对患者整体生活质量、性功能和骨骼系统的不良影响。另外一个重要的问题是至今还没有临床实验对比激素治疗和观察等待对于生化复发患者的疗效。何时为开始雄激素阻断治疗的最佳时机仍是争论的内容。目前多数文献指出对于一些经选择的患者进行早期激素治疗，比直至出现明确影像学证据的转移灶才使用延迟激素治疗，有延长生存期的可能。接受内分泌治疗的患者，建议每 3～6 个月复查一次 PSA，同时检测睾酮，以辅助判断内分泌治疗是否达到了睾酮去势水平及早期发现 CRPC 的出现。

（三）如何评价 PSMA PET-CT？

PSMA PET-CT 是新兴的分子影像工具。具有更高的敏感性，可以更早地发现复发病灶。德国的一项研究共纳入 272 例前列腺癌根治术后生化复发患者，PSA 水平 0.2～1 ng/mL；并分为 PSA 非常低水平组（0.2～0.5 ng/mL，134 例）和 PSA 低水平组（>0.5～1.0 ng/mL，138 例）。以 ^{68}Ga-PSMA PET-CT 进行评估，计算其检出率。PSA 非常低和 PSA 低水平组的病变检出率分别为 55%（74/134）和 74%（102/138）。主要的复发部位为盆腔或腹膜后淋巴结转移；其次为局部复发和骨转移，且 PSA 低水平组复发风险较 PSA 非常低组更易见复发转移。PSA 水平高、原发肿瘤 pT≥3a、原发肿瘤淋巴结阳性、病理分级≥4、既往有放疗史、近期有 ADT 治疗等患者的检出率更高。

PSMA PET-CT 对于生化复发患者的治疗意义是革命性的。因为既往的内分泌治疗很大程度上等于"在一片黑暗中到处射击。"而 PSMA PET-CT 可以帮助我们重新找到治疗的靶子。当然，我们也要明确在 PSA 低于 1.0 ng/mL，其敏感度仅为 50%。因此，即使 PSMA PET-CT 结果为阴性，也并非可以完全除外临床转移。

六、患教建议

生化复发在前列腺癌根治术后是较高概率事件，手术知情同意书中必须提及。前列腺癌根治术后规律随访至关重要。建议每 3～6 个月复查 PSA 1 次。单纯 PSA 升高的生化复发与临床复发之间通常有较长时间的间隔。在临床上需要充分告知患者各种治疗的优点及可能的毒副反应，共同探讨，不必匆忙做出临床决策。

七、专家点评

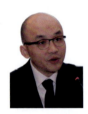

王伟，主任医师，副教授，就职于北京和睦家医院泌尿外科、男科。先后在英国伦敦国王大学医院、比利时鲁汶大学医院接受泌尿男科专科医师培训。担任多项多中心随机对照临床研究项目负责人。中国医疗保健国际交流促进会腔镜内镜外科学分会秘书长，中华医学会泌尿外科学分会基础研究学组委员，中国性学会泌尿外科分会常务委员。

在国内，前列腺癌发病率持续保持高发趋势。在泌尿外科临床，前列腺癌根治术日益普及，各单位手术例数越来越多。另一方面，手术指征日益放宽，更多的高危前列腺癌，局部晚期，甚至寡转移的患者接受了手术治疗。上述两方面的因素会造成生化复发日益常见。

面对生化复发的患者，我们首先应该充分告知患者，从单纯 PSA 升高发展到影像学可以发现的临床进展一般是缓慢的临床过程，不必着急决策，可以先密切观察。

临床上最棘手的问题是判断 PSA 升高到底是由于肿瘤残余，尚有远处较小灶所致，还是由于正常的前列腺组织残留所致。一般来讲，可以根据患者术后的病理分期，Gleason 评分，PSA 数值，患者的年龄，预期寿命等临床特征综合判断。如果患者是高危（high risk）或者非常高危（very high risk）患者，一般应选取包括手术、放疗、内分泌治疗甚至化疗在内的综合治疗。高危的患者术后出现生化复发需要采取更加积极的治疗方案。

　　PSMA 标记的正电子发射断层显像 - 计算机断层扫描（positron emission tomography - computed tomography，PET-CT）对术后生化复发的判断可以起到决定性的意义。只有找到肿瘤灶的位置，才能选用最恰当的治疗。PSMA PET-CT 也不是万能的，特别是 PSA ＜ 1 ng/mL 时有较高的假阴性率，值得临床高度关注。

（王　伟　北京和睦家医院）

参考文献

[1]Amling CL，Bergstralh EJ，Blute ML，et al.Defining prostate specific antigen progression after radical prostatectomy：what is the most appropriate cut point？[J]．J Urol，2001，165：1146-1151.

[2]Stephenson AJ，Kattan MW，Eastham JA，et al.Defining biochemical recurrence of prostate cancer after radical prostatectomy：a proposal for a standardized definition[J].J Clin Oncol，2006，24：3973-3978.

病例 16　前列腺癌根治性切除术
联合盆腔淋巴结清扫的诊断与处理

一、导读

前列腺癌根治术是局限性前列腺癌治疗的首选方法，研究表明对于各个分期的前列腺癌，患者均能从以前列腺癌根治术为基础的综合治疗中获益。盆腔淋巴结清扫是前列腺癌根治性切除术中的重要步骤，同时也是目前检测和清除淋巴结微小转移病灶最可靠的方法，一直被认为是前列腺癌病理分期中判断淋巴结转移的金标准，2019 年欧洲泌尿外科指南推荐对于术前预测淋巴结转移可能性＞5% 的中危前列腺癌患者及全部高危前列腺癌患者建议行扩大盆腔淋巴结清扫。

二、病历简介

（一）病史介绍

患者男性，73 岁。

主诉：尿频、尿急伴排尿困难半年余。

现病史：患者半年前无明显诱因出现尿频、尿急伴排尿困难，伴有尿不尽、排尿时间延长，就诊于当地医院，查血 tPSA 23.25 ng/mL，为行进一步治疗来我科就诊，查前列腺 MRI 提示前列腺外周带 3 ～ 6 点位方向病变，前列腺癌可能，遂入我院继续治疗。患者自发病以来，意识清楚，精神、饮食、睡眠可，未诉有腰痛、发热，无血尿，近期体重无明显改变。

既往史：冠脉支架植入术后 3 年。

（二）体格检查

前列腺直肠指诊：肛门括约肌紧张度正常，前列腺Ⅱ度增大，前列腺左侧叶触及一质硬结节，大小约 1 cm×0.5 cm，表面不规则，无压痛，前列腺活动度良好，指套退出无染血。

（三）辅助检查

1. 血常规　白细胞计数 7.39×10⁹/L，血红蛋白 143.00 g/L，血小板计数 247.00×10⁹/L，中性粒细胞百分比 69%。

2. 血 PSA（直肠指诊前）　tPSA 23.25 ng/mL，fPSA 3.43 ng/mL，fPSA/tPSA 0.15。

3. 血清睾酮 523 ng/dl。

4. 泌尿系超声 前列腺大小约 5.4 cm×4.3 cm×4.5 cm，突入膀胱 1.0 cm，轮廓清，内回声欠均匀，未见明显占位，CDFI：血流分布未见异常。

5. 前列腺 mpMRI 前列腺外周带 3～6 点位方向病变，前列腺癌可能（病例 16 图 1）。

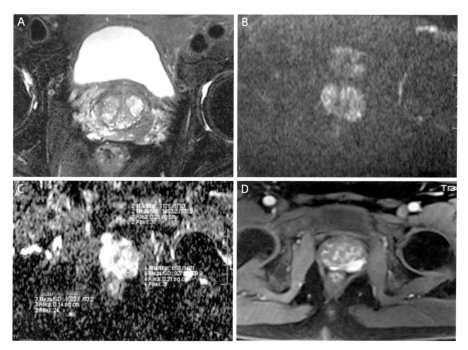

病例 16 图 1 前列腺 mpMRI

A. T_2WI 脂肪抑制图像提示左侧外周带正常高信号消失，见等信号肿块，边界欠清，前列腺外周低信号包膜完整；B. DWI 高 B 值图像上左侧外周带病灶呈高信号弥散受限改变；C. ADC 图上测得左侧外周带病灶 ADC 值约 $0.927×10^{-3}/S$；D. 增强动脉期提示左侧外周带病灶明显结节状强化。

6. 心脏彩超 左心室收缩功能在正常范围，射血分数 70%。

7. 骨扫描 全身骨扫描未见明显异常。

8. 前列腺穿刺活检 经会阴 B 超引导下前列腺穿刺病理提示前列腺腺癌，8/24 阳性，Gleason 评分 4＋3＝7 分。

（四）初步诊断

1. 前列腺癌（高危，$cT_{2c}N_0M_0$）；

2. 冠脉支架植入术后。

三、临床决策与分析

前列腺穿刺病理提示：前列腺腺癌，8/24 阳性，Gleason 评分 4＋3＝7 分，临床分期 $T_{2c}N_0M_0$，患者预期寿命＞10 年，手术指征明确。心脏彩超提示左心室收缩功能在正常范围，射血分数 70%；肺功能检查无异常。无手术禁忌证。

本例患者术前 PSA＞20 ng/mL，Gleason 评分 4＋3＝7 分，临床分期 $T_{2c}N_0M_0$，D'Amico 危险度分层为高危前列腺癌，需选择根治性前列腺切除术＋扩大盆腔淋巴结清扫术。

四、治疗过程

1. 手术过程　患者仰卧位，取头低脚高 15°～20°，双腿应稍微外展头低足高位（trendelenburg position）（病例 16 图 2）。在脐上纵向切口置入 10 mm Trocar 后充气，维持气腹压 12～15 mmHg，直视下在脐下 3～4 cm 腹直肌外缘放置第 2 及第 3 个 Trocar（右侧 12 mm，左侧 5 mm），在右髂前上棘内侧 3～4 cm 放置第 4 个 Trocar（5 mm），必要时可在对应的左侧位置或耻骨联合上 2 cm 处置入第 5 个 Trocar（5 mm）（病例 16 图 3）。术中先行扩大盆腔淋巴结清扫术，再行根治性前列腺切除术。

盆腔淋巴结清扫由髂总动脉分叉处开始，分别切除两侧髂外动脉旁淋巴结、闭孔淋巴结及髂内动脉旁淋巴结。清扫范围如下：外界为生殖股神经，内界为髂内动脉，上界为髂总动脉分叉处，下界为腹壁动静脉起始处（病例 16 图 4）。所有清扫淋巴组织按照髂外、髂内和闭孔 3 组顺序分别装入单独标本袋送检，左右两侧合并为一组。

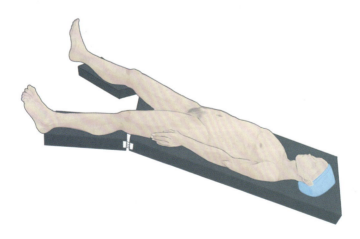

病例 16 图 2　Trendelenburg 体位

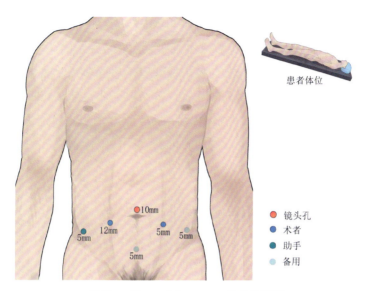

患者体位

● 镜头孔
● 术者
● 助手
● 备用

10mm
12mm
5mm
5mm 5mm
5mm

病例 16 图 3　术中 Trocar 分布示意图

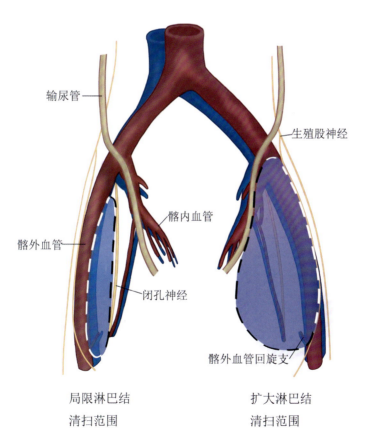

输尿管

生殖股神经

髂内血管

髂外血管

闭孔神经

髂外血管回旋支

局限淋巴结
清扫范围

扩大淋巴结
清扫范围

病例 16 图 4　局限及扩大淋巴结清扫范围

再行根治性前列腺切除。分离前列腺与膀胱颈表面的脂肪组织，分离出双侧盆筋膜和耻骨前列腺韧带并将其离断，2-0 可吸收线"8"字缝合阴茎背血管复合体，在膀胱前列腺交界处依次将膀胱颈前壁、两侧壁及后壁切开，充分游离双侧精囊和输精管，打开狄氏筋膜分离前列腺后壁，分离前列腺尖部，剪断尿道前壁后将尿管向上牵拉，切断尿道后壁，完整切除前列腺，3-0 倒刺线缝合尿道和膀胱颈后壁后置入 F18 尿管，再吻合前壁，将切除的前列腺装入标本袋后取出，留置腹腔引流管。

2. 术后情况及预后　术后患者恢复良好，术后第 4 天拔除引流管，术后 2 周拔除尿管，未出现吻合口瘘、淋巴水肿、淋巴漏等。

术后半年患者尿控功能恢复良好。

术后病理：前列腺腺癌，Gleason 评分 4＋4＝8 分，肿瘤主体位于左侧叶外周带，最大径 3 cm，肿瘤负荷 25%，局灶侵透外周带包膜，左侧近尖部切缘阳性，双侧输精管及双侧精囊腺未见癌。淋巴结：右髂外淋巴结未见转移癌（0/2），右髂内淋巴结未见转移癌（0/5），左髂外淋巴结未见转移癌（0/2），左髂内淋巴结未见转移癌（0/4），右闭孔淋巴结未见转移癌（0/6），左闭孔淋巴结未见转移癌（0/8）。

该患者术后病理分期 $pT_{3a}N_0M_0$，属于局部进展期前列腺癌，术后 1 个月尿控恢复后开始辅以 ADT 治疗，术后半年开始辅助性放疗，目前病情稳定，PSA＜0.01 ng/mL，针对本例患者的观察与随访仍在进行，从术后随访观察的结果看，患者病情控制良好。

五、经验与体会

（一）前列腺癌根治术的手术指征有哪些，手术方式有什么？

根治术是治疗局限性前列腺癌的最有效方法之一，对于临床分期 $T_1 \sim T_{2b}$ 的患者，推荐行前列腺癌根治术，T_{3a} 以上患者根据患者的预期寿命，经严格筛选后（肿瘤未侵犯尿道括约肌、未与盆壁固定，肿瘤体积相对小等）也可行根治术，术后辅以其他治疗方式；N_1 期患者亦可将根治术作为肿瘤综合治疗的一部分。

根治术的手术范围包括完整的前列腺、双侧精囊和双侧输精管壶腹段、膀胱颈部；根治术的主要术式包括传统的 RP、腹腔镜前列腺癌根治术（laparoscopic radical prostatectomy，LRP）和机器人辅助前列腺癌根治术（robot-assisted radical prostatectomy，RARP）。目前，欧洲及国内的指南都没有对其中某一种术式做优先推荐。国外一项随机的Ⅲ期临床对照试验研究发现，RARP 相比于 RP 减少了住院时间和手术出血量，但对患者随访 24 个月后发现，两组患者的功能性结果无明显差异；一项包含有两个随机对照试验的 Meta 分析将 RARP 或 LRP 与 RP 做比较，结果发现 RARP 和 LRP 在住院时间和输血率方面要优于 RP，但其在肿瘤学、泌尿功能和勃起功能结果的比较中没有显著差异。

该病例中，患者术前临床分期为 $T_{2c}N_0M_0$，因此选择了腹腔镜前列腺癌根治术治疗。

(二)哪些患者需要联合盆腔淋巴结清扫(pelvic lymph node dissection, PLND)?

根据初诊时 PSA 水平、Gleason 评分、临床分期，EAU 前列腺癌指南将局限性前列腺癌和局部进展性前列腺癌的生化复发风险分为低、中、高危 3 组。对于临床分期 cT_{3a} 及以上，伴或不伴盆腔区域淋巴结转移，不论 PSA 值和 Gleason 评分，均属于高危局部进展性前列腺癌。

根据以上危险分组，一些研究通过构建列线图数学模型来预测不同风险分组的前列腺癌的淋巴结转移风险可能，并以此来决定是否在前列腺癌根治术中进行淋巴结清扫的决策。欧洲泌尿外科指南认为低危前列腺癌发生淋巴结转移的风险仅有 1%～5%，中危前列腺癌发生淋巴结转移的风险为 1.6%～25%，高危前列腺癌发生淋巴结转移的风险为 15%～40%。指南建议，如果淋巴结转移风险危险度超过 5%，建议进行 PLND。鉴于局部 PLND 只有临床分期作用，如果进行 PLND，就采取扩大盆腔淋巴结清扫（extended pelvic lymph node dissection，ePLND）。

(三)盆腔淋巴结清扫的分类、各自范围，如何选择淋巴结清扫的范围?

前列腺癌的淋巴结侵犯范围主要沿闭孔神经、髂外血管、髂内血管、髂总血管、骶前和腹主动脉周围。目前，关于前列腺癌盆腔淋巴结清扫范围主要可以分为三大类：局限性盆腔淋巴结清扫（limited pelvic lymph node dissection，lPLND），清扫范围包含闭孔淋巴结，含或不含髂外动脉旁淋巴结；标准盆腔淋巴结清扫（standard pelvic lymphnode dissection，sPLND），清扫范围包括闭孔淋巴结及髂外动脉旁淋巴结；ePLND 清扫范围并没有达成共识，但目前主流观点认为清扫范围应至少包含闭孔淋巴结、髂外动脉旁淋巴结、髂内动脉旁淋巴结在内的区域淋巴结，这样可以清除前列腺引流区域 63% 的淋巴结。

越来越多的研究证实闭孔淋巴结并非前列腺癌淋巴转移确切的"第一站"，Bader 等报道的淋巴结转移患者中，有高达 19% 的转移灶位于髂内动脉旁淋巴结。

因此，传统的闭孔淋巴结活检，或者仅行闭孔淋巴结加髂外动脉旁淋巴结的盆腔淋巴结清扫，很可能造成假阴性结果，从而影响手术病理分期的准确性，并有遗留微转移病灶的风险。已有对比局限性盆腔淋巴结清扫和扩大盆腔淋巴结清扫的研究结果证明，后者术中切除淋巴结的平均数目大约是前者的两倍，而淋巴结阳性率可以达到前者的 2 ~ 3 倍，可能提示淋巴结阳性检出率与切除淋巴结数目呈正相关。Weingartner 等发现术中平均切除 20 枚淋巴结可以较为准确地反映淋巴结转移情况。对于中高危前列腺癌患者进行扩大盆腔淋巴结清扫，Stone 等报道了 23.2% 的阳性率，而 Heidenreich 等报道了 27% 的阳性率。有研究表明，对于低危、中危和高危局限性前列腺癌患者进行扩大盆腔淋巴结清扫，分别可以获得 5% ~ 6%、20% ~ 25% 及 30% ~ 40% 的阳性率，对比局限性盆腔淋巴结清扫的结果差异有统计学意义。因此，多项研究推荐对于淋巴结侵犯可能性较高的中高危前列腺癌患者，应选择进行扩大盆腔淋巴结清扫。

（四）前列腺癌扩大淋巴结清扫的临床意义

虽然最近的一项系统回顾研究发现淋巴结清扫并不能改善肿瘤患者的生存期，但是目前淋巴结清扫进行病理学检查仍然是诊断前列腺癌患者淋巴结转移的金标准。扩大淋巴结清扫能够提供准确的前列腺癌的病理学分期及预后信息，这是目前其他任何一种方式都无法替代的。

（五）前列腺癌根治术＋盆腔扩大淋巴结清扫术的术后并发症

1. 前列腺癌根治术的术后并发症　术后尿失禁和勃起功能障碍是根治术后最常见的并发症。研究发现，根治术后 12 个月，RARP 组和 RP 组分别有 21.3% 和 20.2% 的患者出现了尿失禁，勃起功能障碍的比例则分别为 70.4% 和 74.7%。

该病例患者术后一年复查，出现了勃起功能障碍，但尿控功能恢复良好。

2. 盆腔扩大淋巴结清扫术的术后并发症　目前主流观点认为扩大盆腔淋巴结清扫会导致更高的并发症发生率，通常为 5% ~ 35%。在发生的并发症类型中，淋巴囊肿最为常见，其他并发症如深静脉血栓、肺栓塞、下肢淋巴水肿、闭孔神经以及输尿管的损伤发生率相对较低。该病例患者术后恢复良好，未出现淋巴囊肿、淋巴漏等并发症。

六、患教建议

前列腺癌根治术是泌尿外科常见的四级手术，临床医师在术前与患者沟通时应详细告知患者该手术的手术风险，尤其要告知患者术后会出现较长时间的尿失禁现象，以及术后将会出现的勃起功能障碍。

对于要行扩大淋巴结清扫的患者还应告知术后发生淋巴囊肿和淋巴漏的可能性大，需积极配合医师进行相关并发症的治疗。

同时，对于需要联合扩大淋巴结清扫的患者往往是高危局限性前列腺癌或者局部进展型前列腺癌的患者，临床医师需充分告知此类患者手术只是前列腺癌综合治疗的一部分，术后可能还需要联合 ADT 治疗或者局部放疗等其他治疗方式去控制肿瘤的进展。

七、专家点评

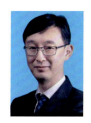

刘明，主任医师，教授，博士研究生导师，北京医院泌尿外科主任，中华医学会泌尿外科学分会常务委员，中华医学会泌尿外科学分会泌尿男科工程学组组长，北京医学会泌尿外科学分会常务委员兼秘书长，中国抗癌协会泌尿男生殖系肿瘤专业委员会微创学组副组长。

1. 前列腺癌根治性切除术是治愈局限性前列腺癌最有效的方法，也是进展性前列腺癌综合治疗的重要环节。

2. 盆腔淋巴结清扫是前列腺癌病理分期中判断淋巴结转移的金标准，对于术前预测淋巴结转移可能性＞5%的中危前列腺癌患者及全部高危前列腺癌患者建议行扩大盆腔淋巴结清扫术。

3. 术后尿失禁和勃起功能障碍是前列腺癌根治术最常见的并发症，淋巴囊肿和淋巴漏是盆腔淋巴结清扫术最常见的并发症。

（王　萱　刘　明　北京医院）

参考文献

[1]Coughlin GD，Yaxley JW，Chambers SK，et al.Robot-assisted laparoscopic prosta-tectomy versus open radical retropubic prostatectomy：24-month outcomes from a randomised controlled study[J].Lancet Oncol，2018，19（8）：1051-1060.

[2]Yaxley JW，Coughlin GD，Chambers SK，et al.Robot-assisted laparoscopic prosta-tectomy versus open radical retropubic prostatectomy：early outcomes from a ran-domised controlled phase 3 study[J].Lancet，2016，388（10049）：1057-1066.

[3]Hinev AI，Anakievski D，Kolev NH，et al.Validation of nomograms predicting lymph node involvement in patients with prostate cancer undergoing extended pelvic lymph node dissection[J].Urol Int，2014，92（3）：300-305.

[4]Heidenreich A，Ohlmann CH，Polyakov S.Anatomical extent of pelvic lymphadenec-tomy in patients undergoing radical prostatectomy[J].Eur Urol，2007，52（1）：29-37.

[5]Morizane S，Honda M，Fukasawa S，et al.Comparison of the diagnostic efficacy and perioperative outcomes of limited versus extended pelvic lymphadenectomy during robot-assisted radical prostatectomy：a multi-institutional retrospective study in Japan[J].Int J Clin Oncol，2018，23（3）：568-575.

病例17 中危前列腺癌根治性切除术中并发直肠损伤的诊断与处理

一、导读

根治性前列腺切除术中合并直肠损伤少见，文献报道发生率为0.08%～9%。然而，如果直肠损伤处理不当，可能导致严重后果，如肠造口、术后尿道直肠瘘、盆腔感染等，严重者可导致患者死亡。前列腺放疗病史、更高的肿瘤分期和Gleason评分、术者前列腺癌根治手术经验欠缺等因素会增加直肠损伤的风险。术前准确评估、术中规范操作、及时发现和正确处理直肠损伤，可以减少直肠损伤的发生率、降低直肠损伤导致的不良后果。

二、病历简介

（一）病史介绍

患者男性，62岁。

主诉：排尿困难5个月。

现病史：患者5个月前无诱因出现排尿不畅、尿线变细、夜尿增多至2～3次/晚，无血尿、尿痛及腰痛不适，无发热，外院查tPSA为12.7 ng/mL，fPSA/tPSA 0.07，外院盆腔MRI提示前列腺癌可能，行超声引导下经直肠前列腺12针系统穿刺活检术，术后病理提示前列腺腺癌，Gleason评分3＋4＝7分，开始在外院行内分泌治疗（戈舍瑞林＋比卡鲁胺），治疗后排尿较前顺畅，现为进一步治疗来诊。患者自患病以来，精神、睡眠、食欲可，大便正常，体重无明显变化。IPSS评分5分（轻度症状，评估入院时状况），IIEF-5评分16分（轻度勃起功能障碍，评估新辅助内分泌治疗前状况）。

既往史：既往体健，否认高血压、糖尿病等病史。

个人史：无烟酒不良嗜好。

家族史：否认前列腺癌家族史，否认其他恶性肿瘤家族史。

（二）体格检查

BMI 20.1，浅表淋巴结未扪及肿大，直肠指诊提示前列腺Ⅱ度增大，左侧叶近尖部可扪及一最大径约1 cm质硬结节，直肠壁软，前列腺无固定，肛门括约肌张力可，退指无血染。

（三）辅助检查

1. 实验室检查　外院查 tPSA 为 12.7 ng/mL，fPSA/tPSA 0.07；本院查 tPSA 为 0.437 ng/mL，血清睾酮 0.091 nmol/L。

2. 盆腔 mpMRI（外院资料）　前列腺体积稍增大，大小约 3.3 cm×4.3 cm×4.2 cm，外周带左侧见异常信号，T_2 呈低信号，DWI 呈高信号，最大径 1.5 cm，PI-RADS 评分 5 分，未见明显包膜外侵犯，精囊腺、盆腔淋巴结及骨盆未见异常信号。

3. 全身骨显像　未见放射性核素浓集灶。

4. 病理会诊　前列腺腺泡腺癌，Gleason 评分 4＋3＝7 分，5/12 阳性（均位于左侧），肿瘤组织最大占比为 80%。

（四）初步诊断

前列腺腺癌　$cT_2N_0M_0$。

三、临床决策与分析

根据 PSA 值、直肠指诊、盆腔 MRI 和前列腺穿刺病理检查，前列腺癌诊断明确，临床分期 $T_2N_0M_0$，中危预后不良型。患者一般情况良好，心肺功能良好，无合并其他基础疾病，预期寿命超过 10 年。

根据 2022 版《中国泌尿外科和男科疾病诊断治疗指南》、2018 年《美国 NCCN 前列腺癌诊疗指南》、2018 年《欧洲泌尿外科学会前列腺癌诊疗指南》，患者可选择前列腺癌根治术，或者内分泌治疗联合前列腺癌根治性放疗。

向患者及家属交代两种治疗方案，患者及家属选择前列腺癌根治术。我院熟练开展机器人辅助腹腔镜下、腹腔镜下和开放耻骨后前列腺癌根治术三种手术方式，患者及家属选择腹腔镜下前列腺癌根治术。

患者术前有勃起功能及性生活，根据直肠指诊、盆腔 MRI 和穿刺病理检查结果，肿瘤位于前列腺左侧叶，拟左侧叶采用筋膜外切除，切除左侧神经血管束，减少切缘阳性；拟右侧叶采用筋膜内或者筋膜间切除，保留右侧神经血管束，保留勃起功能。

向患者及家属交代腹腔镜下前列腺癌根治术的风险，如术中出血、直肠损伤、尿失禁、勃起功能障碍和切缘阳性等，患者及家属表示理解，同意手术并签字。

四、治疗过程

1. 手术情况

（1）在全身麻醉下行腹腔镜下前列腺癌根治术，术前清洁灌肠。

（2）患者麻醉后取头低脚高仰卧位，双腿稍展开，放置肛管，深度至肛门口5～7 cm（病例17图1），消毒铺巾。

（3）常规行腹膜外5孔法前列腺根治性切除术：切开盆底筋膜、缝扎阴茎背深静脉复合体、离断膀胱颈、游离双侧精囊腺、离断输精管。向上提起精囊腺和输精管，显露狄氏筋膜并保持张力，距前列腺3～4 mm水平剪开狄氏筋膜，显露狄氏筋膜与直肠的间隙，沿该间隙向两侧及尖部钝性和锐性相结合分离，右侧间隙疏松，紧贴前列腺包膜分离右侧前列腺侧韧带，用Hem-o-lok钳夹侧韧带后剪刀离断，保留血管神经束；分离左侧狄氏筋膜与直肠间隙时，靠近尖部1/3前列腺与脂肪组织及直肠有粘连，为减少切缘阳性，将粘连组织一并切除，左侧前列腺侧韧带行筋膜外切除，不保留神经血管束。离断前列腺尖部，完整切除前列腺与精囊腺。

（4）检查及修补直肠损伤。往盆腔术野注入生理盐水，腔镜钳压迫膀胱及后方直肠，通过留置的肛管注入空气充盈直肠，见直肠扩张时有气泡冒出，冒气泡部位在距尿道端断约0.5 cm的直肠左侧，裂口长约0.5 cm，无大便污染，肠壁无明显缺损。碘伏消毒直肠裂口及周围区域，2-0号薇乔线间断纵向全层缝合直肠壁，再次盆腔术野注入生理盐水，通过留置的肛管注入空气充盈直肠，直肠扩张时无气泡冒出，确认缝合严密，再次间断缝合直肠裂口周围浆肌层加固（病例17图2）。

（5）连续缝合吻合尿道和膀胱，充盈膀胱约200 mL，确认膀胱尿道吻合口无漏尿，膀胱旁放置盆腔引流管，引流管距膀胱尿道吻合口及直肠裂口2～3 cm。

（6）缝合关闭切口后，继续留置肛管并固定。

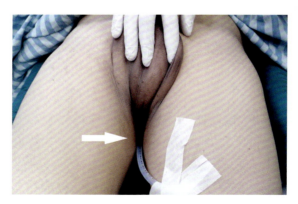

病例17图1　麻醉后、消毒铺巾前放置肛管，深度至肛门口5～7 cm

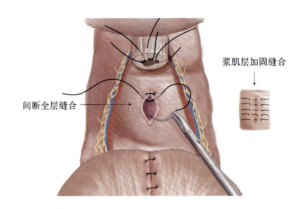

浆肌层加固缝合

间断全层缝合

病例 17 图 2　直肠修补示意图

2. 术后情况及预后　术后预防性使用抗生素 7 天（头孢呋辛和甲硝唑），术后 1 天无渣饮食，术后 5 天开始普通饮食，术后 5 天拔除肛管，术后 1 周拔除盆腔引流管，术后 2 周膀胱造影未见吻合口瘘，拔除导尿管，术后 1 个月完全控尿，排尿顺畅。无肛门排液、尿液伴有气体或者粪渣等直肠尿道吻合口瘘的表现，无盆腔区疼痛或者发热等盆腔感染不适表现。

术后病理提示前列腺腺泡腺癌，Gleason 评分 4 ＋ 5 ＝ 9 分（内分泌治疗后改变，评分供参考），肿瘤侵犯前列腺外脂肪（pT$_{3a}$），切缘阴性。

术后停内分泌治疗，术后 2 个月查 PSA 为 0.024 ng/mL，术后 15 个月查 PSA 为 0.025 ng/mL。术后 6 个月恢复勃起功能和性生活。

五、经验与体会

（一）什么样的患者容易发生直肠损伤？

已有研究认为，前列腺放疗史、高肿瘤 T 分期和 Gleason 评分、手术医师的前列腺癌根治手术病例数少，以及经会阴路径更容易发生直肠损伤。

Mandel 等回顾性分析了德国汉堡单中心 24 178 例前列腺癌根治手术患者的资料，共有 120 例（0.47%）出现直肠损伤，其中 102 例放疗后行挽救性前列腺癌根治术的患者中，7 例（6.86%）发生直肠损伤，显著高于无放疗史的患者（$P < 0.001$）；此外，更高 T 分期、更高 Gleason 评分及淋巴结转移增加了直肠损伤的风险（$P < 0.001$），其中，肿瘤分期 T$_2$、T$_3$ 和 T$_4$，直肠损伤发生率分别为 0.2%、0.9% 和 3.2%；另外，术者经验也是影响直肠损伤的重要因素，手术者某一时间段连续 100 例 RP 对比其之前病例发生直肠损伤的风险下降（$OR = 0.95$，$P < 0.001$），并且，随着时间的推移及术者经验的积累，直肠损伤的发生率逐年下降（1992—2000 年为

2.1%，2001—2010 年为 0.5%，2011—2016 年为 0.3%；$P < 0.01$）；最后，不同手术方式间直肠损伤的发生率可能存在差别，单因素分析显示，相对于开放 RP，机器人辅助腹腔镜下 RP 更少发生直肠损伤（0.27% vs 0.55%；$P < 0.028$），然而，多因素分析不支持以上结论（$P = 0.65$）。

Barashi 等回顾性分析美国"National Inpatient Sample（NIS）"数据库 2003—2012 年 614 294 例 RP 患者资料，2900 例（0.5%）发生直肠损伤，分析认为非洲裔患者、低 BMI、合并 BPH、已发生转移的前列腺癌、开放手术方式及 RP 量少的医院（< 43 例 / 年）更容易发生直肠损伤。

此外，还有研究认为 TURP 和直肠手术史、新辅助内分泌治疗、不保留神经血管束的筋膜外切除手术方式等增加直肠损伤的风险。

综上，手术前需仔细询问病史，准确进行分期和穿刺病理 Gleason 分级。目前，主要根据直肠指诊和前列腺 mpMRI 进行肿瘤分期，直肠指诊可以了解前列腺大小、质地、结节及活动度，以及直肠的质地及活动度，对于前列腺固定、直肠粘连变硬的患者，T 分期达到 $T_{3\sim4}$。前列腺 MRI 是肿瘤 T 分期最重要的影像学检查，可以评估肿瘤有无包膜外侵犯。对于 TURP 史、DRE 直肠粘连或变硬、MRI 提示肿瘤侵犯至前列腺外、高 Gleason 评分以及术者为新手，要注意直肠损伤的风险高。

（二）手术中如何减少直肠损伤？

分离前列腺后方及精囊腺时可能出现直肠损伤，常见以下几个部位：首先，前列腺尖部直肠损伤常见，在前列腺尖部与尿道交界处离断尿道后所见为狄氏筋膜，手术需要分离狄氏筋膜与直肠的间隙，离断该处的狄氏筋膜，出血、肿瘤浸润或者炎症粘连等可引起狄氏筋膜与直肠间隙不清，过度牵拉前列腺尖部易牵拉直肠，从而导致直肠损伤，Borland 等报道 10 例术中发现的直肠损伤，9 例为前列腺尖部直肠损伤。为防止该部位直肠损伤，需直视下精细分离、粘连严重时可以残留狄氏筋膜，采用顺行切除、顺行逆行相结合的手术方式，减少直肠损伤；其次，前列腺后方是直肠损伤另一常见部位，Wedmid 等报道 8 例术中发现的直肠损伤，5 例发生在前列腺后方。RP 手术中需在狄氏筋膜与直肠的间隙分离前列腺后方，手术误入不正确层面，炎症、肿瘤侵犯狄氏筋膜或直肠导致层面不清，容易引起直肠损伤。手术中需直视下精细分离，进入正确平面后，将直视下的脂肪组织保留到直肠侧，必要时采用顺行逆行切除结合，分离困难时还可以经直肠手指引导下切除，如果术中发现肿瘤已侵犯直肠，可残留少部分肿瘤到直肠上，术后再联合放疗等方法综合治疗。另外，前列腺侧韧带旁直肠也是损伤常见部位，Guillonneau 等报道 13 例术中发现的直肠损伤，12 例为不保留 NVB 的筋膜外切除方式。采用筋膜外切除方式更贴近直肠，手术者往往认为筋膜外切除"容易"，降低了警惕性，炎症和肿瘤侵犯 NVB 可能导致与直肠粘连，手术中过度牵拉前列腺增加了直肠损伤的风险，为防止损伤，手术中需直视下精细操作，粘连层次不清时稍贴近前列腺分离；最后，精囊腺部直肠也可能出现损伤，Wedmid 等报道 8 例术中发现的直肠损伤，1 例发生在精囊腺部直肠，炎症和肿瘤侵犯可能出现精囊腺与直肠分界不清，手术中需要直视下精细分离，粘连层次不清时，可以保留部分深部精囊，避免直肠损伤。

（三）直肠损伤如何及时发现？

术中发现直肠损伤，及时行修补术，大部分可以愈合，不需要行肠造口术，对患者损害小；而如果术中没有发现直肠损伤，将出现直肠尿道瘘，严重者合并盆腔感染，甚至导致死亡。治疗上很可能需要行肠造口、直肠修补术，对患者损害大，也给医师带来很大压力。因此，对于直肠损伤风险高的患者，必须做肠道准备，止血后仔细检查直肠。如果术中层面不清，可经肛门手指探查直肠前壁。术前留置肛管，前列腺切除并止血后，往术野注入生理盐水覆盖直肠，通过留置肛管注入空气充盈直肠，检查有无气泡冒出，是检查直肠损伤有效的方法。

（四）直肠损伤的处理

术中发现直肠损伤，需先将前列腺切除，再行直肠修补术。Borland 和 Walsh 描述了直肠修补的方法：先用 2-0 可吸收线纵向全层缝合直肠壁，再用 2-0 可吸收线或者丝线间断缝合直肠浆肌层加固（病例 17 图 2）；切开膀胱顶上方腹膜，找到下垂至盆腔的大网膜，挑选一大小合适锥形的带蒂大网膜，切开直肠膀胱陷凹腹膜长约 3～4 cm（病例 17 图 3），将大网膜从该处牵引至直肠前壁覆盖直肠修补部位（病例 17 图 4）；膀胱和尿道间断吻合，膀胱旁放置盆腔引流管，10 例均不做肠造口术。术后使用广谱抗生素 7～14 天，术后 5～7 天拔除盆腔引流管。

直肠损伤是否需要同时行预防性肠造口粪便改道？一般认为，合并以下任意一种情况，需要同期行肠造口：粪便溢出污染术野，常见于未做肠道准备的患者；有前列腺放疗史，行挽救性 RP 的患者；直肠组织缺损多，直肠修补后张力大的患者。

Borland 和 Walsh 推荐取带蒂大网膜填充在直肠损伤与膀胱尿道吻合口间，认为可以为愈合组织提供支持；改善组织血运，修补区域由于感染、放疗或糖尿病等原因往往血运较差；大网膜不发生纤维化，为尿流动力学活动提供支撑；形成容易分离的组织平面，为再手术提供便利。而 Lepor 等认为，仅在直肠裂口＞2 cm 时需要取带蒂大网膜填充。

直肠修补和膀胱尿道吻合口达到密封效果，是避免术后出现直肠尿道瘘的关键。直肠需行 2 层修补，第 1 层缝合全层，第 2 层间断缝合浆肌层，第 1 层缝合后，行直肠充盈气体检查缝合是否严密；膀胱尿道吻合后，充盈膀胱 200 ～ 250 mL，检查有无漏液，若发现漏液，需要加固缝合，甚至再次行吻合术。

另外，术中需在膀胱旁放置盆腔引流，注意引流管与吻合口、直肠修补处距离 2 ～ 3 cm；使用覆盖需氧、厌氧菌的抗生素 1 周；有研究推荐术后扩肛、留置肛管；一般术后 2 周左右拔除导尿管，拔尿管前做膀胱造影确认无吻合口瘘，若有漏尿，需要延长尿管放置时间。

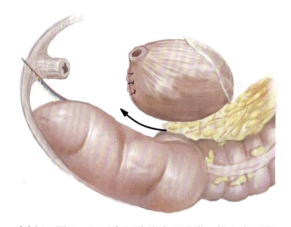

病例 17 图 3 切开直肠膀胱陷凹腹膜，拖入大网膜

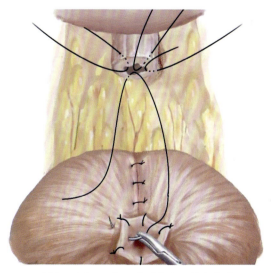

病例 17 图 4 大网膜覆盖直肠修补部位

（五）术后尿道直肠瘘的高危因素及处理

RP 术后尿道直肠瘘少见，Mandel 等报道德国单中心 24 178 例 RP，24 例（0.1%）出现直肠尿道瘘。120 例术中发现直肠损伤并行修补术的患者中，13 例（10.8%）发展为尿道直肠瘘，另外 11 例尿道直肠瘘在 RP 术中未发现直肠损伤。发生术后尿道直肠瘘有以下高危因素：术中未发现的直肠损伤、前列腺放疗史、直肠损伤＞2 cm、肿瘤侵犯直肠、TURP 史、未行肠造口等。

Mandel 等报道的 24 例 RP 术后尿道直肠瘘，采用了以下处理方法：4 例（16.6%）留置尿管 3 个月，瘘口自行愈合；11 例（45.8%）瘘口修补成功，这些患者均有临时肠造口和局部填充带蒂组织（肌瓣、脂肪瓣）；9 例（37.5%）尿道直肠瘘修补失败，需行永久性尿流和（或）粪便改道。

尿道直肠瘘修补术是泌尿外科最棘手的手术之一，有采用经腹、经会阴、经括约肌、经肛门入路等，文献描述了超过 50 种手术方法。周芳坚等报道一例后正中线切开修补前列腺术后直肠尿道瘘，手术取得成功。

六、患教建议

前列腺贴近直肠，前列腺与直肠间存在疏松的组织间隙，手术沿此间隙分离，RP 术中出现直肠损伤少见。然而，前列腺放疗史、TURP 史，肿瘤分期高、炎症粘连和手术者欠缺经验等因素会导致直肠损伤的风险增加。RP 手术需行肠道准备，减少因直肠损伤而需行肠造口的风险。对于直肠损伤风险高的患者，术前留置肛管，有助于术中检查直肠有无损伤，判断直肠修补的严密性，减少术后出现尿道直肠瘘的风险。

七、专家点评

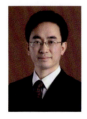

李永红，主任医师，中山大学肿瘤防治中心泌尿外科副主任、前列腺肿瘤病区主任，广东省杰出青年医学人才。中国抗癌协会前列腺癌整合防筛专业委员会副主任委员，中国临床肿瘤学会前列腺癌专家委员会委员，广东省抗癌协会泌尿生殖系肿瘤专业委员会副主任委员，广东省医学会机器人外科学分会常务委员、秘书。

控瘤、控尿、勃起功能保存是 RP 手术关注的重点，该病例 62 岁，手术前有勃起功能，术前评估肿瘤位于前列腺左侧叶。采取左侧叶筋膜外切除，右侧叶筋膜内切除，手术方案合理。手术中已发现前列腺左侧叶与直肠粘连，为追求切缘阴性，将粘连组织一并切除，导致了直肠损伤。如果在分离粘连组织时，采取紧贴前列腺分离，或者经直肠手指引导下分离，可能避免直肠损伤的发生，但切缘阳性的风险会升高，需要术后放疗的可能性增加。值得注意的是，由于直肠损伤裂口小，在分离前列腺左侧粘连部位的时候没有发现直肠损伤，后继直肠充气检查时才发现直肠损伤，及时行直肠修补术，避免了术后出现尿道直肠瘘、盆腔感染以及临时性肠造口等风险。

在我国，RP 手术中高危和局部晚期前列腺癌占的比例高，术前需进行详细评估，如果没有禁忌证，必须做直肠指诊和前列腺 mpMRI 检查，对于已侵犯直肠的前列腺癌，可以采取内分泌联合放疗这种风险更小的治疗方案。RP 手术需直视下精细操作，沿正确平面分离，减少直肠损伤的发生。一旦发生直肠损伤，一定要及时发现，只要术前做好肠道准备，一般不需要行预防性肠造口。

（李永红　中山大学肿瘤防治中心）

参考文献

[1]Mandel P, Linnemannstons A, Chun F, et al.Incidence, risk factors, management, and complications of rectal injuries during radical prostatectomy[J].Eur Urol Focus, 2018, 4（4）：554-557.

[2]Barashi NS, Pearce SM, Cohen AJ, et al.Incidence, risk factors, and outcomes for rectal injury during radical prostatectomy：A population-based study[J].Eur Urol Oncol, 2018, 1（6）：501-506.

[3]Wedmid A, Mendoza P, Sharma S, et al.Rectal injury during robot-assisted radical prostatectomy：incidence and management[J].J Urol, 2011, 186（5）：1928-1933.

[4] 周芳坚，曹国灿，王永华，等 . 后正中线切开修补前列腺术后直肠尿道瘘一例报告 [J]. 中华泌尿外科杂志，2004，25：158.

病例18 中高危前列腺癌的放射治疗

一、导读

前列腺癌是老年男性泌尿生殖系统常见的恶性肿瘤。在世界范围内，前列腺癌在男性恶性肿瘤发病率中排名第二。在中国，前列腺癌发病率近年呈快速上升趋势，在男性恶性肿瘤发病率中排名第六。与欧美国家首诊患者以早中期为主不同，我国大部分患者确诊时已为晚期。以放疗为主的综合治疗，在局部晚期前列腺癌取得了良好疗效。

二、病历简介

（一）病史介绍

患者男性，68岁。

主诉：排尿困难进行性加重1年余。

现病史：患者于1年前（2013年3月）开始出现排尿困难，呈进行性加重，伴尿频、尿急及夜尿增多，无尿痛及肉眼血尿等症状。查血tPSA 78.6 ng/mL。行盆腔MRI检查提示前列腺占位，考虑前列腺癌。后行前列腺穿刺活检术，病理诊断为前列腺腺泡腺癌，Gleason评分4＋4＝8分（ISUP Grade 4）。现为进一步治疗入院。

既往史：既往体健，无特殊。

（二）体格检查

直肠指诊：前列腺Ⅲ度增大，中央沟消失，质韧。左侧可扪及质硬结节，无触痛。指套无血染。

（三）辅助检查

1. 实验室检查 tPSA 78.6 ng/mL，fPSA 7.07 ng/mL，fPSA/tPSA 0.09。

2. 影像学检查（2014年7月） 下腹部及盆腔MRI：前列腺体积增大，大小约61 mm×52 mm×45 mm，可见左侧叶和中央叶肿物，侵犯左侧精囊腺，突入膀胱，膀胱后壁和底壁增厚，考虑肿瘤侵犯，盆腔未见肿大淋巴结，扫描范围内未见骨质破坏（病例18图1）。

3. 骨扫描、胸腹部CT检查未见明确转移灶。

4. 病理学检查（2014年7月） 前列腺穿刺：7/10针可见前列腺腺泡型腺癌，Gleason评分：4＋4＝8分。

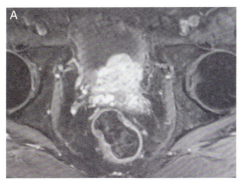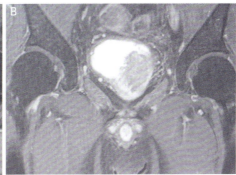

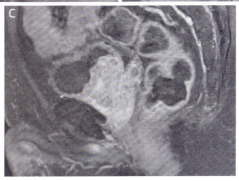

病例 18 图 1　初诊 MRI（2014 年 7 月）

　　A. 轴位；B. 冠状位；C. 矢状位。前列腺体积增大，可见左侧叶和中央叶肿物。

（四）初步诊断

前列腺腺癌（$cT_4N_0M_0$）极高危组。

三、临床决策与分析

患者诊断"前列腺腺癌（$cT_4N_0M_0$）极高危组"明确，根据 NCCN 和 EAU 前列腺癌指南，可选择根治性外放疗 ± 近距离放疗＋内分泌治疗，部分经过选择的患者可考虑行前列腺癌根治术＋盆腔淋巴结清扫术 ± 术后辅助治疗。其中根治性外放疗＋长程内分泌治疗为 1 类推荐。该患者危险度分级为极高危，推荐行预防性盆腔淋巴引流区照射，长程内分泌治疗建议维持 1.5～3 年。

1. 放疗评估　患者尿控能力尚可，可耐受膀胱充盈 300～400 mL，大便正常。既往盆腔部位无放疗史。PS 评分 0 分，心肺功能良好，无合并其他基础疾病。放疗前血常规：血红蛋白 130 g/L，白细胞计数 $6.24×10^9$/L，血小板计数 $150×10^9$/L。患者无放疗相关禁忌证，可行根治性放疗。

2. 放疗时机　患者为局部晚期，局部肿瘤较大，侵犯膀胱，新辅助内分泌治疗可缩小肿瘤体积，有利于根治性放疗的安全实施。建议新辅助内分泌治疗 3 ~ 6 个月后，进行根治性放疗。

3. 放疗方案　根治性放疗，可采用常规分割方案或中等低分割方案。常规分割方案：前列腺＋精囊腺 DT 78 ~ 81 Gy，盆腔淋巴引流区 DT 45 ~ 50 Gy，1.8 ~ 2 Gy/F。常规中等低分割方案：前列腺＋精囊腺 DT 67.5 ~ 70 Gy，盆腔淋巴引流区 DT 45 ~ 50 Gy，2.5 ~ 2.75 Gy/F。放疗计划推荐采用调强设计，正常组织受量满足 RTOG 限量标准。采用锥形束 CT（cone beam CT，CBCT）引导的图像引导放射治疗（image guided radiation therapy，IGRT）。放疗期间继续内分泌治疗。

4. 放疗期间注意事项　膀胱和直肠的充盈度会影响肿瘤的位置，放疗定位和治疗时需要重复相同的膀胱和直肠的充盈度。通常建议患者放疗时适度充盈膀胱并排空直肠，以减少正常组织受照剂量。对于直肠排空不良的患者，有条件的单位可以采用直肠内置水囊，或者在前列腺直肠间隙注入 SPACER 的办法。放疗过程中需要每次放疗前做影像引导，保证放疗的准确性和安全性。

四、治疗过程

1. 放疗情况　患者于 2014 年 8 月开始行新辅助内分泌治疗（戈舍瑞林 3.6 mg，1 次 /28 日＋比卡鲁胺 50 mg，1 次 / 日），排尿困难症状较前好转。2014-12 复查 tPSA 18.6 ng/mL，复查盆腔 MRI 提示前列腺肿物较前稍缩小（病例 18 图 2）。遂行根治性外放疗，前列腺和精囊腺 DT 70 Gy/28F，盆腔淋巴结引流区 DT 50 Gy/28F（病例 18 图 3），同期继续原方案内分泌治疗。放疗过程中患者出现 I 度泌尿道急性反应，分别表现为尿频，夜尿次数增多；I 度肠道急性反应，表现为大便次数 2 ~ 3 次 / 日，伴轻度里急后重感；放疗结束后 2 周症状消失。放疗后继续辅助内分泌治疗（戈舍瑞林 3.6 mg，1 次 /28 日），总疗程 30 个月。

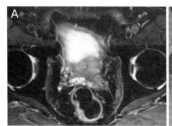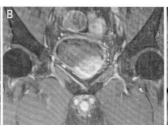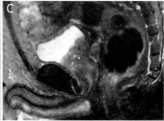

病例 18 图 2　新辅助内分泌治疗 4 个月（2014 年 12 月）MRI

A. 轴位；B. 冠状位；C. 矢状位。前列腺肿物较前稍缩小。

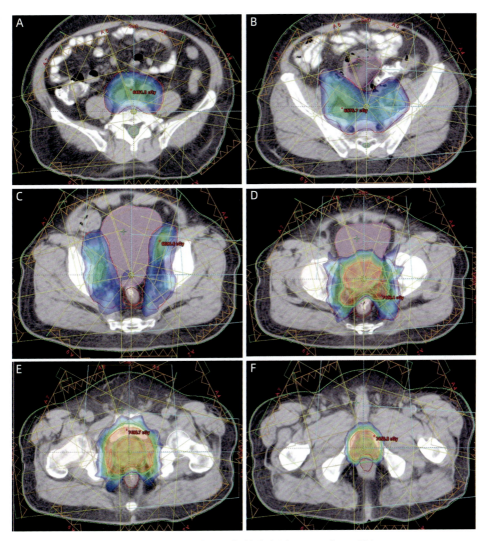

病例18图3　放疗靶区剂量分布图（2014年12月）

A-C. 淋巴结引流区 DT 50 Gy/28F；D-F. 原发灶（前列腺和精囊腺）70 Gy/28F。

2. 预后及随访　放疗后3个月（2015年4月）复查：大小便正常，tPSA 0.469 ng/mL，盆腔MRI提示前列腺肿物较前明显缩小（病例18图4）。放疗后1年（2016年1月）复查：大小便正常，tPSA 0.02 ng/mL，盆腔MRI提示前列腺肿物较前已不明显（病例18图5）。放疗后2年（2017年1月）复查：大小便正常，tPSA 0.003 ng/mL，盆腔MRI同前（病例18图6）。患者已行内分泌治疗30个月，肿瘤控制良好，予停止内分泌治疗。放疗后5年（2020年1月）复查：大小便正常，tPSA 0.003 ng/mL，继续定期随访，PSA随访动态见病例18图7。

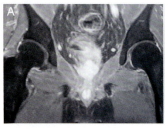 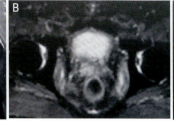 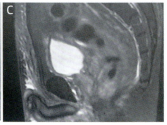

病例 18 图 4   放疗后 3 个月 MRI

A. 轴位；B. 冠状位；C. 矢状位。前列腺肿物较前明显缩小。

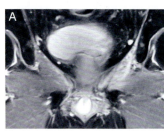 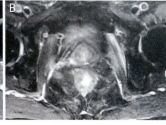 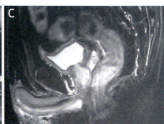

病例 18 图 5   放疗后 1 年 MRI

A. 轴位；B. 冠状位；C. 矢状位。前列腺肿物较前已不明显。

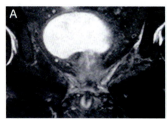 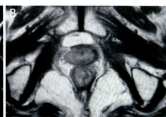 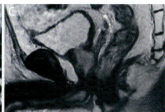

病例 18 图 6   放疗后 2 年 MRI

A. 轴位；B. 冠状位；C. 矢状位。前列腺肿物较前已不明显。

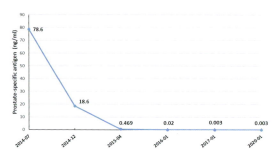

病例 18 图 7   PSA 随访动态（初诊至 2020 年 1 月）

五、经验与体会

局部晚期前列腺癌的综合治疗是临床治疗中的难点。对于这部分患者，无论是单纯手术还是单纯放疗都不能取得满意的治疗效果，选择合理的综合治疗非常重要。根据 NCCN 和 EAU 前列腺癌指南，可选择根治性外放疗 ± 近距离放疗＋内分泌治疗，部分经过选择的患者可考虑行前列腺癌根治术＋盆腔淋巴结清扫术＋术后辅助治疗。其中，根治性外放疗＋长程内分泌治疗在局部晚期前列腺癌的治疗中具备较充足的循证医学证据，疗效确切，严重不良反应发生率低，因而被列为 1 类推荐。

在放疗与内分泌治疗的配合上，对于局部晚期的患者，尤其是局部肿瘤体积较大的 T_4 患者，我们推荐新辅助＋同期＋辅助内分泌治疗联合放疗。因为新辅助内分泌治疗缩小肿瘤体积的效应通常在前 3 个月比较明显，超过半年很难达到更好的缩瘤效果，而延长时间存在耐药风险，所以新辅助的治疗时间以 3 ～ 6 个月为宜。内分泌治疗总疗程推荐 1.5 ～ 3 年，具体停药时间需根据患者分期和治疗反应来决定。

安全地给予根治性放疗剂量，是该方案中的技术重点。前列腺癌的放疗疗效与剂量有明确的量 - 效关系，即剂量越高，疗效越好。已有大量的研究表明：常规分割 78 ～ 80 Gy 以上的剂量，其疗效显著优于常规分割 70 Gy；但在二维或三维技术条件下，增加剂量可能增加放疗不良反应。采用包括影像引导在内的先进放疗技术和严格的质量控制，可以实现高剂量放疗带来的良好局部控制，同时避免严重不良反应的发生。放疗中心需要打造一个专业技术团队，包括泌尿肿瘤放射肿瘤学医师、物理师、剂量师、技师和专科护士，从放疗指针、靶区勾画、计划设计、剂量验证、放疗实施、监控调整、医患沟通等多个环节来把控治疗的准确顺利实施。

本例患者初诊局部肿瘤体积较大，根治性手术困难，经过新辅助内分泌治疗，肿瘤体积缩小后，再联合高剂量根治性放疗，随访 5 年，肿瘤控制良好，取得了临床根治效果。急性不良反应轻，未发生晚期不良反应。临床上，对于局部晚期前列腺癌，需要结合患者意愿、预期寿命、医疗费用等因素，为患者提供合理的综合治疗，以期达到理想的治疗效果。

六、患教建议

对于局部晚期前列腺癌，应告知患者通过规范合理的综合治疗可以争取达到根治效果，并使患者充分了解不同治疗手段的疗效、相互之间的配合、治疗风险、不良反应和医疗费用等问题。

对于采用根治性放疗作为局部治疗的患者，应让患者充分理解并配合做好放疗前准备，达到重复性良好的膀胱充盈和直肠排空状态，以确保每次放疗的准确性。放疗过程中主管医师需与患者保持密切联系，及时发现并纠正治疗偏差，帮助和指导患者进行自我调整，必要时辅助药物，以保证放疗的顺利进行。

七、专家点评

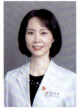

何立儒，主任医师，博士研究生导师，中山大学肿瘤防治中心泌尿肿瘤放疗主诊教授，美国 M. D. Anderson 癌症中心访问学者。兼任中国抗癌协会中西整合前列腺癌专业委员会主任委员，中国临床肿瘤学会尿路上皮癌专家委员会常务委员，国家肿瘤质控中心前列腺癌和肾癌质控专家委员会委员，中国临床肿瘤学会前列腺癌和肾癌专家委员会委员，国家卫生健康委能力建设和继续教育肿瘤学专家委员会委员，广东省抗癌协会泌尿生殖肿瘤专业委员会青年委员会副主任委员，广东省女医师协会放射肿瘤学分会常务委员等社会职务。担任《CSCO 尿路上皮癌诊疗指南》《CSCO 肾癌诊疗指南》《CSCO 前列腺癌诊疗指南》和《CUA 前列腺癌指南》编写专家，担任多项泌尿肿瘤诊治共识执笔专家。获得 2019 年、2020 年和 2022 年中国抗癌协会泌尿生殖肿瘤专业 MDT 卓越医师、2020 年羊城青年好医生、2022 年广东实力中青年医生、2022 年 CSCO 前列腺癌诊疗指南金牌讲师、2022 年人民好医生（泌尿肿瘤领域）优秀典范专家等荣誉。

现代放疗技术的进步，例如精确的靶区设计和照射剂量分布，在提高靶病灶照射剂量的同时大大降低对周围正常组织器官的影响，即放疗的并发症大为减少。放疗已成为前列腺癌重要的局部治疗手段之一。不仅对转移灶引起的疼痛有很好的止痛和控制病灶的作用，对原发灶的治疗可达到与前列腺癌根治术基本相似的肿瘤控制效果。由于前列腺的位置特别：上顶膀胱、下贴尿道括约肌、后紧邻直肠，前列腺癌根治性放疗时精准的靶区勾画和合理剂量分布对肿瘤控制和避免上述周围器官脏器的损伤十分重要，需有良好的设备和技术的放疗平台才能做好根治性前列腺癌放疗。

（张子桐　何立儒　中山大学肿瘤防治中心）

参考文献

[1]Sanguineti G, Marcenaro M, Franzone P, et al.Neoadjuvant androgen deprivation and prostate gland shrinkage during conformal radiotherapy[J].Radiotherapy and oncology：journal of the European Society for Therapeutic Radiology and Oncology, 2003, 66 (2)：151-157.

[2]Zietman AL, Desilvio ML, Slater JD, et al.Comparison of conventional-dose vs high-dose conformal radiation therapy in clinically localized adenocarcinoma of the prostate：a randomized controlled trial[J].JAMA, 2005, 294 (10)：1233-1239.

病例 19　高危前列腺癌根治性切除 + 淋巴结清扫术后淋巴漏的诊断与处理

一、导读

盆腔淋巴结清扫术是局部进展期和高危前列腺癌根治术的组成部分。盆腔淋巴结清扫术后淋巴漏常见，一般经保守处理即可，不遗留后遗症，仅少数需要干预处理。经耻骨后腹膜外途径前列腺癌根治术后如出现淋巴漏，保持耻骨后引流管通畅和延长带管时间至引流液 < 10 mL/24 h，如过早拔管则可能出现淋巴液积聚形成假性淋巴囊肿。经腹腔途径前列腺癌根治术后淋巴漏，如确认没有漏尿，单纯淋巴漏，可经腹膜吸收，盆腔引流管可以早期拔除。

二、病历简介

（一）病史介绍

患者男性，67 岁。

主诉：体检发现 tPSA 升高 2 个月。

现病史：患者因体检发现 tPSA 升高达 36.55 ng/mL 来诊，肛门指诊提示前列腺 II 度增大，左侧叶可扪及硬结，前列腺 mpMRI 检查 PI-RADS 评分为 4 分，可疑双侧精囊腺侵犯，盆腔淋巴结无肿大。彩超引导下经会阴前列腺系统穿刺活检 10 针加靶向穿刺 1 针共 11 针，其中 9 针有前列腺癌细胞，为腺泡型腺癌，其中 7 针的 Gleason 评分 3 + 3 = 6 分，肿瘤细胞占穿刺组织 2% ~ 30%，2 针的 Gleason 评分 4 + 4 = 8 分，肿瘤细胞占穿刺组织 50%。

既往史：无特殊。

（二）体格检查

外生殖器发育正常，阴毛呈老年男性分布，龟头及冠状沟未见肿物，挤压尿道外口未见异常分泌物。阴囊皮肤外观正常，双睾丸，附睾常大质中，无压痛。直肠指检提示前列腺 II 度增大，左侧叶可扪及硬结。肛门括约肌张力正常。

（三）辅助检查

全身核素骨扫描未发现骨转移。

（四）初步诊断

局部进展期前列腺癌，$cT_{3b}N_0M_0$。

三、临床决策与分析

1. **手术指征** 局部进展期前列腺癌诊断明确，治疗决策应首选局部根治性治疗（根治性前列腺切除术或根治性前列腺放疗），辅以其他治疗并定期随访复查。具体治疗方案：①前列腺癌根治术，术后根据病理分期和随访PSA检测结果，行辅助或者挽救性治疗，包括放疗和雄激素剥夺治疗；②雄激素剥夺治疗联合局部根治性放疗。最终患者和家属选择了前列腺癌根治术。

2. **术前评估**

（1）血常规：白细胞计数 $5.73 \times 10^9/L$，血红蛋白 124.0 g/L。

（2）血生化、肝肾功能、心肺功能检查正常。

（3）ECT检查未发现骨转移，胸片检查正常。

（4）血PSA：tPSA 38.71 ng/mL，fPSA 5.38 ng/mL。

3. **手术方案** 经腹腔达芬奇机器人辅助腹腔镜下前列腺癌根治＋盆腔淋巴结清扫术。

4. **术后管理** 应用快速康复措施，术后第一天下床活动并进食流质饮食，术后第3天拔除盆腔引流管，术后第4天出院，术后2周拔尿管。

四、治疗过程

1. **手术情况** 在气管插管全身麻醉下行达芬奇机器人辅助腹腔镜下前列腺癌根治＋盆腔淋巴结清扫术。采用头低足高（23°）体位，采用常规六孔（1个内镜孔、3个机器人操作孔和2个助手操作孔）法。先在脐上做小切口安置第一个Trocar作为内镜孔，腹腔充气（15 cmH_2O）后直视下分别安置另外5个操作通道。操作通道安置好（病例19图1）后，安置机器人操作臂（病例19图2）。

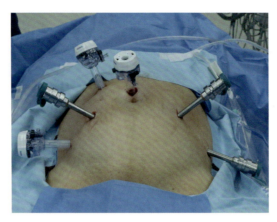

病例 19 图 1　操作孔位置

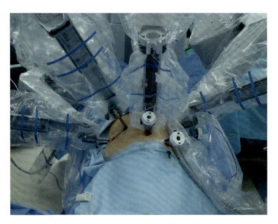

病例 19 图 2　安置好机器人操作臂

　　沿脐内侧韧带外侧切开腹膜，分离膀胱使其脱离前腹壁，暴露膀胱前壁、膀胱颈和前列腺侧面，进一步沿脐动脉切开侧腹膜暴露髂外血管至髂总血管部位。清除髂总血管、髂外血管和闭孔神经周围脂肪淋巴组织，按区域收获和送检淋巴结。

　　按常规清除前列腺筋膜表面脂肪，在前列腺两侧与肛提肌之间切开盆底筋膜，分离前列腺两侧至前列腺尖部，采用两针缝合法缝扎阴茎背深静脉丛。离断膀胱颈，分离和切断输精管。分离精囊后进入前列腺与直肠之间的狄氏间隙，分离前列腺后面，分离和切断并结扎前列腺两侧蒂。在前列腺尖部阴茎背静脉缝扎线近侧切断阴茎背静脉复合体，紧贴尖部分离和离断尿道，移除前列腺标本。仔细止血后，尤其是两侧的神经血管束部位的止血应特别注意，不能过度电凝止血以免伤及神经血管束。将膀胱颈按网球拍样方式缝合整形，插入 F18 双腔气囊导尿管做指引，将整形后的膀胱颈与尿道吻合，采用5/8弧度1：1针的3-0倒刺可吸收线连续缝合，从5点位开始，顺时针缝合一圈。将导尿管送入膀胱内，腔注水15～20 mL，冲洗膀胱，洗尽膀胱内血液或血块，检查有无吻合口瘘，无漏则盆腔置引流管，取出标本即可结束手术。

2. 术后情况及并发症　术后当天下午患者即下床活动。复查血常规血红蛋白110 g/L。术后第1天盆腔引流液450 mL，呈淡红色。术后第2天肠鸣音恢复，肛门有排气，开始进食半流质饮食。术后第2天盆腔引流液为500 mL/24h，淡黄色清亮，检测引流液中肌酐浓度为102 μmol/L，与血浆肌酐浓度一致，排除吻合口漏尿的可能，考虑为盆腔淋巴结清扫后的淋巴漏。经腹腔前列腺癌根治术，因漏入盆腔和腹腔的淋巴液可经腹膜吸收，于术后第3天拔除盆腔引流管。于术后第4天出院。

术后2周返院复查，康复良好，无腹胀，食欲和睡眠正常。拔除尿管自行排尿。

3. 术后病理和尿控　术后病理为前列腺腺泡腺癌，Gleason评分为4＋3＝7分，双侧精囊有肿瘤侵犯，多处切缘阳性，送检23枚淋巴结中3枚见癌转移，病理分期为$pT_{3b}N_1$。

术后6周复查tPSA为0.005 ng/mL。排尿通畅，无尿失禁，但阴茎勃起功能未恢复。术后3个月复查tPSA为0.003 ng/mL。给予观察，定期每3个月复查PSA，如出现生化再考虑雄激素剥夺治疗和放疗。

五、经验与体会

前列腺癌根治术是局限性前列腺癌最重要的局部根治性治疗方法，对于中高危前列腺癌（PSA＞10 ng/mL，Gleason评分≥7分，T分期≥T_2），根治术中应做盆腔淋巴结清扫。盆腔淋巴结清扫后一般会有不同程度的淋巴漏。经腹腔途径的前列腺癌根治术后淋巴漏无须特殊处理，因可经腹膜吸收。但需与吻合口漏尿鉴别，因在盆腔引流通畅的情况下，吻合口漏尿不一定有明显的全身反应，如发热和血白细胞及中性粒细胞升高，引流液的颜色与淋巴漏差不多，均呈清亮淡黄色。在这种情况下，检测引流液中肌酐浓度可资鉴别，如引流液中肌酐正常，没有漏尿，可拔除盆腔引流管，淋巴液可经腹膜吸收。如果引流液肌酐浓度明显高于血浆肌酐浓度，则吻合口有漏尿，应保持盆腔引流管和导尿管通畅，待吻合口瘘愈合后才能拔除盆腔引流管。

如果是耻骨后腹膜外前列腺癌根治术后出现淋巴漏，一方面要保持耻骨后引流管通畅，另一方面需排除吻合口漏尿，同样是测定引流液肌酐浓度来鉴别。过早拔除耻骨后引流管可致淋巴液积聚形成淋巴囊肿。小的淋巴囊肿没有症状也无须处理，但大的淋巴囊肿可引起压迫或刺激症状如尿频和直肠刺激症状、肛门坠胀或会阴部胀痛不适，如继发感染问题就更严重，需做引流处理。因此耻骨后腹膜外前列腺癌根治术后如出现淋巴漏，应保持耻骨后引流通畅，待引流液＜10 mL/24h，才可拔除耻骨后引流管。

鉴于耻骨后腹膜外前列腺癌根治术后出现淋巴漏需延长带管时间的问题，有些泌尿外科医师为追求术后快速康复和患者的满意度，在施行耻骨后前列腺癌根治术时不做淋巴结清扫。在低危局限性前列腺癌患者这样做是合适的，但在中高危前列腺癌患者中，根治术不做淋巴结清扫将有约 1/4 患者的控瘤会受到影响，这种追求短期康复效果而以牺牲控瘤为代价显然是得不偿失的。

六、患教建议

对于高危或者局部进展期前列腺癌，行前列腺癌根治术时往往需要同时做盆腔淋巴结清扫术，有助于准确评估盆腔淋巴结有无转移、为制订后继治疗方案提供依据、对预后进行更准确的预判。盆腔淋巴结清扫术可能出现淋巴漏、淋巴囊肿等并发症，大多数可通过延长引流管留置时间恢复，少数需要进行穿刺引流等进一步治疗。

七、专家点评

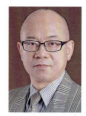

周芳坚，主任医师，教授，博士研究生导师，中山大学肿瘤防治中心泌尿外科主任导师，中山大学肿瘤防治中心前列腺癌单病种首席专家。中国抗癌协会泌尿男生殖系肿瘤专业委员会副主任委员，广东省抗癌协会泌尿男生殖系肿瘤专业委员会主任委员，广东省医学会泌尿外科学分会常务委员。

盆腔淋巴结清扫术是当前最准确的盆腔淋巴结分期方法，并且有可能治愈部分盆腔淋巴结微转移的患者。对于高危或者局部进展期前列腺癌，以及预测模型计算盆腔淋巴结转移风险超过 5% 的中危前列腺癌，推荐在前列腺癌根治术时行盆腔淋巴结清扫术。盆腔淋巴结扩大清扫术发现的转移淋巴结是局限清扫术的 2 倍，分期准确性达到 94%，推荐行盆腔淋巴结扩大清扫术，范围如下：前界为髂外动脉、后界为盆底、外侧界为盆侧壁、内侧界为膀胱壁、远端为 Cooper 韧带、近端为髂内动脉。

盆腔淋巴结扩大清扫术增加并发症，扩大清扫术与局限清扫术总的并发症发生率分别为 19.8% 和 8.2%，其中淋巴漏最常见，分别为 10.3% 和 4.6%。术中夹闭可识别的淋巴管可以减少术后淋巴漏和淋巴囊肿的发生。有研究发现经腹腔盆腔淋巴结清扫术较经腹膜外手术的淋巴漏发生率显著下降，分别为19%和0。经腹腔手术方式出现的淋巴漏可以通过腹膜吸收，但仍有可能出现淋巴液局限形成淋巴囊肿，如果不出现症状，不需处理；大的淋巴囊肿可能压迫膀胱，导致尿频、尿急等排尿症状；其次，髂外静脉压迫可使患者发生下肢深静脉血栓，另外，淋巴囊肿可能继发感染。在淋巴囊肿出现症状或并发症时，可以经皮穿刺放置引流管持续引流，然而，淋巴液可以持续产生，可往囊腔注射硬化剂，或者腹腔镜下对淋巴囊肿壁进行开窗手术。

（李永红　中山大学肿瘤防治中心）

参考文献

[1]Fossati N, Willemse PM, Van Den Broeck T, et al.The benefits and harms of different extents of lymph node dissection during radical prostatectomy for prostate cancer：A systematic review[J].Eur Urol, 2017, 72：84-109.

[2]Mattei A, Fuechsel FG, Bhatta Dhar N, et al.The template of the primary lymphatic landing sites of the prostate should be revisited：results of a multimodality mapping study[J].Eur Urol, 2008, 53：118-125.

[3]Ploussard G, Briganti A, Alexandre DLT, et al.Pelvic lymph node dissection during robot-assisted radical prostatectomy：efficacy, limitations, and complications-a systematic review of the literature[J].Eur Urol, 2014, 65（1）：7-16.

[4]Wein AJ, Kavoussi LR, Partin AW, et al.Campbell-Walsh Urology.11th ed[M].Philadelphia, PA：Elsevier, Inc, 2016, 2663-2684.

病例20 前列腺癌根治性切除术中并发输尿管损伤的诊断与处理

一、导读

前列腺癌根治术目前是局限性前列腺癌的标准治疗方式之一。目前，随着对男性盆底解剖研究的不断深入、外科技术的不断改良及手术器械的推陈出新，前列腺癌根治术亦逐渐成为局部进展期前列腺肿瘤，甚或寡转移前列腺肿瘤的重要治疗方式。输尿管损伤是根治性前列腺切除术中较为罕见的并发症，文献报道的发生率为0.05%～1.6%。如果发现不及时、处理较晚，严重者可导致肾功能丧失、腹腔内感染、甚至危及生命。造成输尿管损伤的机制包括撕裂伤、切割伤、挤压伤、热损伤、缺血损伤、结扎导致机械性梗阻等；继发效应包括延迟坏死、瘘管形成或狭窄。前列腺癌根治术中造成输尿管损伤风险增加的因素包括大体积前列腺、前列腺中叶突出、肿瘤侵犯膀胱颈部及膀胱三角区、既往前列腺手术史、既往放疗史；需要扩大盆腔淋巴结清扫术的高危局部进展期前列腺癌行根治手术亦更容易并发输尿管损伤。完善详尽的术前评估和周密的手术计划制订可筛出输尿管损伤高风险的患者，在术前或术中留置输尿管导管或双"J"管，有助于识别输尿管，以减少输尿管损伤的可能性，从而减少并发症的发生和二次手术。

前列腺癌根治术输尿管损伤的治疗方法可依据损伤部位、时间、损伤长度及患侧肾功能受损程度选择输尿管端端吻合术、输尿管膀胱再植术、Boari瓣输尿管膀胱再植术、肾造瘘术、自体肾移植术及回肠代输尿管术。

二、病历简介

（一）病史介绍

患者男性，68岁。

主诉：前列腺癌新辅助内分泌治疗后4周期。

现病史：患者因门诊查PSA升高达76 ng/mL来诊，查mpMRI考虑前列腺癌伴双侧精囊累及，双侧髂外血管旁可见多发肿大淋巴结，以右侧为显著；全身FDG PET-CT检查同样考虑前列腺肿瘤伴盆腔淋巴结转移（病例20图1，病例20图2）。前列腺穿刺活检，"1～12针"病理学检查均为前列腺腺癌，Gleason评分5＋4＝9分；经前列腺肿瘤多学科讨论决定，先行新辅助治疗4周期后评估。患者完成4周期新辅助内分泌治疗后（醋酸戈舍瑞林）PSA降至0.23 ng/mL，复查盆腔 MRI 及 PET-CT 提示前列腺肿瘤较前明显缩小，双侧髂血管旁肿大淋巴结较前缩小，最大位于右髂外血管旁，直径约 1.5 cm×1.5 cm（病例 20 图 3，病例 20 图 4）。鉴于患者全身情况较好，无严重内科合并症且对新辅助内分泌治疗反应较好，再次前列腺肿瘤多学科讨论建议行根治性前列腺切除＋盆腔扩大淋巴结清扫术。

既往史：否认高血压、冠心病、糖尿病等病史，否认肿瘤家族史。

（二）体格检查

直肠指检提示前列腺Ⅲ度增大，质硬，表面高低不平，伴结节感。

（三）辅助检查

见现病史。

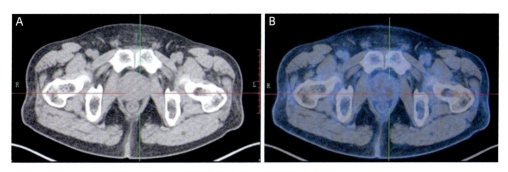

病例 20 图 1　新辅助治疗前前列腺肿瘤 ¹⁸F-FDG PET-CT

A. CT 显示前列腺左侧部分略突出，密度欠均匀，与邻近结构关系密切；B. 前列腺多灶 PDG 摄取增高，SUVmax 6.8。

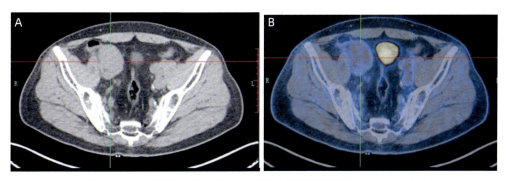

病例 20 图 2　新辅助治疗前盆腔右侧髂血管旁淋巴结 ¹⁸F-FDG PET-CT

A. 右侧髂外血管旁淋巴结增大，密度欠均匀，最大短径 4.7 mm；B. 增大淋巴结 FDG 摄取增高，SUVmax 6.9。

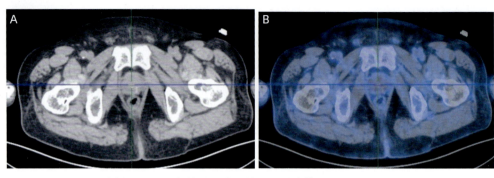

病例 20 图 3　新辅助治疗后前列腺肿瘤 ^{18}F–FDG PET–CT

　　A. 新辅助治疗后前列腺体积缩小，与邻近结构分界清楚；B. 前列腺肿瘤治疗后 PDG 摄取较前下降，SUVmax 3.4。

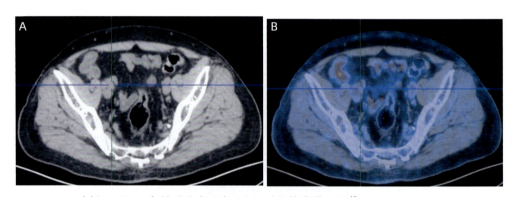

病例 20 图 4　新辅助治疗后盆腔右侧髂血管旁淋巴结 ^{18}F–FDG PET–CT

　　A. 右侧髂外血管旁淋巴结较前明显缩小，短径 15 mm；B. 转移性淋巴结治疗后 FDG 摄取较前下降，SUVmax 3.6。

（四）初步诊断

前列腺癌，高危局部进展期。

三、临床决策与分析

　　患者前列腺恶性肿瘤诊断明确，根据临床资料属于高危局部进展期前列腺癌，经过新辅助内分泌治疗后，肿瘤负荷显著缩小，直肠指检提示直肠黏膜光滑，肿瘤与盆底肌无明显固定。患者手术指征明确，结合病史及全身检查未见明显手术禁忌证，拟行机器人辅助前列腺癌根治术＋扩大盆腔淋巴结清扫术。主要手术风险为术中损伤两侧髂血管、输尿管及直肠，引起大出血、输尿管损伤或直肠损伤；术后容易形成局部盆腔淋巴囊肿，伴发感染。因此，在手术操作过程中，要仔细解剖避免损伤重要结构，同时尽可能夹闭淋巴管，减少局部渗出和积液形成。

四、治疗过程

1. 手术情况

（1）患者取截石位，常规消毒铺巾，术前留置 F16 双腔导尿管。脐上二横指处为穿刺点以 Veress 气腹针穿刺入腹腔，建立气腹，切开皮肤，置入 12 mm 套管。直视下分别于左右腹直肌旁平脐处穿刺置入 1、2 号机械臂 8 mm 套管，距左侧套管外侧 8 cm 处穿刺置入 3 号臂 8 mm 套管，右侧 8 mm 套管与 12 mm 套管之间置入 1 号辅助孔 12 mm 套管，与两枚套管距离 8 cm，形成三角形。距右侧套管外侧 8 cm 处穿刺置入 2 号辅助孔 5 mm 套管。

（2）行右侧扩大盆腔淋巴结清扫术，范围包括髂总动脉、骶前、髂外动脉、髂内动脉、闭孔神经旁淋巴结。行右侧髂内血管旁淋巴结清扫时，因转移性淋巴结与周围组织粘连致密，将右侧输尿管离断（图病例 20 图 5）。

（3）行左侧扩大盆腔淋巴结清扫术，范围包括髂总动脉、骶前、髂外动脉、髂内动脉、闭孔神经旁淋巴结。

（4）打开脐正中韧带，分离 Retzius 间隙，切开盆内筋膜，切除前列腺表面脂肪，分离前列腺尖部，显露两侧肛提肌。切断耻骨前列腺韧带，倒刺线缝合 DVC。

（5）确定膀胱颈部位置后，电剪刀剪开膀胱颈部，将导尿管牵向耻骨，向两侧切开膀胱颈部。

（6）切开前列腺与膀胱后壁间组织，显露双侧输精管及精囊，夹闭并切断两侧输精管，提起输精管钝性分离双侧精囊，钝性分离前列腺与 Denonvillier 筋膜间隙至前列腺尖部，显露两侧精囊角，Hem-o-lok 逐步夹闭两侧前列腺侧韧带并切断。

（7）剪刀剪断 DVC，充分游离尿道。倒刺线双针连续缝合尿道及膀胱颈部。留置 F24 三腔导尿管。

（8）游离足够长度的右侧输尿管，保证无张力条件下行右侧输尿管膀胱再植，留置 F5 双"J"管（病例 20 图 6）。

（9）取出标本，留置负压引流，关闭气腹后观察无活动性出血，逐个关闭切口。

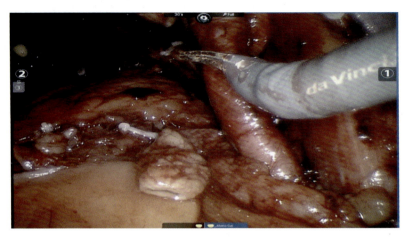

病例 20 图 5　右侧输尿管被离断

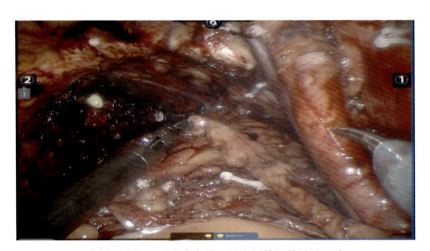

病例 20 图 6　无张力条件下行右侧输尿管膀胱再植

2. 术后经过及预后

（1）手术时间 180 分钟，术中出血约 150 mL。术后第 1 天复查 KUB，显示右侧双"J"管位置良好（病例 20 图 7）。术后第 2 天肠道恢复通气，术后住院 4 天，引流管每天引流 200～300 mL 淡血性液体，带引流管及导尿管出院。术后第 10 天拔除导尿管，嘱患者高蛋白低脂饮食，引流量逐渐减少至每天约 100 mL，术后第 10 天拔除引流管。

（2）术后病理学检查提示前列腺腺癌，多灶性，呈治疗后改变。Gleason 评分 4＋5＝9 分，侵犯神经束及被膜，"右髂血管闭孔旁淋巴结"（2/13）见癌转移，膀胱颈部及尿道切缘、左右精囊腺及输精管、"左髂血管闭孔旁淋巴结"（0/12）

均阴性。

（3）术后6周拔除右侧双"J"管，复查泌尿系统B超，无上尿路积水。

（4）术后6周复查PSA＜0.01 ng/mL，有轻度压力性尿失禁，每24小时使用2片成人安全尿垫。术后3个月，复查PSA＜0.01 ng/mL，尿失禁康复，仅使用1片安全尿垫。

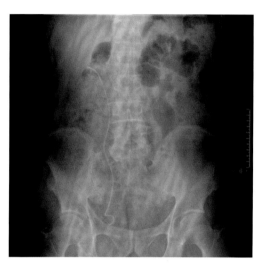

病例20图7　患者术后KUB

五、经验与体会

（一）什么情况下行前列腺癌根治术容易损伤输尿管？

输尿管损伤是根治性前列腺切除术中较为罕见的并发症。大体积前列腺、前列腺中叶突出、肿瘤侵犯膀胱颈部及膀胱三角区、既往前列腺手术史、放疗史；需要扩大盆腔淋巴结清扫术的高危前列腺癌也更容易并发输尿管损伤。

（二）如何避免前列腺癌根治术中损伤输尿管？

完善详尽的术前评估和周密的手术计划制订可以最大限度避免输尿管损伤。对于肿瘤侵犯膀胱颈部及膀胱三角区患者，术前膀胱镜检查，明确输尿管开口与肿瘤关系具有重要意义；对于转移性淋巴结累及输尿管下段，继发上尿路梗阻的患者，在术前留置输尿管导管或双"J"管，有助于识别输尿管，以减少输尿管损伤的可能性。熟知输尿管解剖及术中细致操作是防止输尿管损伤的关键，而术野的充分暴露则是避免盲目操作的前提。输尿管进入骨盆缘跨过髂血管处位置表浅，容易识别，是暴露输尿管的较好选择。

（三）前列腺癌根治术中输尿管损伤有何表现？

前列腺癌根治术并发输尿管横断或输尿管切割伤，术中常表现为术野出现持续性清亮的液体，有时能见到管状断端或裂口；其余类型的输尿管损伤大多在术时无特殊表现，而在术后逐渐出现输尿管狭窄、输尿管漏、尿液囊肿、上尿路积水、发热、肠梗阻乃至肾功能丢失等表现。

（四）前列腺癌根治术中输尿管损伤如何处理？

一旦在术中诊断为输尿管损伤，首先要评估损伤的部位、程度和类型。一般而言，钳夹损伤或结扎牵拉成角如无缺血和坏死，可行单纯松解并放置输尿管支架管 7～10 天，以防术后输尿管的狭窄；如果因为热损伤出现输尿管缺血和坏死，需要修剪缺血坏死组织，而后再以不同方式进行输尿管重建，如行端端吻合或输尿管膀胱再植。输尿管部分或完全离断，需要充分游离患侧输尿管，当损伤位置距输尿管膀胱连接部 5 cm 以上时，行输尿管端端吻合，反之位置在 5 cm 以下时，建议行输尿管膀胱再植。重建输尿管需保持吻合口无张力，术后留置双"J"管充分引流。

如术中未发现输尿管损伤，术后怀疑输尿管损伤时，诊断性检查包括实验室检查（尿液分析、血常规和生化）、膀胱镜检查以及影像学技术（B超、IVP、逆行输尿管造影、CTU 和 MRU）。逆行输尿管造影在诊断输尿管损伤中的准确率几乎达100%，它能够清晰显示输尿管损伤梗阻部位并明确瘘管形成。

（五）输尿管损伤后修复时机如何把握？

多数学者认为术后 72 小时诊断损伤，可以立即修复；术后 1～2 周内诊断，如患者条件许可，也可立即手术探查；而当损伤明确诊断在 2 周以上时，为避免组织水肿粘连严重、吻合口缺血坏死，宜在损伤侧先行经皮肾造瘘术，引流尿液，术后 3～6 个月重新修复输尿管。

术后需行 KUB 检查，确认双"J"管位置良好。输尿管内引流双"J"管一般需要放置 6 周，拔除后每 3～6 个月进行 B 超随访。

六、患教建议

术前与患者沟通时需要对患者的临床特征、是否合并术中输尿管损伤的高危因素及一旦发生输尿管损伤可能采取的手术预案进行充分的术前说明。需告知患者部分输尿管损伤，特别是输尿管侧壁游离时产生的热损伤，术中很难发现，但术后可能出现损伤段输尿管狭窄、坏死，甚或出现尿漏等更严重的并发症。一旦出现需一期行经皮肾穿刺造瘘，3～6个月后二期行输尿管重建。

七、专家点评

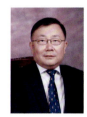

薛蔚，主任医师，博士研究生导师，上海交通大学医学院附属仁济医院副院长、获"上海市领军人才""上海市优秀学术带头人"等人才计划支持。中华医学会泌尿外科学分会常务委员，中国医师协会泌尿外科医师分会常务委员，中华医学会泌尿外科学分会微创学组副组长，中国医疗保健国际交流促进会泌尿学分会副主任委员，中国初级卫生保健基金会泌尿外科专业委员会副主任委员，上海市医学会泌尿外科分会主任委员，上海市抗癌协会泌尿肿瘤专业委员会副主任委员。

本病例为前列腺癌根治联合盆腔扩大淋巴清扫术并发输尿管损伤。当前列腺癌根治术并发输尿管损伤时，术中及时发现、术后早期诊断是至关重要的。延误诊断会导致更严重的并发症，从而导致住院时间增加、二次手术干预，甚至肾脏功能丧失。

输尿管损伤的最佳治疗方法是预防，明确输尿管损伤的高危因素，熟悉输尿管的解剖特点与行径至关重要。建议在输尿管损伤风险较高的情况下，术前留置输尿管内支架管与双"J"管，最大限度降低输尿管损伤风险。

（潘家骅　薛　蔚　上海交通大学医学院附属仁济医院）

参考文献

[1]Shao I-Hung, Chang Ying-Hsu, Hou Chun-Ming, et al.Predictors of short-term and long-term incontinence after robot-assisted radical prostatectomy[J].J Int Med Res, 2018, 46（1）：421-429.

[2]Froehner M, Novotny V, Koch R, et al.Perioperative complications after radical prostatectomy：open versus robot-assisted laparoscopic approach[J].Urol Int, 2013, 90（3）：312-315.

[3]Preston JM.Iatrogenic ureteric injury：common medicolegal pitfalls[J].BJU international, 2000, 86（3）：313-317.

[4]Stolzenburg JU，Rabenalt R，Do M，et al.Complications of endoscopic extraperito-
neal radical prostatectomy（EERPE）：prevention and management[J].World J Urol，
2006，24（6）：668-675.

[5]Lee Z，Kaplan J，Giusto L，et al.Prevention of iatrogenic ureteral injuries
during robotic gynecologic surgery：a review[J].Am J Obstet Gynecol，2016，214（5）：
566-571.

[6]Sharp HT，Adelman MR.Prevention，recognition，and management of urologic inju-
ries during gynecologic surgery[J].Obstet Gynecol，2016，127（6）：1085-1096.

病例 21　前列腺癌根治术后膀胱颈吻合口狭窄的诊断与处理

一、导读

前列腺癌根治术后膀胱颈吻合口狭窄（anastomotic stricture，AS）是前列腺癌根治术后一个比较难处理的远期并发症，极大影响患者生活质量，治疗后复发率较高，根据文献报道，AS 发生率为 0.5%～32%。但是随着腹腔镜和机器人手术的应用，带来了手术创伤小、出血少，患者早期下床活动，住院时间短，早期拔除负压引流管及导尿管等诸多优点，使得腹腔镜和机器人手术逐步成为这一术式的金标准。据报道，机器人辅助前列腺癌根治术的术后 AS 发生率为 0.6%～3%。

二、病历简介

（一）病史介绍

患者男性，64 岁。

主诉：体检发现 PSA 升高 2 个月。

现病史：患者 2 个月前体检发现 PSA 升高（PSA 40 ng/mL），当地医院 MRI 平扫检查提示前列腺增大；中央带及两侧外周带 DWI 异常信号，考虑前列腺癌。

既往史：无腹盆腔手术史。

（二）体格检查

直肠指检提示前列腺Ⅱ度增大，质地偏硬，未及结节，直肠黏膜光滑。

（三）辅助检查

1. 前列腺穿刺活检　"1～12 针"穿刺病理均为前列腺腺癌，Gleason 评分 4＋5＝9 分。

2. 全身 PET-CT　前列腺增大伴钙化，局部代谢异常增高，考虑恶性病变（病例 21 图 1），盆腔内见代谢增高肿大淋巴结，考虑转移性病变，双侧髂骨病变，代谢不高，左侧骶骨病变，考虑良性病变（病例 21 图 2）。

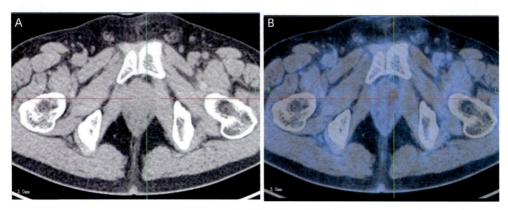

病例 21 图 1　前列腺占位伴代谢增高

A. 前列腺左侧部分稍饱满，密度均匀，与邻近结构分界清楚；B. 前列腺左侧部分局灶性 FDG 摄取增高，SUVmax 5.1。

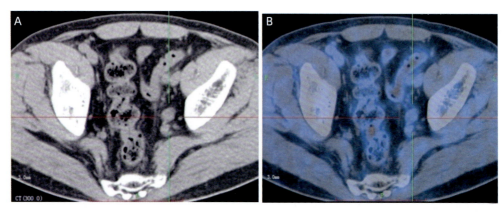

病例 21 图 2　左髂血管旁肿大淋巴结伴代谢增高

A. 左髂血管旁可见多个淋巴结，最大短径 11 mm；B. 淋巴结 FDG 摄取增高，SUVmax 4.3。

（四）初步诊断

前列腺恶性肿瘤（$cT_{2c}N_1M_0$）。

三、临床决策与分析

患者前列腺恶性肿瘤诊断明确，根据临床资料属于高危局部进展性前列腺癌，手术指征明确，结合病史及全身检查未见明显手术禁忌证，拟进行机器人辅助前列腺癌根治术＋盆腔扩大淋巴结清扫术。手术主要风险是术中损伤两侧髂血管及输尿管，引起大出血及输尿管损伤；术后容易形成局部盆腔淋巴囊肿，伴发感染。

因此，在手术操作过程中，要仔细解剖避免损伤重要结构，同时尽可能夹闭淋巴管，减少局部渗出和积液形成。

四、治疗过程

1. 手术情况

（1）患者取截石位，常规消毒铺巾，术前留置 F16 双腔导尿管。脐上二横指处为穿刺点以 Veress 气腹针穿刺入腹腔，建立气腹，切开皮肤，置入 12 mm 套管。直视下分别于左右腹直肌旁平脐处穿刺置入 1、2 号机械臂 8 mm 套管，距左侧套管外侧 8 cm 处穿刺置入 3 号臂 8 mm 套管，右侧 8 mm 套管与 12 mm 套管之间置入 1 号辅助孔 12 mm 套管，与两枚套管距离 8 cm，形成三角形。距右侧套管外侧 8 cm 处穿刺置入 2 号辅助孔 5 mm 套管。

（2）行右侧扩大盆腔淋巴结清扫术，范围包括髂总动脉、骶前、髂外动脉、髂内动脉、闭孔神经旁淋巴结（病例 21 图 3，病例 21 图 4），同法如左侧。

（3）打开脐正中韧带，分离 Retzius 间隙，切开盆内筋膜，切除前列腺表面脂肪，分离前列腺尖部，显露两侧肛提肌（病例 21 图 5）。切断耻骨前列腺韧带，倒刺线缝合 DVC。

（4）确定膀胱颈部位置后，电剪刀剪开膀胱颈部，将导尿管牵向耻骨，向两侧切开膀胱颈部（病例 21 图 6）。

（5）切开前列腺与膀胱后壁间组织，显露双侧输精管及精囊，夹闭并切断两侧输精管，提起输精管钝性分离双侧精囊，钝性分离前列腺与 Denonvillier 筋膜间间隙至前列腺尖部（病例 21 图 7），显露两侧精囊角，Hem-o-lok 逐步夹闭两侧前列腺侧韧带并切断。

（6）剪刀剪断 DVC，充分游离尿道（病例 21 图 8）。倒刺线双针连续缝合尿道及膀胱颈部后，留置 F24 三腔导尿管。

（7）取出标本，留置负压引流，关闭气腹后观察无活动性出血，逐个关闭切口。

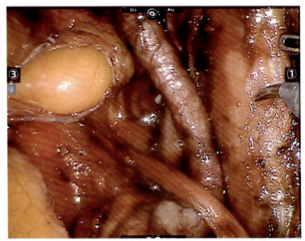

病例 21 图 3　清扫右侧髂总动脉、骶前淋巴结

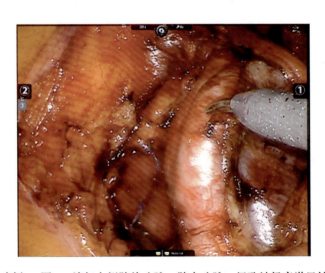

病例 21 图 4　清扫右侧髂外动脉、髂内动脉、闭孔神经旁淋巴结

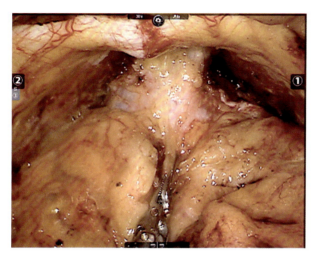

病例 21 图 5　分离前列腺尖部，显露两侧肛提肌

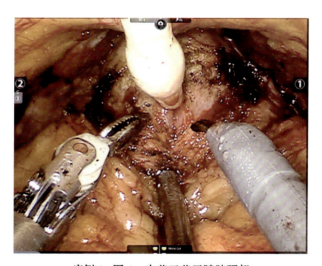

病例 21 图 6　电剪刀剪开膀胱颈部

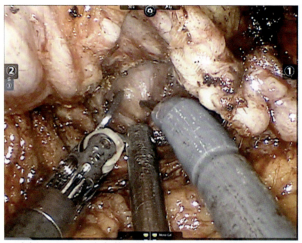

病例 21 图 7　分离前列腺与 Denonvillier 筋膜间间隙

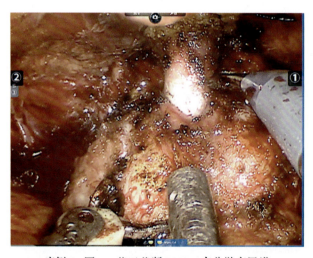

病例 21 图 8　剪刀剪断 DVC，充分游离尿道

2．术后情况及预后　手术顺利，手术时间 150 分钟，术中出血约 100 mL。围术期无相关并发症发生。术后第 2 天肠道恢复通气，术后住院 4 天，引流管每天引流约 400 mL 淡血性液体，带引流管及导尿管出院。术后第 10 天拔除导尿管，嘱患者高蛋白低脂饮食，引流量逐渐减少至每天约 200 mL，术后第 22 天拔除引流管。术后病理学检查提示前列腺腺癌，Gleason 评分 4＋5＝9 分，最大径 3.5 cm，侵犯神经束及被膜，"左髂血管闭孔旁淋巴结"（1/9）见癌转移，膀胱颈部及尿道切缘、左右精囊腺及输精管、"右髂血管闭孔旁淋巴结"（0/11）均阴性。

术后 4 周予以辅助内分泌治疗，治疗方案为戈舍瑞林 10.8 mg 每 12 周一次皮下注射，随访 PSA ＜ 0.01 ng/mL。

术后 4 个月复查，患者诉尿线变细、排尿不畅，查尿道镜检查提示通过尿道外括约肌环后，距离尿道外括约肌 2 ~ 2.5 cm 处吻合口针尖样狭窄环（病例 21 图 9）。遂在全身麻醉下行经尿道镜直视下狭窄环冷刀切开术，冷刀在截石位 12 点位切开狭窄环（病例 21 图 10），留置 F22 导尿管，术后 21 天拔除导尿管后排尿通畅，无尿失禁。

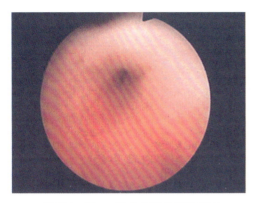
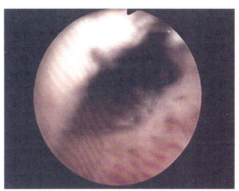

病例 21 图 9　吻合口针尖样狭窄环　　　　病例 21 图 10　冷刀截石位 12 点位切开狭窄环

尿道狭窄内切开后开始定期行尿道扩张术，每周 1 次，连续 4 周后改为每月 1 次，连续 3 个月，患者保持排尿通畅状态，随访 18 个月未发生 AS。

五、经验与体会

对于 RP 术后出现尿线变细、排尿困难甚至尿潴留的患者，需考虑 AS 发生。所有患者需行尿道镜检查，明确狭窄部位及狭窄程度。

AS 发生的具体原因和机制并不明确，有学者认为术者的手术技巧在 AS 发生中起至关重要的作用，但是有文献报道即使是手术技巧熟练的术者，RP 术后 AS 发生率也有很大差别。因此，目前认为 AS 发生可能和多种因素的综合作用相关。

1. 术后出血　有学者发现，RP 术后出血与 AS 发生有关。引起 AS 的机制可能是术后出血蓄积在狭窄的耻骨后间隙内引起局部血肿，血肿压力不断增大压迫吻合口，导致组织缺血。此外，血肿可能进一步引起继发感染，导致吻合口延迟愈合从而引起 AS。

2. 吻合口瘘和局部尿液外渗　诸多文献通过回顾资料分析发现，RP 术后引流量的多少与 AS 发生率有明显相关性。分析结果显示，引流量越多 AS 的发生率越大而且发生时间越早，引流量多且引流时间长的患者相较于引流量少且引流时间短的患者 AS 发生率高 5.5 倍。

3. 术后留置导尿管时间 术后导尿管留置时间会影响 AS 发生，留置导尿管时间越长，AS 发生率越大。术后拔除导尿管时间 7 天、14 天、21 天 AS 的发生率分别为 4%、12.5% 和 40%。但需要注意的是过早拔除导尿管会增高急性尿潴留的发生率。

4. Hem-o-lok 移位 有研究报道 AS 发生与 Hem-o-lok 移位腐蚀吻合口组织有关，分析其原因可能与 Hem-o-lok 移位腐蚀吻合口组织导致吻合口狭窄，继发炎症反应，感染及 Hem-o-lok 脱离导致迟发性出血有关。

5. 吻合方式 有学者报道以 4～6 点位间断缝合法处理膀胱尿道吻合口，患者术后 AS 的发生率明显高于连续缝合法，分析原因可能是连续缝合法减少了一部分患者吻合口继发血液和尿液渗出，而吻合口的渗血可使局部组织缺血和血块积聚，延缓了黏膜组织愈合，进一步导致尿液外渗，导致 AS 的发生。

AS 的治疗方式主要是经尿道镜狭窄环冷刀切开＋瘢痕电切术，手术关键是用冷刀切开狭窄环，找到正道，在导丝引导下进一步扩张，防止误入假道或人为造成假道，并且用电刀彻底切除瘢痕，不遗留活瓣组织，保持创面平整，同时术后需要定期行尿道扩张，因为新的狭窄瘢痕重新塑形软化和稳定需要较长的时间，所以术后定期行尿道扩张是治疗成功的关键。

六、患教建议

患者 RP 术后出现排尿困难是 AS 发生的表现，可能和术后淋巴漏，盆腔局部引流液较多，导尿管及引流管留置时间较长有关。在 RP 术前，特别是需要行扩大盆腔淋巴结清扫术的患者，需充分告知患者及其家属，术后出血、吻合口瘘和局部尿液外渗的可能性增高，术后留置导尿管及引流管时间较长，AS 发生率增高。

经尿道镜狭窄环冷刀切开术辅以尿道扩张术治疗 AS 效果比较好，但是仍然存在复发的可能性，需充分告知患者及其家属。

七、专家点评

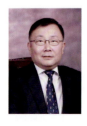

薛蔚，主任医师，博士研究生导师，上海交通大学医学院附属仁济医院副院长，获"上海市领军人才""上海市优秀学术带头人"等人才计划支持。中华医学会泌尿外科学分会常务委员，中国医师协会泌尿外科医师分会常务委员，中华医学会泌尿外科学分会微创学组副组长，中国医疗保健国际交流促进会泌尿学分会副主任委员，中国初级卫生保健基金会泌尿外科专业委员会副主任委员，上海市医学会泌尿外科分会主任委员，上海市抗癌协会泌尿肿瘤专业委员会副主任委员。

本例为高危局部进展性前列腺癌患者，行机器人辅助前列腺癌根治术＋扩大盆腔淋巴结清扫术，术后患者出现淋巴漏，盆腔局部引流液较多，导尿管及引流管留置时间较长。患者术后出现 AS，遂行经尿道镜狭窄环冷刀切开术辅以定期尿道扩张术，疗效满意。前列腺癌根治术后 AS 与术后盆底出血、吻合口瘘、留置导尿时间长、Hem-o-lok 移位及吻合方式有关，术中严密止血，注意组织保护，采用连续吻合方式可能对预防术后 AS 发生有重要作用。

（朱寅杰　薛　蔚　上海交通大学医学院附属仁济医院）

参考文献

[1]Borboroglu PG, Sands JP, Roberts JL, et al.Risk factors for vesicourethral anastomotic stricture after radical prostatectomy[J].J Urol, 2000, 56 (1)：96-100.

[2]Menon M, Tewari A, Peabody JO, et al.Vattikuti institute prostatectomy, a technique of robotic radical prostatectomy for management of localized carcinoma of the prostate：experience of over 1100 cases[J].Urol Clin North Am, 2004, 31 (4)：701-717.

[3]Begg CB, Riedel ER, Bach PB, et al.Variations in morbidity after radical prostatectomy[J].N Engl J Med, 2002, 346 (15)：1138-1144.

[4]Huang G, Lepor H.Factors predisposing to the development of anastomotic strictures in a single-surgeon series of radical retropubic prostatectomies[J].BJU Int, 2006, 97 (2)：255-258.

[5]Yildirim A, Basok EK, Ilhan AI, et al.The impact of urinary drainage on the development of anastomotic stricture after radical retropubic prostatectomy[J].Int Urol Nephrol, 2008, 40 (3)：667-673.

[6] 张翀宇，何舜发，甄立雄，等 . 不同缝合方式对前列腺癌根治术后膀胱尿道吻合口狭窄发生率的影响 [J]. 临床泌尿外科杂志，2013，28 (7)：517-519.

病例 22　去势抵抗性前列腺癌的免疫治疗

一、导读

近 10 年来，肿瘤免疫一直是肿瘤基础及治疗领域内的研究热点，受到了业界及患者的追捧。前列腺癌作为欧美男性最常见的恶性肿瘤，自然也是肿瘤免疫治疗研究中的重中之重。2010 年春，美国食品药品监督管理局（food and drug Administration，FDA）率先批准了普罗文奇（Provenge）治疗晚期前列腺癌，使其成为首个获批的癌症治疗疫苗。这是肿瘤免疫治疗史具有里程碑意义的大事件。2015 年以来，肿瘤免疫治疗已经成为医药行业研发热点。全球有数百项临床实验正在进行，新靶点、新组合、新适应证层出不穷。

回首国内，自 2000 年以后许多中心开展了形形色色的肿瘤免疫治疗，取得了一定的疗效，但普遍存在的问题是缺乏较高等级的循证医学证据支持。本例将结合前列腺癌临床试验患者的诊疗经过，对前列腺癌免疫治疗做简要介绍。

二、病历简介

（一）病史介绍

患者男性，63 岁。

主诉：转移性前列腺癌内分泌治疗 2 年后 PSA 再次升高。

现病史：患者 2 年前因骨痛就诊，血 PSA 3772 ng/mL，行前列腺穿刺 6/14 针前列腺癌，Gleason 评分 5 + 4 = 9 分。前列腺 MRI 提示右侧周围叶及中央叶异常信号影，局部累及左侧叶，PI-RADS 评分 5 分。周围未见明确肿大淋巴结影，双侧精囊局部与病变紧密相邻。骨扫描提示多发骨转移瘤，肿瘤位于左肩胛骨、第 3 右前肋、双侧第 7 后肋、右骶髂关节。患者接受了持续内分泌治疗 6 个月后，骨痛消失，PSA 降至 0.8 ng/mL。骨扫描发现全身骨转移灶明显变淡。患者维持内分泌治疗，期间多次睾酮检测达到去势水平。内分泌治疗 2 年后 PSA 再次升高，逐渐从 4.8 ng/mL 增长至 14 ng/mL。右髂骨转移处再次出现骨痛。

（二）体格检查

直肠指诊前列腺：肛门括约肌紧张度正常，前列腺 Ⅱ 度增大，前列腺右侧叶触及一质硬结节，大小约 1 cm×0.5 cm，表面不规则，无压痛，前列腺活动度良好，指套退出无染血。

（三）辅助检查

1. 血常规 白细胞计数 8.45×10^9/L，血红蛋白 101.00 g/L，血小板计数 236.00×10^9/L，中性粒细胞百分比 73%。

2. 血 PSA tPSA 14 ng/mL，fPSA 8 ng/mL。

3. 前列腺 MRI 右侧周围叶及中央叶异常信号影，局部累及左侧叶，PI-RADS 评分 5 分。周围未见明确肿大淋巴结影，双侧精囊局部与病变紧密相邻。骨扫描提示全身多发骨转移瘤，肿瘤位于左肩胛骨、第 3 右前肋、双侧第 7 后肋、右骶髂关节。

（四）初步诊断

去势抵抗性前列腺癌。

三、临床决策与分析

根据中华医学会泌尿外科学分会制定的《前列腺癌临床治疗指南》和《欧洲泌尿外科协会前列腺癌诊疗指南》，本例患者为转移性前列腺癌，在持续内分泌治疗，睾酮达到去势水平后出现持续的 PSA 上升，可以诊断为去势抵抗性前列腺癌（castrationc resistant prostate cancer，CRPC）。

根据国内前列腺癌诊疗的实际情况，患者目前为有转移症状的 CRPC 患者，可以选用的治疗方案为：①多西他赛化疗；②阿比特龙或者恩扎鲁胺治疗；③前列腺癌免疫治疗（普罗文奇）。上述三种治疗均为有明确循证医学证据，可以显著延长患者生存期的治疗。在上述三种治疗基础上，我们鼓励患者加入临床试验。

自从 2014 年开始，我院开展了多西他赛联合树突状细胞瘤苗治疗 CRPC 的临床试验。我们推荐充分告知患者上述情况，和患者共同协商决定，签署知情同意书后加入临床试验。

四、治疗过程

1. 免疫治疗情况 入组的患者首先进行白细胞单采（病例 22 图 1）。作者所在单位的白细胞单采由血液科负责协助完成。采集 80 ～ 100 mL 白细胞悬液（病例 22 图 2），过程约 3 ～ 4 小时。

采集的白细胞悬液送至 GMC 认证的实验室，再次离心收集树突状细胞（dendritic cells，DC），加入前列腺癌细胞株全抗原后激活 DC，繁殖扩增，质检后临床皮下回输。注射部位为腋下及对侧腹股沟，两侧交替进行。每 3 周注射一次，持续 10 ～ 12 个周期（病例 22 图 3）。

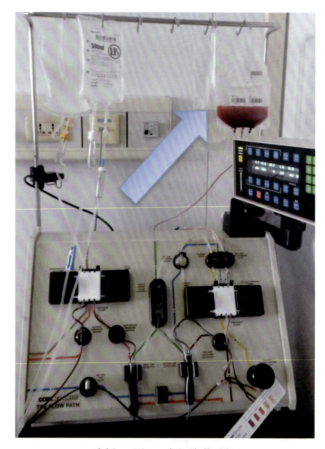

病例 22 图 1　白细胞单采机

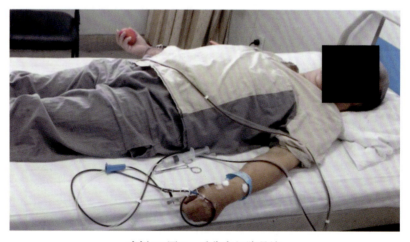

病例 22 图 2　采集白细胞悬液

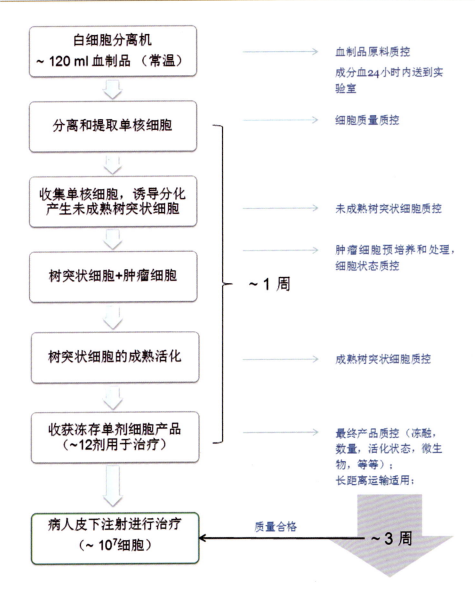

病例 22 图 3   免疫治疗流程图

2. 预后   患者在接受免疫治疗 4 周后出现骨痛减轻，6 周后复查 PSA 降至 3.4 ng/mL。复查骨扫描提示骨转移灶较前缩小。免疫治疗过程中未见明显毒副反应。治疗过程中患者持续进行内分泌治疗。患者继续随访中。

根据我们的经验，若患者出现再次 PSA 上升可以继续免疫治疗或者改用化疗或新型内分泌治疗。

五、经验与体会

（一）前列腺癌免疫治疗开展要点

国内目前开展前列腺癌免疫治疗仍限于临床研究阶段，需要通过单位伦理委员会的认可。前列腺癌免疫治疗的适应证需要严格掌握。总的原则是建议符合适应证的患者尽早使用。瘤苗的作用需要患者体能较好，有完整的免疫功能。肿瘤免疫的疗效评价一直是国际上公认的难点。总生存是金标准，但较难取得。PFS及患者生活质量评分经常作为临床研究的重要终点。

团队需要配备单粒细胞单采设备、肿瘤瘤苗生产车间、肿瘤瘤苗冷链运输等硬件设施以及具有肿瘤免疫经验的医师、具备瘤苗制备资质的细胞免疫治疗生产团队。国内通常需要血液科协助。欧美通常借助各中心血站的仪器设备。

（二）同仁树突状细胞瘤苗的原理是什么？

由于肿瘤细胞繁多的逃逸和隐藏机制，北京同仁医院泌尿外科在国内率先引进基于树突状细胞的前列腺癌免疫治疗（DCVAC/PCa）。通过白细胞体外循环机分离患者得到外周血单核细胞，然后在体外驯化得到树突状细胞，并通过负载免疫原性死亡的前列腺癌细胞株进行特异性诱导和活化，最后通过皮下注射的方式回输到患者体内。该技术与Sipuleucel-T最重要区别是负载免疫原性死亡的前列腺癌细胞株全抗原而不仅仅是PAP。该疗法在欧洲的二期临床试验（EudraCT 2009-017259-91和EudraCT 2009-017259-24）中应用于早期（生化复发）和晚期（CRPC）的前列腺癌患者。迄今为止，研究者所在的实验室应用了超过500次的DC免疫治疗，没有发现任何严重的不良反应。实验证实DC负载免疫原性死亡的前列腺癌细胞株可以有效产生肿瘤特异的CD4和CD8细胞。在欧洲，临床初步的实验结果证明：对于晚期的前列腺癌患者（CRPC，EudraCT 2009-017259-24），中位生存期相对于对照组有了显著的延长。

（三）PD-1/PD-L1类免疫调控剂是否适用于前列腺癌？

面对免疫反应的增强，癌症不仅仅是以生长单纯的应对，而是积极运用各种策略来延缓、改变甚至停止抗肿瘤免疫。这些策略统称为"免疫逃逸机制"。它通常能够破坏固有的抗肿瘤免疫，导致肿瘤生长不受控制。这些机制在癌症进展过程中不断发展，在晚期癌症中变得更加纷繁复杂。提高肿瘤免疫反应的新方法包括阻断这些免疫逃逸机制。免疫调控抑制点机制（包括PD-1、PD-L1、CTLA-4等途径）是研究得最为透彻的免疫逃避机制之一。当效应T细胞抗肿瘤免疫应答在肿瘤微环境中上调时，该通路抑制效应 T 细胞的抗肿瘤免疫应答，并且在多种肿瘤类型中已经证明阻断该通路的治疗可有效提高抗肿瘤免疫应答。

陈列平教授将免疫反应的过程看作是一根大水管。在正常的免疫反应的情况下，是有适当排放的。然而，如果管道被堵塞，水流将受到影响，管道无法正常排水。在这种情况下，"增强化"的方法可以被理解为增加管道的（前端）压力，以克服排水不畅的问题。但这种方法伴有加压过度后管道破裂的风险。相比之下，"正常化"方法可以理解为是一种通过识别并移除阻塞以恢复正常水流、且不会危及管壁的策略。"正常化"指的就是目前大热的免疫调控抑制点机制，其核心是对抗肿瘤的免疫逃逸机制。

与前列腺癌相比，膀胱癌、肾癌的肿瘤免疫原性理论上更强，但是由于目前人类尚未发现任何一种真正意义上的"肿瘤抗原"，肿瘤正向免疫调控机制目前在临床上多限于激活肿瘤递呈细胞。目前，FDA 已经批准抗 PD-1/PD-L1 用于转移性黑色素瘤、肺癌、头颈癌、肾癌、尿路上皮癌、肝癌、胃癌等多种晚期恶性肿瘤，但尚未有前列腺癌适应证，已知的临床试验结果均为阴性结果。所以目前临床上一般不推荐 PD-1/PD-L1 类免疫调控剂治疗晚期前列腺癌。

六、患教建议

目前国内 CRPC 的主流治疗是多西他赛化疗和包括阿比特龙、恩扎鲁胺、阿帕他胺在内的多种治疗方案。治疗的费用、可能的毒副反应均需要向患者交代清楚。免疫治疗在国内尚处于临床试验阶段，需要按照临床试验的研究签署相应知情同意书。

单纯 PSA 升高的生化复发，临床复发之间通常有较长时间的间隔。在临床上需要充分告知患者各种治疗的优点及可能的毒副反应，共同决策，不必匆忙做出临床决策。

七、专家点评

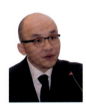

王伟，主任医师，副教授，就职于北京和睦家医院泌尿外科、男科。先后在英国伦敦国王大学医院、比利时鲁汶大学医院接受泌尿男科专科医师培训。担任多项多中心随机对照临床研究项目负责人。中国医疗保健国际交流促进会腔镜内镜外科学分会秘书长，中华医学会泌尿外科学分会基础研究学组委员，中国性学会泌尿外科分会常务委员。

用于前列腺癌治疗的各种作用途径的免疫治疗方法取得了里程碑意义的成果。

在指南推荐的常规治疗后给予免疫治疗可能形成有效的、长期稳定的免疫应答而杀伤肿瘤细胞。尽管这些临床实践较为先进，但仍需要进一步的研究来了解这些治疗的免疫反应情况及不同亚群患者的最佳治疗。目前，肿瘤治疗仍需要综合治疗。虽然理论上免疫治疗比化疗的毒性作用更小，但是这些尚未被临床试验所证实。免疫制剂的毒副反应使其在临床应用中受限。总之，免疫疗法是前列腺癌治疗的重要组成部分。随着免疫治疗研究的进展，前列腺癌免疫治疗发展必将成为一项成熟有效的治疗方法。

由于前列腺癌细胞拥有众多的免疫性标志物，一直被认为是最适宜进行免疫治疗的肿瘤之一。当前研究的焦点多关注在以树突状细胞为基础的疫苗。但是，目前的免疫治疗疗效仍然有限，由于免疫治疗最好时机仍是肿瘤负荷较小的早期，病例难以控制。免疫制剂的不良反应，如 Ipilimumab 的毒性成为使用的制约因素。而来自宿主免疫系统、肿瘤微环境和肿瘤细胞等方面的复杂的免疫逃逸机制也降低免疫治疗的效果。纵观研究现状，单一途径的前列腺癌免疫治疗效果不是很理想，把免疫治疗和传统的治疗方式联合应用是前列腺癌治疗的发展方向。但是这些方法对临床实验的设计增添了很多复杂性，诸如剂量和治疗相对顺序都有很强的挑战性。相信随着对前列腺癌癌变及免疫逃逸机制的深入了解，配合新的对策，有的放矢的个体化治疗，前列腺癌治疗将会有突破性的进展。

（王　伟　北京和睦家医院）

参考文献

[1]Kantoff PW, Higano CS, Shore ND, et al.Sipuleucel-T immunotherapy for castration-resistant prostate cancer[J].N Engl J Med, 2010, 363：411-422.

[2]Sanmnaed MF, Chen L.A paradigm shift in cancer immunotherapy：from enhancement to normalization[J].Cell, 2018, 175：313-326.

[3]Bilusic M, Madan RA, Gulley JL.Immunotherapy of prostate Cancer：facts and hopes[J].Clin Cancer Res, 2017, 23：6764-6770.

第三章 生殖男科疾病

病例 23 精索静脉曲张的诊断与处理

一、导读

精索静脉曲张是临床上常见的泌尿生殖系统疾病之一，其本质上是一种血管病变，即精索内蔓状静脉丛的异常扩张、伸长和迂曲，可导致阴囊疼痛、坠胀不适及进行性睾丸功能减退，如精液质量下降等，严重时可导致男性不育。多见于青壮年，发病率占正常男性人群的 10% ～ 15%，在男性不育症中占 19% ～ 41%。相当部分患者平素无明显体征，在体检时或影响生育时才被发现，通常见于左侧精索，亦可双侧发病。作为临床最常见的泌尿生殖系疾病，精索静脉曲张的诊断和处理是临床医师应全面掌握的基本技能，通过对本病例的学习，希望能够让读者掌握精索静脉曲张的病因、临床诊断、处理和治疗策略。

二、病历简介

（一）病史介绍

患者男性，22 岁。

主诉：左侧阴囊坠胀不适 5 个月余，加重 1 个月。

现病史：患者 5 个月余前无明显诱因出现左侧阴囊坠胀不适感，站立时或运动后加重，平卧后明显好转，晨起无不适感，曾口服迈之灵片治疗，效果不佳，近 1 个月来，自诉坐卧时亦有阴囊坠胀不适感，症状较前加重，遂来我院就诊，行阴囊超声检查提示左侧睾丸上方可见管状结构，内部回声均匀，左侧精索静脉内径增粗，较粗的为 35 mm，可见血液反流情况，提示为左侧精索静脉曲张。为进一步治疗收治入院。

既往史：既往体健，无严重疾患史。

（二）体格检查

站立位查体左侧睾丸大小正常，质地偏软，左侧附睾未触及异常，输精管可触及，左侧阴囊外上方可见蚯蚓状物，初诊左侧精索明显增粗，迂曲，Valsalva 试验（+），平卧后左侧精索静脉未见增粗，Valsalva 试验（+）。右侧睾丸、附睾、输精管、精索未触及异常。

（三）辅助检查

1. 精液常规　精子总数 1500 万 /mL；精子活动力 A 级 7%，B 级 14%，C 级 25%，D 级 54%；精子活动率 46%。

2. 血清睾酮 4.7 nmol/L。

（四）初步诊断

1. 左侧精索静脉曲张；
2. 弱精症。

三、临床决策与分析

根据病史、临床表现、查体结果、精液常规和阴囊超声等证据，诊断成立。

根据中华医学会制定的《精索静脉曲张诊断和治疗指南》，患者查体精索静脉曲张症状典型，Valsalva 试验阳性，平卧后静脉曲张可减轻，超声检查曲张静脉内径明显增粗，可诊断为左侧精索静脉曲张，且按照 WHO 第五版精液检查与处理手册参考值，精液质量明显偏弱，同时诊断为弱精症。

精索静脉曲张应积极处理，除了一般治疗如控制烟酒摄入、避免增加腹压的运动、阴囊托举等外，药物治疗包括生物类黄酮以及七叶皂苷类，其代表性药物主要包括爱脉朗（柑橘黄酮片）和迈之灵片（七叶皂苷类）等药物，具有抗炎、抗渗出、降低毛细血管张力，促进淋巴回流等作用，也可加用一些针对局部疼痛不适症状的药物如非甾体类的布洛芬等，对于合并生殖功能损害且有生育要求的精索静脉曲张患者，可使用促进精子发生、改善精液质量的药物。对于药物治疗和其他治疗方式的选择，应根据患者症状严重程度、治疗目的等有针对性的展开，同时也应根据症状轻、中、重度的分级来确定治疗原则。有生育要求且精液质量异常的患者，或静脉曲张伴发的临床症状比较严重，且经保守治疗无效的患者，可考虑行手术治疗。另外，中、重度精索静脉曲张，伴有血清睾酮水平下降，排除其他疾病的患者，也可考虑行手术治疗。一篇纳入随机对照试验的系统分析研究及仅纳入临床型静脉曲张患者的观察性研究表明静脉曲张修复术可明显改善精液质量，其中包括非梗阻性无精症患者的精液参数。在治疗时，还需注意是原发性还是继发性精索静脉曲张，如平卧后精索静脉仍明显增粗或可触及，要考虑继发性的可能，应明确有无腹膜后受压、肾静脉压力增高等导致静脉压力增高的可能。

此患者年龄较轻，但临床症状较重，且精液质量已受影响，且既往曾服用迈之灵片，效果不佳，症状近期加重，患者本身亦要求积极治疗，考虑患者为重度精索静脉曲张（临床型Ⅲ度，视诊可见曲张静脉团块，触诊时可扪及明显增大、曲张的静脉团），与患者及其家属充分沟通理解后，决定行手术治疗。手术类型包括精索内静脉高位结扎术、腹腔镜精索静脉结扎术、显微精索静脉结扎术以及其他少见的如精索内静脉转流术等，目前显微镜手术是治疗的金标准。患者同意行显微镜左侧精索静脉结扎术。借助显微镜的放大效果，用于辨认精索内动、静脉及淋巴管等，总体而言，显微镜手术风险可控，但需要掌握较好的显微操作技巧和原则，本次操作最大的风险在于精索内动脉的损伤可能，应注意避免。

四、治疗过程

1. 手术情况

（1）术前备皮后，患者全身麻醉下呈仰卧位。取左侧耻骨旁腹股沟外环处切口，长约 1～1.5 cm，依次切开皮肤、皮下浅筋膜、深筋膜，暴露外环口下方精索组织，分离周围间隙后，利用阑尾钳将精索组织牵出至体表，避免损伤输精管，显微镜下分离提睾肌及筋膜，暴露精索内动静脉系统。

（2）分离精索内动、静脉，注意辨认并保护精索内动脉、淋巴管、精索内神经、输精管等。使用 3-0 丝线结扎曲张的精索内静脉，术中见 8～10 支增粗的精索内静脉，予以结扎、离断。

（3）0 号丝线缝合提睾肌，逐层关闭切口。

2. 术后情况及预后 患者术后平卧 1～2 天，局部无明显不适，术后 2 天患者下床时自诉阴囊仍有肿胀，伴轻度坠痛感，但较术前无加重，查体可见局部阴囊轻度水肿，局部精索仍增粗，切口愈合良好，给予继续口服迈之灵片。此时，查体时应注意患侧睾丸有无肿胀、疼痛，阴囊有无出血，术后如睾丸出现明显肿痛，拒触，应考虑是否为精索内静脉结扎过度，导致的睾丸回流障碍，这也是较严重的并发症之一，严重者可导致睾丸坏死，术中应注意保留部分静脉系统，长期并发症则应注意睾丸质地恢复情况，睾丸是否萎缩等，睾丸萎缩应考虑是否为精索内动脉受损，导致睾丸血供差，术中应严格注意动脉搏动，必要时行显微多普勒血管超声鉴别动静脉。该患者睾丸无明显疼痛及触痛感，术后应考虑为精索静脉结扎术后短时间的精索及周围组织水肿，此类水肿或少量渗出情况可能会持续 2～4 周，一般无须特殊处理，可嘱咐患者使用阴囊托或提睾内裤，托举阴囊，减轻患侧不适感。绝大多数患者预后均良好，术后阴囊坠痛逐渐消失，术后一般建议每 3 个月复查一次。

五、经验与体会

(一)哪些因素容易导致精索静脉曲张?

精索静脉是男性特有的性腺静脉,静脉瓣膜有防止血液逆流的作用,因某些原因导致的静脉瓣缺如或功能不良时,可导致血液反流引起静脉曲张;部分患者也可能因为精索静脉壁及其周围的结缔组织薄弱或提睾肌发育不全引起静脉曲张;人体的直立姿势影响精索静脉的回流,其他因素还包括剧烈运动等增加腹压的动作等。此外一些疾病如肾静脉或腔静脉瘤栓堵塞,肾肿瘤、腹腔内或腹膜后肿瘤压迫、巨大肾积水等也可能导致继发性的精索静脉曲张,应注意鉴别。

(二)为什么左侧精索静脉较右侧更容易发生?

左侧精索静脉走行较长,并呈直角汇入左肾静脉,静脉压力较大,右侧精索静脉顺势汇入下腔静脉,静脉压力相对较小;其次,左肾静脉可能在肠系膜上动脉和腹主动脉之间受压,影响左侧精索静脉回流甚至导致反流(称为"胡桃夹"现象);另外,精索内静脉瓣缺如更常见于左侧,所以左侧精索静脉更易发生。

(三)为什么显微镜手术是最佳选择,是"金标准"?

目前三种主要的手术方式包括精索内静脉高位结扎术、腹腔镜精索静脉结扎术、显微精索静脉结扎术,根据精索静脉造影等资料显示,精索静脉变异程度较大,可能存在大量交通支的可能性,如部分精索外静脉等甚至可能汇入腹壁下静脉等,而并非沿性腺静脉主干走行,我们可将精索静脉系统理解成"树杈状",越靠近"根部"进行结扎,效果可能更好,高位结扎术可能导致部分曲张的分支静脉的漏扎,从而导致疾病未能根治,并可能同时结扎淋巴管等,导致睾丸鞘膜积液等的并发症;腹腔镜手术目前仍在很多医院开展,也是常用的手术选择之一,但一般需建立气腹,损伤偏大,破坏腹膜的完整性,且结扎位置仍较高,导致一定的漏扎率;显微镜手术借助显微镜头和显微器械,创伤最小,且通过镜头可区分人眼较难识别的精索内动、静脉系统以及淋巴管、神经,从而达到减少误扎的风险,减少睾丸鞘膜积液、睾丸疼痛等术后并发症,但显微技术难度和要求也最高,需要接受专业的显微技术培训方可开展。

(四)术中和术后需注意什么?

术中需要熟悉精索的解剖构成,包括提睾肌系统、精索内动静脉系统以及输精管及其动静脉系统三大构成,注意保护精索内动脉,因其为睾丸最重要的血液供应来源，同时也需注意保护淋巴管系统和神经系统，这也是预防和减少术后并发症的重要手段，术后局部应使用阴囊托或提睾内裤，减轻术后阴囊短时间的坠胀不适感。必要时辅以迈之灵或爱脉朗等药物减轻肿胀不适感，促进淋巴回流。

六、患教建议

很多患者会对"结扎"二字抱有疑问，精索静脉结扎术，是针对曲张静脉进行的游离、结扎和离断，以促进血液通过正常静脉系统回流，从而消除曲张静脉，改善患者的精液质量，提高生育力进行的手术，并非平时所指的"输精管结扎"，输精管结扎为临床常用的男科绝育手术。精索静脉和输精管都是精索的组成部分，两者不可混淆。广大男性朋友需注意对自身的检查，如有异常情况，应及时就诊。

七、专家点评

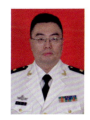

刘智勇，医学博士，生物化学与分子生物学博士后，主任医师，硕士研究生导师，就职于海军军医大学第一附属医院泌尿外科。中国医师协会男科与性医学医师分会副总干事长，中华医学会泌尿外科学分会女性泌尿外科学组副组长，中国医师协会神经调控专业委员会泌尿及脏器神经调控学组副组长。

该病例为典型的左侧精索静脉曲张，易发于青壮年，患者临床症状典型，且精液常规提示弱精子症，在术前检查中，建议精液常规至少再复查1次，且检查前应禁欲5～7天，以保证精液检查结果的客观性、科学性，精索静脉曲张是导致男性不育症的重要疾病之一，应予以重视，同时严格掌握手术适应证，避免过度治疗。根据指南推荐，显微镜手术已经成为治疗此类疾病的"金标准"，需要术者具备较好的显微操作技巧，术中保护精索内动脉、输精管动脉等动脉系统，最大限度保留淋巴管、神经等组织，同时也应注意精索外静脉有无曲张、漏扎的情况，以保证手术的成功率和避免复发率。术后应注意睾丸质地、血供等情况，同时关注患者精液常规恢复情况，一般每3～6个月复查一次。

（刘智勇　海军军医大学第一附属医院）

参考文献

[1]Kolon TF.Evaluation and management of the adolescent varicocele[J].J Urol，2015，194（5）：1194-1201.

[2] 邓春华,商学军. 精索静脉曲张诊断与治疗中国专家共识 [J]. 中华男科学杂志,2015,21(11):1035-1042.

[3]Agarwal A，Deepinder F，Cocuzza M，et al.Efficacy of varicocelectomy in improving semen parameters：new meta-analytical approach[J].Urology，2007，70（3）：532-538.

[4]Esteves SC，Miyaoka R，Roque M，et al.Outcome of varicocele repair in men with nonobstructive azoospermia：systematic review and meta-analysis[J].Asian J Androl，2016，18（2）：246-253.

病例 24　血精症的诊断与处理

一、导读

随着社会经济的发展和生活节奏的加快，男性的工作和生活压力也与日俱增，精道疾病的发病率逐年增高，严重影响男性生殖健康。精道即男性精子走行的管道，包括睾丸、附睾、输精管及末端精道等，其中末端精道由精囊、输精管壶腹部及射精管等构成。所谓"血精症"即精液中混有血液，是男科常见疾病之一，其发病原因较复杂，多由于末端精道的病变导致，如微生物感染、精囊或射精管结石、射精管梗阻等，可单种或多种因素同时存在。血精症大多是良性病变，但可造成患者较大的心理恐慌，部分患者可能合并存在不育症，应予以重视。

通过对本病例的学习，希望能够让读者掌握血精症的发生原因、诊断与应对策略。

二、病历简介

（一）病史介绍

患者男性，36 岁。

主诉：射精时精液混有血液 1 年余。

现病史：患者自诉 1 年余前开始出现血精症状，每次性生活射精后即发现精液中混有血液，为暗红色，无射精疼痛，曾于当地医院就诊，诊断为"精囊炎"，给予口服左氧氟沙星 4 周，未见明显好转，遂来诊。腔内超声提示双侧精囊腺腺管扩张，左侧精囊内可见高密度影，考虑为精囊结石，盆腔 MRI 提示：T_1 加权像可见双侧精囊高信号，考虑双侧精囊内出血。盆腔 CT 平扫提示左侧精囊结石。今为进一步治疗收治入院。

既往史：否认糖尿病、高血压病史，5 年前曾行阑尾切除术。

婚育史：已婚已育，育有一子，2 岁，配偶与子均体健。

（二）体格检查

腹部软，无压痛、反跳痛，外生殖器检查未见明显异常。睾丸大小正常，质地可，双侧附睾未触及异常，双侧输精管可触及。直肠指诊：前列腺大小正常，质地可，中央沟存在，两侧叶未触及异常结节，双侧精囊腺未触及。

（三）辅助检查

1. 血常规　未见明显异常。

2. 尿常规　白细胞 0 个 /HP，红细胞 0 ～ 1 个 /HP，尿蛋白（-）。

3. 精液常规　精子浓度 3200 万 /mL，精子活动度 A 级 10%，B 级 17%，C 级 45%，D 级 28%，可见大量红细胞。

4. PSA　tPSA 1.21 ng/mL，fPSA 0.52 ng/mL，fPSA/tPSA 0.43。

5. CT 平扫（病例 24 图 1）　左侧精囊结石。

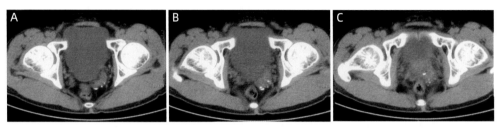

病例 24 图 1　盆腔 CT 平扫提示左侧精囊内结石

A. 膀胱层面；B. 精囊腺层面；C. 前列腺层面。

（四）初步诊断

1. 血精症；

2. 左侧精囊结石；

3. 弱精症。

三、临床决策与分析

根据病史、精液常规、经直肠超声、盆腔 CT 及 MRI 等影像学等证据判断，诊断成立。

根据 2017 年《射精管梗阻与精道内镜技术专家共识》，血精症的诊断应包括临床症状、实验室检查和辅助检查，血精症的病因包括精囊炎、精囊或射精管结石、射精管开口狭窄或梗阻、先天性精道发育异常及精道肿瘤等。该患者为典型血精症状，一般建议给予 2 ～ 4 周抗生素保守治疗，该患者口服 4 周无明显疗效，且 CT 检查发现左侧精囊结石，符合手术适应证，应考虑行内镜手术。根据精道内镜专家共识，顽固性血精一般指的是血精3个月以上，且口服抗生素4周以上无效的患者，可考虑手术治疗。精道内镜手术是利用较细输尿管镜或小儿输尿管镜等，经尿道逆行进入精道，进行探查和操作的手术，精道操作空间小，需要对局部解剖和操作手法有较高的要求，目前常用的两种方法：①经射精管自然开口入路法；②经前列腺小囊侧壁入路法。最终目的在于明确出血的部位和病因，并做相应的处理。

国内外多篇文献证实了精道内镜治疗血精症的长期有效性和安全性，但对于未生育患者，应慎重行精道内镜检查术，精道内镜的并发症主要包括精道的损伤、黏膜损伤、出血等，精道严重畸形的患者，可能因无法成功进镜，存在手术失败的可能。

四、治疗过程

1. 手术情况

（1）患者全身麻醉、截石位下进行，利用精道内镜（一般情况下为F4.5～7）经尿道外口进镜，首先进入膀胱内，观察膀胱各壁及输尿管口是否存在异常，然后从膀胱颈口退镜至后尿道，生理盐水持续冲洗下，观察前列腺小囊及双侧射精管开口的外观和位置关系。

（2）观察双侧射精管开口，可尝试在斑马导丝引导下，利用较细的精道内镜（F4.5或以下）经射精管自然开口逆行进镜，如能成功进镜则可直接进入该侧精囊，此患者术中见射精管开口细小，进镜困难，尝试后仍无法进镜，遂改经前列腺小囊腔进镜，在斑马导丝引导下，经前列腺小囊开口顺利进入小囊腔，术中见前列腺小囊两侧壁约45°位置可见薄弱区（病例24图2箭头处），利用斑马导丝配合脉冲式注水法，探查两侧壁，可发现双侧射精管开口侧壁，精道内镜即可顺利进入，术中见双侧精囊腔内大量陈旧性积血沉积，伴大量混合血性物的精浆溢出，内壁黏膜点状出血，左侧精囊内可见数枚暗黄色结石（病例24图3），大小约0.5～0.8cm不等，利用钬激光适度扩张双侧射精管侧壁，保证镜体顺利通过，并将结石击碎后冲出。双侧精囊内未见占位性病变。

（3）将双侧精囊冲洗干净后，继续进镜至膀胱内，留置斑马导丝，退镜，沿着斑马导丝留置F16导尿管一根。

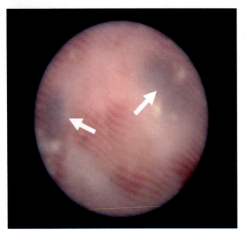

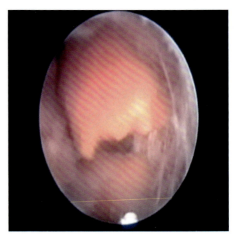

病例 24 图 2　前列腺小囊腔侧壁薄弱区　　　　　病例 24 图 3　左侧精囊结石

2．术后情况及预后　术后患者无明显不适，尿管通畅，但尿液呈暗红色，并伴有部分泥沙样物质引流出，患者自觉导尿管不适，有憋尿感，此时需触诊膀胱区，耻骨上无隆起，叩诊为鼓音，考虑尿液引流通畅，引流出的应为精囊内沉渣样小结石等，伴少量血凝块，此时，应注意安慰患者，并可在术后第二天即拔除导尿管。术中利用斑马导丝留置导尿管的目的在于避免导尿管在置入过程中进入精道腔或摩擦精道开口，以保证尿管的顺利置入。术后应注意患者体温变化，注意有无包皮嵌顿等。

五、经验与体会

（一）血精症是如何发生的，有哪些诱因？

血精症的发生机制还不是十分明确，可能的原因包括：不良的生活习惯，烟酒刺激，频繁过度的性生活，前列腺炎、附睾炎或精囊炎症，尿液反流可能是主要影响因素之一。另外精道的发育异常，如射精管开口狭窄等也可能是血精的重要原因，导致精道局部压力增高、分泌物排出不畅，局部黏膜病变、出血，因此，血精症可能是一种也可能是多种因素综合作用的结果。

（二）手术适应证如何抉择？

以下几点意见可以参考：①顽固性血精，即反复血精 3 个月以上，且口服抗生素等治疗至少 4 周仍无效的血精；②血精合并精囊结石的患者，因结石无法排出可能造成血精反复发作，并加重结石形成，导致恶性循环，应根据病情考虑是否行手术治疗；③经临床诊断为射精管梗阻性无精子症的患者，射精管梗阻性无精子症一般包括"三低"的特有表现，即精液 pH 降低、精浆果糖值明显降低及精液量明显降低（少于 2 mL），腔内超声提示精囊腺管扩张，此类患者应考虑行精道内镜解除梗阻；④怀疑有精囊占位性病变的患者等。

（三）术中的操作要点是什么？术后需注意什么？

术中最主要的操作要点在于操作仔细，避免加重损伤，一般需斑马导丝等的引导进镜，因精囊器官空间小，囊壁薄，如不注意可能导致精囊穿孔等并发症，另外，术中寻找射精管开口或在前列腺小囊侧壁寻找射精管和精囊入路是最重要的步骤，可利用斑马导丝的探查配合脉冲式给水方法来探查，避免盲目、暴力操作造成精囊损伤，术中可适当扩张双侧射精管口，保证引流通畅，注意控制注水压力，同时彻底冲洗精囊。术后应注意嘱咐患者术后 2 周内禁欲，以促进局部精囊黏膜等的修复，2 周后可规律性生活，以保证定期排精，并可将残存的血精排出。

六、患教建议

血精症是男科临床症状，其发病原因相对多样，绝大多数情况下，血精为良性疾病，但可能给患者带来较大的心理恐慌，应给予患者耐心的讲解，术前检查中，应注意精液常规情况、血 PSA 检查结果及盆腔 MRI 检查，尤其是高龄患者合并血精应注意较少见的前列腺癌累及精囊的可能，怀疑精囊结石的患者应加行盆腔 CT。血精的发病机制还不十分明确，有待于进一步研究，包括微生物相关研究等。血精还应该与勃起后血尿、尿道出血等相鉴别，同时精道内镜操作时，除精道还应注意膀胱、输尿管口、尿道等有无异常改变，以免漏诊。

七、专家点评

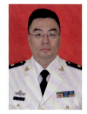

刘智勇，医学博士，生物化学与分子生物学博士后，主任医师，硕士研究生导师，就职于海军军医大学第一附属医院泌尿外科。中国医师协会男科与性医学医师分会副总干事长，中华医学会泌尿外科学分会女性泌尿外科学组副组长，中国医师协会神经调控专业委员会泌尿及脏器神经调控学组副组长。

对于此类血精合并精囊结石的患者，精道内镜有着独特的优势，也符合手术适应证。只有彻底清除结石，解除梗阻，冲洗精囊，才能达到治愈的目的。血精症的认识和精道内镜的操作，国内相关的技术水平居于国际一流水平，国内也制定了精道内镜技术操作的专家共识，有助于形成对血精症治疗和内镜操作的统一规范。

血精症是男科常见症状，患者一般无明显疼痛，但对于心理影响较大，在处理此类患者时，应注意仔细询问病史，做好相关疾病的鉴别诊断，完善检查，注意合并其他疾病的可能性。部分患者血精症有自限性，可通过保守治疗达到治愈目的，对于反复性或顽固性血精症患者，精道内镜的操作技术要求较高，学习曲线较长，应注意轻柔操作，逐步进镜，尤其对于未生育的患者，操作过程应谨慎，以免加重精道损伤，造成并发症。

（刘智勇　海军军医大学第一附属医院）

参考文献

[1]Kumar P, Kapoor S, Nargund V.Haematospermia-a systematic review[J].Ann R Coll Surg Engl, 2006, 88（4）: 339-342.

[2]Bamberger E, Madeb R, Steinberg J, et al.Detection of sexually transmitted pathogens in patients with hematospermia[J].Isr Med Assoc J, 2005, 7（4）: 224-227.

[3]Gustafsson O, Norming U, Nyman CR, et al.Complications following combined transrectal aspiration and core biopsy of the prostate[J].Scand J Urol Nephrol, 1990, 24（4）: 249-251.

[4]Yagci C, Kupeli S, Tok C, et al.Efficacy of transrectal ultrasonography in the evaluation of hematospermia[J].Clin Imaging, 2004, 28（4）: 286-290.

病例 25　射精管梗阻的诊断与处理

一、导读

射精管梗阻是男性无精症的一个重要病因，流行病学的数据表明其占到无精症病因的 5% ~ 10%，临床上根据梗阻的程度将射精管梗阻分为不完全性梗阻及完全性梗阻：不完全性梗阻表现为精液量减少或正常，精子活力低、数量少及畸形率高等，常常容易被当做睾丸生精功能不良而出现误诊及漏诊；完全性梗阻最明显的临床特点即是精液常规未见到精子。近年来，随着精浆生化检测技术的不断发展、经直肠彩超及核磁共振等影像学检查越来越多应用于前列腺和精囊腺疾病的检查，很多射精管梗阻的患者得到确诊。另一方面，电切镜、精囊镜等男科微创技术的进步又使得射精管梗阻的治疗成为可能。本节将以一例典型的射精管完全性梗阻的病例对该疾病的具体诊治过程进行详述。

二、病历简介

（一）病史介绍

患者男性，27 岁。

主诉：婚后不育 2 年。

现病史：患者因婚后未育 2 年来诊，行精液检查发现无精症。患者无任何不适症状。

既往史：无特殊。

（二）体格检查

阴茎发育正常，双侧输精管可触及，双侧附睾及睾丸形态、大小、质地无异常，睾丸无触痛。直肠指检前列腺大小、质地、边界等无异常。

（三）辅助检查

1. 精液检查　精液呈水样，精子数为 0，精液量 0.8 mL，pH 6.9。
2. 精浆生化　果糖水平为 0，中性 α 糖苷酶明显降低。
3. 卵泡刺激素、睾酮、抗精子抗体未见异常。
4. 阴囊彩超　双侧附睾、睾丸未见异常。
5. 经直肠彩超　双侧精囊扩张，直径大小左侧约 2.0 cm，右侧约 1.8 cm，双侧射精管扩张（左侧 2.5 mm，右侧 2.6 mm）。

（四）初步诊断

1. 双侧射精管梗阻；

2. 无精子症。

三、临床决策与分析

1. 手术指征　结合各项检查结果，该患者具备射精管梗阻的典型特点：精液量减少、精子量为 0、精液 pH 酸性、精浆生化果糖降低为 0。具备典型的经直肠前列腺、精囊超声检查表现：精囊扩张直径＞1.5 cm。手术指征明确。

2. 手术评估　术前检查：血常规、肝肾功能、凝血四项、电解质、术前感筛五项、胸片、心电图未见异常，无手术禁忌证。

3. 手术方式　经尿道射精管切开术。对无精症的患者，行手术之前明确睾丸的生精功能很关键，因而术前一般需行输精管造影术。

四、治疗过程

1. 手术情况

（1）在阴囊的体表投影处做一长约 0.5 cm 的纵向切口，分别探查两侧输精管；尖刀半环形切开输精管，显露管腔，可见乳白色渗出液流出，吸精针吸取少许置于玻片上涂平，于 400 倍显微镜下观察可见到活动良好的精子。取 F18 静脉留置针，拔除针芯后，朝远端方向直接插入输精管管腔，注入泛影葡胺造影剂约 10 mL 后受阻，术中 X 线提示双侧精囊、射精管扩张。再向输精管远端注入稀释的亚甲蓝液约 10 mL 后受阻，观察尿管尿液约 5 分钟未见变蓝，证实射精管梗阻。

（2）改截石位，直视下经尿道置入电切镜，边进边观察，尿道无异常，精阜稍隆起（病例 25 图 1），精阜两侧未观察到明显的射精管开口，斑马导丝探查亦未能找到射精管。行直肠指检前列腺按摩，在精阜区域亦未能观察到有液体溢出；电切精阜（病例 25 图 2），按薄层切除法，当切平精阜，显露前列腺小囊，按摩前列腺可见浑浊色精液自精阜两侧溢出，射精管梗阻解除。小心进行创面电凝止血，导丝引导下留置 F16 导尿管，结束手术。

2. 术后情况及预后　术后尿管留置 3 天后拔除（视创面大小，导尿管一般情况下留置 3～7 天，以使创面充分愈合，减轻尿液反流和感染）；嘱术后 2 周后开始规律排精（每周 1～2 次）；术后第一个月复查精液常规。

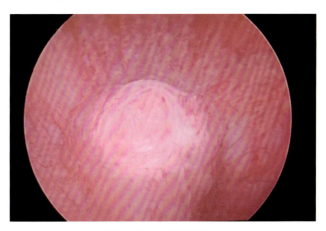

病例 25 图 1 精阜镜下观

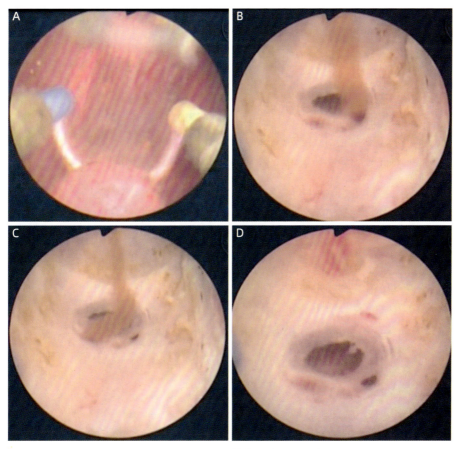

病例 25 图 2 经尿道射精管等离子电切术步骤

A. 等离子切开精阜；B. 左侧射精管溢出精液；C. 右侧射精管溢出精液；D. 术后大体观。

五、经验与体会

(一)射精管梗阻的病因分析

关于射精管梗阻的病因,目前来说主要有以下几方面:①先天性发育异常。前列腺囊肿占先天性发育异常的绝大部分,如 Mullerian 管囊肿和 wolffian 囊肿,此外还有先天性射精管、输精管囊肿即精囊缺如等;②泌尿生殖系的感染。如前列腺炎、前列腺脓肿、后尿道炎及性传播疾病等;③医源性的损伤。经尿道前列腺电切术后射精管瘢痕形成、长期留置导尿管、盆腔及直肠手术后等;④除了机械性的梗阻外,有些学者认为某些药物亦可能造成射精管的功能性梗阻,如 α 受体阻断剂、抗抑郁药等可能影响射精管和精囊平滑肌的收缩功能而影响其排空,导致"功能性梗阻"。临床医师应该依据病史及检查结果尽量寻找每个患者的病因,做到个体化治疗。

(二)关于射精管梗阻的诊断

1. 精液常规分析　呈水样,量少,双侧射精管完全梗阻时 $<1\,mL$,仅含前列腺液成分,pH 低呈酸性;当射精管不完全梗阻时精液量可能正常或稍减少,其主要表现有精液量少($<1.5\,mL$),精子活力低(30%),精子量少($<20\times10^6$ 个/mL),精子畸形率高,pH 可能正常或偏酸性。因射精管不完全性梗阻精液常规结果与睾丸生精功能不良差别不大,因而临床上常常造成误诊或漏诊,在临床工作中务必完善此类患者的检查,特别是经直肠的前列腺超声检查,明确诊断。

2. 经直肠超声诊断的表现主要有以下几点　精囊扩张 $>1.5\,cm$;射精管扩张直径 $>2.3\,mm$;精阜内或射精管钙化结石形成;近精阜中线或偏离中线处发现囊肿形成,可提示 Mullerian 管囊肿和 wolffian 囊肿。以上四条中满足其中一条即可确立诊断。而对于有条件的医疗机构,建议行前列腺及精囊 MRI 检查,其成像更清晰、分辨率更高、诊断更明确。

3. 射精管梗阻的诊断除了以上两个重要检查外,应该还需要完善血清性激素水平、抗精子抗体及射精后第一次排尿的尿沉渣分析(排除逆行性射精)等检查来明确诊断。

(三)关于手术方式的思考

复习文献表明射精管病变,包括梗阻、结石或囊肿,当其与精阜表面距离在 $1.0\sim1.5\,cm$ 时比较适合行经尿道射精管切开术,疗效以精阜中线或偏心线囊肿为最佳。而术中应注意使用薄层电切法,当切至显露射精管开口时即可,避免切除过深出现直肠损伤，电凝止血时亦勿过度，避免尿道括约肌损伤和加重术后瘢痕形成致再狭窄或闭塞。另外，随着近些年精囊镜技术的不断成熟，使用精囊镜镜体或借助球囊对射精管进行扩张，或者经前列腺小囊对精囊进行开窗术亦能达到解除梗阻的效果，而不一定需要行电切术。

传统的标准射精管切开术前需行输精管切开造影术证实输精管的通畅及精子的存在，但如今后这一术式是否一定要实施值得商榷。一方面，经尿道射精管电切术是属于内镜下无体表切口的微创术式，而输精管切开造影术为开放手术，按目前微创优先的手术理论，应该先行微创手术；另一方面，虽然显微输精管吻合术通畅率极高，但行切开造影术后狭窄梗阻的风险仍存在，其利弊应该仔细斟酌，且术前务必与患者充分沟通。学者认为对于经直肠超声及精液常规结果检查高度提示射精管梗阻，特别是合并结石、钙化、囊肿的患者可直接先行经尿道射精管切开术，术中配合直肠指检前列腺按摩以达到解除梗阻的效果，术后密切规律随访精液常规，若仍未能观察到精子存在再进一步寻找病因也未尝不可。

六、患教建议

在疾病的诊治过程中都存在一定的风险，良好的医患沟通能够缓和医患矛盾，避免不必要的医疗纠纷。无精症可能是由射精管、输精管、附睾梗阻甚至睾丸生精功能障碍引起，因而术前确定输精管通畅、睾丸生精功能正常尤为关键，需要行代价最小的输精管切开造影及精子检查术，但输精管切开再吻合后亦有狭窄或完全梗阻的可能，因而需要向患者详细说明；射精管切开术后射精管出现狭窄再发、逆行性射精、尿失禁、附睾炎、附睾梗阻的可能，以上要点均应与患者进行详细沟通，取得其充分理解后方可进行下一步治疗。

七、专家点评

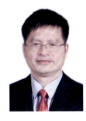

莫曾南，教授，广西医科大学基因组与个体化医学研究中心主任，第八届教育部科学技术委员会委员，中国医防整合联盟副理事长，广西医师协会临床精准医疗专业委员会主任委员，广西医学会临床流行病学与循证医学分会副主任委员。主持国家自然科学基金项目7项、国家重点研发计划精准医学重点专项项目1项。发表论文100多篇，H指数38。2009年国家级教学成果二等奖获得者。

当前，对于射精管梗阻引起的无精症及弱精症患者，行经尿道射精管切开术是最有效的治疗方法。术前诊断尤为重要，除了常规的精液常规、精浆生化、性激素等检查外，务必要行经直肠的前列腺和精囊腺的检查，而有条件的医疗机构则建议行前列腺及精囊的核磁共振检查，其成像更清晰、更直观、分辨率更高，能使诊断更明确，同时还应注意患者既往有无尿道、骨盆外伤史及前列腺、直肠的手术史，行射精后第一次尿液沉渣镜检找精子，以排除逆行性射精的可能，尽可能地明确诊断以使手术做到有的放矢。

经尿道射精管切开术是经自然腔道的微创术式，术前有无必要行输精管切开造影术可结合具体病情而定，务必要和患者沟通并详细说明输精管切开造影术的风险，在征得患者同意的基础上先行射精管电切术，视术后精液常规的变化再进一步探寻病因亦是一种可行的治疗手段；另一方面，近些年随着精囊镜技术的不断成熟，利用精囊镜对射精管进行疏通扩张或精囊腺开窗术亦可达到解除梗阻的目的，此术式减少了电切对尿道括约肌、前列腺、直肠损伤的发生率，更安全、微创，有条件的机构可尝试探索及开展。

（陆　铮　广西医科大学第一附属医院；莫曾南　广西医科大学）

参考文献

[1]Hendry WF, Levion DA, Parkinson MC, et al.Testicular obstruction: clinicopathological studies[J].Annals of the Royal College of Surgeons of England,2003,49(6): 396-407.

[2] 李虎，何祖强，董超雄，等.精囊镜联合电切镜治疗射精管梗阻性无精子症 19 例分析 [J]. 中国性科学, 2015, 12（24），64-66.

[3] 涂响安，孙祥宙，邓春华. 显微男科手术学 [M]. 北京：人民卫生出版社，2014：203-209.

[4]Fisch H, Kang YM, Johnson CW, et al.Ejaculatory duct obstruction[J].Curr Opin Urol, 2002, 12（6）：509-515.

[5]Turek PJ, Magana JO, Lipshultz LI.Semen parameters before and after transurethral surgery for ejaculatory duct obstruction[J].J Urol, 1996, 155（4）：1291-1293.

病例 26　输精管梗阻的诊断与处理

一、导读

临床上，输精管梗阻较常见的病因是以避孕为目的的输精管结扎术。据统计在美国每年约有 50 万例输精管结扎术，约 6% 的人最终会要求行输精管复通术；我国 1997 年的资料显示在 2.2 亿对夫妻中约 10% 采取了输精管结扎术作为避孕措施。由此可见输精管吻合术的病例数仍较多，亟需广大医务工作者进一步优化治疗方法。自从 Quinby W 于 1919 年报道了第一例输精管吻合术以来，经过广大泌尿外科医师的不断探索与努力，该术式不断得到改进与发展。

早期的输精管吻合术是基于裸眼的术式，术中于输精管管腔内留置一根丝线，术后 12 ~ 14 天再将其拔除，总体复通率约 38%。20 世纪 60 年代，借助低倍放大镜，使得输精管管腔的辨识更为清晰，黏膜缝合对合更为精确，加上管腔留置丝线支架（术后 2 周左右拔除），虽然有增加感染的风险，但总体上仍提高了复通率和受孕率。到 20 世纪 70 年代后期，随着显微镜技术大规模应用于外科领域，显微输精管吻合术逐渐成为主流，显微镜下能使手术可视化及稳定性得到明显改进，使管径仅 0.3 mm 的输精管的对合能顺利进行。Siber 首先报告了该术式，并强烈推荐双层吻合法，此法有利于输精管远近端管腔大小不一致的吻合，能保证对合得更加紧密防止精液外漏，数据显示该术式术后复通率和受孕率分别达到 96% 和 54%。

二、病历简介

（一）病史介绍

患者男性，41 岁。

主诉：双侧输精管结扎术后 10 年。

现病史：患者 10 年前因避孕行双侧输精管结扎术，现因要求"恢复生育能力"来诊。

（二）体格检查

外生殖器发育正常，阴毛男性分布。阴囊双侧输精管精索部均可触及硬性结节，双侧附睾饱满，轻触痛。

（三）辅助检查

1. 精液常规未见到精子。

2. 卵泡刺激素、睾酮、抗精子抗体未见异常。

3. 阴囊彩超　双侧附睾饱满，呈条索状扩张；经直肠彩超提示前列腺、精囊无异常。

（四）初步诊断

1. 双侧输精管结扎术后；

2. 无精子症。

三、临床决策与分析

1. 该患者病史明确，10年前行双侧输精管结扎术，现要求"恢复生育能力"。

2. 手术方式的选择及利弊

（1）基于裸眼的输精管吻合术：优点是手术时间短、过程简单；缺点是吻合对位不确切，术后狭窄概率高，复通率低。

（2）基于显微镜的输精管吻合术：优点是复通率高；缺点是步骤相对繁琐，耗时长，需要配置显微镜。

基于以上术式的比较分析，决定为该患者实施显微镜下输精管端端吻合术。

四、治疗过程

1. 手术情况

（1）切口选择：根据体格检查的结果，于双侧阴囊输精管精索部触及硬性结节，以左手拇指和示指捏住输精管结节并尽量靠近阴囊表面，选择结节的阴囊体表投影处做约1cm的纵向切口，输精管分离钳分离阴囊肉膜快速找到输精管结节位置（如果触不到输精管结节则可选择腹股沟与阴囊连接处下方平行于精索的方向做2～3cm的垂直切口，暴露精索后沿其走行逐渐游离寻找输精管，如仍未发现则可适当延长切口）。

（2）游离输精管：寻找到输精管结扎闭锁段后，用输精管固定钳固定并进一步向两端游离出正常的输精管（目标是游离出闭锁段上下方的正常输精管，游离要充分，确保无张力吻合）。当游离出断端后使用丝线缝合固定，避免回缩而致寻找困难。操作的时候务必注意保护带有血管的输精管外膜、输精管动脉及精索下神经。

（3）检测输精管通畅性及精子：使用带凹槽的输精管固定钳固定输精管，手术刀横断输精管梗阻上下端，检查断端的正常白色黏膜环和肌肉层的一致性及血运情况，若切面不理想，再切除 0.5 mm，直至显露正常输精管管腔、黏膜肌层分界清楚，血供良好为止。

此时应注意观察近端输精管末端是否有渗液，使用灭菌的载玻片触碰，并在专业显微镜下检查精子的情况，如果未发现精子则可挤压远端附睾和输精管弯曲段进一步检查。本例患者可观察到近端输精管断端有明显乳白色渗液，显微镜下可见到活动良好的精子。

使用动脉留置软针头往远端输精管注入约 5 mL 稀释的亚甲蓝注射液，观察尿管颜色，若变蓝则说明输精管远端通畅，否则说明有梗阻存在，应进一步行输精管造影等检查明确梗阻部位。本例患者可观察到尿管尿液变蓝。

（4）显微镜下输精管端端双层吻合（病例 26 图 1，病例 26 图 2）：首先将输精管两断端无张力下自然平放，六针法标记需要缝合的部位（病例 26 图 1A），黏膜层一般选用 9-0 或 10-0 的尼龙线吻合，外进内出法将线结打于黏膜外（病例 26 图 1B）。

（5）用 8-0 的尼龙缝线缝合肌层，入针位置应选择黏膜缝线之间，一般缝 8～12 针（病例 26 图 1C）。肌层缝合完毕后缝合外膜及周围组织覆盖输精管以减轻吻合口张力（病例 26 图 1D）。

（6）检查伤口彻底止血，4-0 可吸收缝线间断缝合肉膜及皮肤，视切口大小决定是否放置胶片引流条，结束手术。

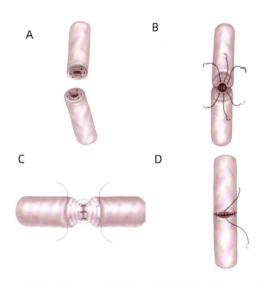

病例 26 图 1　显微镜下输精管端端双层吻合术步骤

A. 标记吻合点的位置；B. 吻合黏膜层；C. 缝合肌层；D. 缝合外膜层。

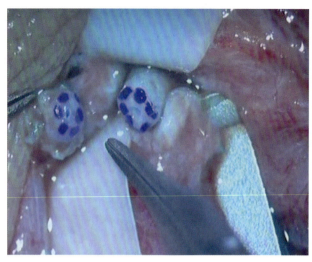

病例 26 图 2　显微镜下输精管六针定位所见

2．术后情况及预后　患者术后采用丁字带阴囊托举法2周，减轻吻合口张力及减轻水肿的发生。1个月后自觉阴囊坠胀感好转，3个月后复查精液常规可见到活动精子，手术复通成功。

五、经验与体会

（一）输精管梗阻的常见病因有哪些？

输精管梗阻最常见的病因为以避孕为目的的输精管结扎术，该病因只要有明确病史，诊断不难，但应尽量详细追问手术方式，是单纯结扎还是结扎后切断，术前应仔细进行体格检查，触诊阴囊，明确输精管是否存在结节、结节位置及结节两端是否为输精管的延续等，这对术中如何选择切口极为重要，术前做到心中有数。

除上述有较明确的病因之外，输精管梗阻病因众多，如先天性及后天性输精管节段性闭塞或缺如、医源性（如腹股沟疝修补、盆腔手术误伤等）或外伤性（如睾丸、阴囊撞伤，骨盆骨折等）、性病（如淋病、梅毒）及生殖系统结核等。

（二）输精管梗阻术前需要完善哪些生化检查？

输精管梗阻术前评估的一个重要部分为生化检查，包括卵泡刺激素、睾酮、抗精子抗体、精液常规、精浆生化等。研究表明术前卵泡刺激素升高的患者，提示可能存在生精功能障碍，术后为了提高受孕率需要借助辅助生殖技术的可能性大大提高；睾酮水平则是对睾丸的功能进行评估；抗精子抗体和生育能力之间的相关性目前仍存在争议，由于大部分男性在输精管结扎术后都可产生抗精子抗体，因此检测抗精子抗体值有助于判断其复通术前后的改善情况。精浆生化主要为果糖测定和中性 α 糖苷酶测定，果糖是由精囊腺分泌的，因而其浓度降低提示精囊梗阻可能性大；80% 中性 α 糖苷酶是由附睾分泌，因而其浓度降低提示输精管、附睾梗阻可能性大，这对于判断梗阻部位及手术选择意义重大。

（三）输精管吻合术后如何随访？

标准的输精管吻合术后随访为 1 个月、3 个月、6 个月、9 个月、12 个月复查精液常规，大多数患者于术后 4 周精液中即可检测到精子，如果精子活力很差应该检查性激素水平、抗精子抗体。如果术后 6 个月精液常规仍没有检测到精子，则视为复通失败，可考虑再次手术吻合或建议患者采取辅助生殖技术生育。但临床上亦常遇到因输精管结扎术后睾丸、阴囊或会阴部疼痛而要求复通的患者，此类患者大多无再次生育要求且多数伴有精神心理因素，因而在行输精管吻合复通术后，随访的重点应在症状是否改善。

六、患教建议

输精管梗阻属于无精症的一种类型，当前最常见的病因为输精管结扎术导致，除此之外还包括先天性及后天性输精管节段性闭塞或缺如、医源性或外伤性、性病及生殖系统结核等，术前务必详细了解病史，明确病因，明确手术适应证，避免做无意义的手术，避免不必要的医疗纠纷。

对于术前合并有阴囊、睾丸、腹股沟或骨盆疼痛的患者，术后疼痛仍可能持续存在、缓解不明显甚至加重的可能。原因可能为复通失败、心理因素及其他引起骨盆疼痛的原因等。这类患者要在获得充分理解后方能进行手术治疗。

七、专家点评

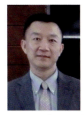

张炎，医学博士，主任医师，教授，博士研究生导师，中山大学附属第三医院不育与性医学科主任。亚洲男科学协会常务委员，中国男科显微外科培训中心副主任，中国性学会理事（第七届），中国性学会性医学分会副主任委员兼秘书长（第七届），中国医师协会男科与性医学医师分会常务委员（第四届），广东省医学会男科学分会副主任委员，广东省医师协会男科医师分会副会长，广东省泌尿生殖协会男性生殖医学分会主任委员。主持国家自然科学基金项目 3 项，改良显微输精管附睾管吻合手术视频收录于美国泌尿外科协会手术视频图书馆（AUA Surgical Video LIBRARY 2013）并在 2013 美国泌尿外科年会演示。

当前,输精管梗阻在我国仍具有较高的患病率,特别是行结扎术后的患者更多。随着国家生育政策的改变,二胎的需求增加,另一方面由输精管梗阻所带来的附睾淤积性胀痛极大地影响着患者的生活质量,因而要求行复通术的患者越来越多,而如何提高复通率和受孕率则成为外科医师所需要重点关注的问题。综合输精管吻合术的历程,借助显微技术的输精管吻合术无疑具有无可比拟的优势,它能使吻合对位更精确、术野更清晰,特别在输精管腔大小不一致的情况下经过双层吻合法亦能取得良好的效果,因而显微输精管吻合术已成为当下输精管复通术的主流术式。

另外,近几年随着达芬奇手术机器人的出现,微创外科进入了新的时代,借助机器人操作系统,手术的可视化、灵活度、稳定性等都得到了极大的提升,特别是稳定性方面克服了人手在显微操作下的颤抖问题,从而成为输精管吻合术的又一选择。已有的前瞻性对照试验研究表明:机器人输精管吻合术的复通率和精子质量恢复率高于显微输精管吻合术。但相关的研究目前仍较缺乏,且机器人操作系统复杂、费用高昂,其真正的临床效益及风险仍有待评估。

(钱　冲　玉林市第一人民医院;张　炎　中山大学附属第三医院)

参考文献

[1]Barone MA, Hutchinson PL, Johnson CH, et al.Vasectomy in the united states, 2002[J].J Urol, 2006, 176 (1):232-236.

[2] 涂响安,孙祥宙,邓春华. 显微男科手术学 [M]. 北京:人民卫生出版社,2014:108-114.

[3]Silber SJ.Microscopic vasectomy reversal[J].Fertil Steril, 1977, 28 (11):1191-1202.

[4]Jay I, Sandlo W. 生殖显微外科医师实用手册 [M]. 辛钟成,郭应禄,译. 北京:北京大学医学出版社,2015:42-57.

病例 27　附睾梗阻的诊断与处理

一、导读

附睾梗阻是男性精道梗阻的常见类型之一，常见的病因有附睾炎、睾丸外伤、输精管结扎术及先天性畸形等。输精管附睾吻合术是治疗附睾梗阻的一种有效术式。通过对本病例的学习，希望能够让读者掌握附睾梗阻的病因、临床诊断、处理和治疗策略。

二、病历简介

（一）病史介绍

患者男性，32 岁。

主诉：婚后不育 4 年。

现病史：患者婚后未行避孕措施 4 年，一直不育，多次精液常规检查均未找到精子，无睾丸疼痛、会阴部不适等症状。

既往史：10 年余前曾患过附睾炎，经抗生素抗感染治疗后好转。

（二）体格检查

双侧输精管可触及，双侧附睾饱满（尾部未触及明显结节），睾丸无触痛；直肠指检前列腺未见异常。

（三）辅助检查

1. 精液常规　精子数为 0，精液量 2.5 mL，pH 7.36。
2. 精浆生化　果糖水平正常，中性 α 糖苷酶明显降低。
3. 卵泡刺激素、睾酮、抗精子抗体未见异常。
4. 阴囊彩超　双侧附睾饱满，附睾管呈现扩张征；经直肠彩超提示前列腺无异常、双侧精囊无扩张。

（四）初步诊断

梗阻性无精症（附睾梗阻可能性大）。

三、临床决策与分析

1. 手术指征　患者无精症诊断明确。既往有附睾炎病史，结合精液量、精浆生化、阴囊彩超结果提示附睾梗阻可能性大；经直肠超声基本排除射精管梗阻可能。

综上分析，有手术探查指征。

睾丸活检与输精管造影，作为过去精道重建术的常规术前检查，现今许多中心不再常规实施，其理由如下：①输精管造影本身可以导致继发性梗阻；②输精管造影不通畅不代表泥鳅导丝不能疏通成功；③开放活检病理结果准确，但是由于粘连等因素可以使后续吻合手术难度加大；④穿刺活检创伤小，但是可能下调实际病理级别；⑤即便活检显示生精正常，也不能排除睾丸内梗阻。当然，对于多种结果互相矛盾，诊断结论不一致时，上述检查仍具有较大价值。

2. 手术方式的选择　纵向双针套叠法显微输精管、附睾吻合术。

四、治疗过程

1. 手术情况

（1）手术显微镜套好无菌保护套，检测灯光、焦距调试正常。

（2）平卧位、全身麻醉。阴囊正中纵向切口，先探查右侧附睾（亦可先左侧）。可以看到部分迂曲扩张的附睾管。

（3）游离输精管至附睾尾部，于输精管直曲交界处，半切开输精管显露管腔，向输精管远端推注稀释的亚甲蓝液，发现尿管尿液变蓝，证明远端输精管通畅。

（4）从附睾尾部开始，显微镜下附睾被膜开窗，寻找到较为扩张的附睾管后，用 8-0 的尼龙缝线将输精管后壁含肌层的外膜和目标附睾管附近的附睾浆膜缝合 2～3 针固定，减小张力。再用两根 10-0 的尼龙双针缝线纵向缝合附睾管，暂不出针，眼科显微刀在两针之间纵向切开附睾管（纵向套入法，病例 27 图 1，病例 27 图 1C 为纵向单针吻合术，在此主要是展示附睾管的吻合方式），吸精针吸取少量附睾液置于玻片上，40 倍放大显微镜下观察能否看到活动良好的精子，如果没有发现精子则应继续在更高的位置切开附睾被膜，直到找到适宜的小管并在显微镜下观察发现精子为止（该病例于附睾中部观察到精子）。如最终仍未能找到则可能提示睾丸生精功能障碍，建议行睾丸活检术加以证实。

（5）在输精管断端用记号笔标记四点，分别为 1、5、7 和 11 点，然后依次拔除附睾管上的两针，缝针依次从标记的输精管断端位置内进外出，最后逐渐收紧缝线打结，使切开的附睾管套入输精管管腔内。再用 8-0 尼龙线将输精管前壁含肌层的外膜和附睾被膜缝合 8～12 针固定。

（6）术中同法证实左侧附睾管亦存在梗阻，行左侧输精管附睾吻合术。彻底止血，留置胶片引流，分层缝合阴囊各层，加压包扎。

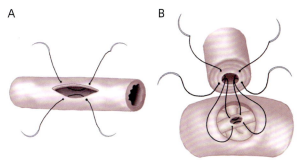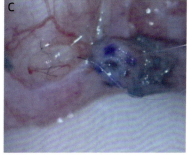

病例27图1　纵向双针法

A. 纵向双针切开；B. 纵向双针套入；C. 显微镜下所见。

2．术后情况及预后

（1）术后一般处理：术后24小时拔除伤口引流条，早期采用阴囊托举法有效减轻吻合口张力及减轻阴囊水肿的发生，出院后用丁字带将阴囊托起2周。术后分别于第1个月、3个月、6个月、9个月、12个月复查精液常规。该病例于第3个月复查时发现精子存在。

（2）常见并发症

1）出血、阴囊血肿：此手术一般出血较少，术中注意使用电刀及双极电凝止血，关闭切口前应仔细检查止血，术后加压包扎等均在一定程度上杜绝出血并发症的发生。

2）感染：会阴部是非清洁切口，较易引发伤口感染，推荐使用抗生素预防感染，及时伤口换药，保持会阴部清洁卫生。

3）吻合复通失败：输精管附睾吻合术复通失败率20%～30%，手术方式的改进及适应证的严控有助于提升复通率。

4）睾丸萎缩：比较罕见，可能为术中误伤睾丸动脉所致，显微镜下仔细操作有助于避免此并发症，当患者曾经接受过精索静脉曲张手术或者其他腹股沟手术史时，既往手术对睾丸血管、淋巴系统的影响必须预先考虑。

五、经验与体会

（一）如何诊断梗阻性无精子症及梗阻部位？

梗阻性无精子症的病因较为繁杂，附睾水平梗阻的诊断需要综合评估，患者多无明显的症状，大多是因婚后未育而行精液常规检查发现的，因而术前务必完善相关检查，逐步排查可以按照以下顺序进行：

1. 精液常规检查 至少三次标准的检查结果未见到精子的存在，精液量＞1.5 mL，pH 呈碱性。

2. 详细的病史记录 附睾炎(睾丸及阴囊的红、肿、热、痛病史)、性传播疾病(如淋病等)、睾丸外伤(踢伤、撞伤、骨盆及会阴部损伤病史)、输精管结扎术及先天性畸形（包括睾丸发育不良)、家族史等。

3. 详细的体格检查 阴茎的发育是否异常；阴囊、睾丸及精索的触诊，了解睾丸大小、质地，附睾形态是否饱满、完整，双侧是否触及输精管等。术前与家属充分沟通。

4. 精浆生化检测 果糖水平降低提示射精管梗阻可能性大，中性 α 糖苷酶明显降低提示输精管、附睾梗阻可能性大；但是生化检查是相对指标，需要综合分析。

5. 血液性激素（FSH、INH-B)、抗精子抗体及染色体核型、Y 染色体微缺失检查有利于无精症的病因明确。

6. 阴囊彩超了解双侧睾丸大小、附睾形态是否饱满、附睾管是否扩张；经直肠前列腺、精囊彩超检查，了解精囊腺是否扩张、前列腺是否有钙化等，有条件可行前列腺、精囊 MRI 检查。

综合以上几方面的检查结果，评估梗阻的存在及梗阻的部位。

（二）术前是否要常规行附睾或睾丸穿刺活检？

理论上分析，如果精液常规检查未见到精子，而附睾、睾丸穿刺液能找到精子，则进一步提示附睾水平梗阻的概率更大。但附睾穿刺有一定的局限性，由于是盲穿，有时需要多部位多次穿刺才能取到附睾液，可能在穿刺部位造成梗阻、血肿等，且不一定都能观察到精子，因而在临床实践中需要慎重考虑。总体而言，对于有可能实施输精管附睾吻合术的患者，不提倡附睾穿刺。而关于睾丸穿刺，穿刺活检创伤小，但是可能下调实际病理级别，即便活检显示生精正常，也不能排除睾丸内梗阻。当然，对于多种结果互相矛盾，诊断结论不一致时，上述检查仍具有较大价值。

（三）如何提高输精管附睾吻合术的成功率？

输精管附睾吻合术因附睾管纤细，显微技术要求较高，对于显微男科医师来说，建议接受正规显微男科手术的培训，作者的体会是先熟练掌握显微精索静脉结扎术后再尝试开展该术式。术中应注意的细节：①输精管的游离要确保不损伤输精管动脉；②输精管游离的长度要适中，避免吻合张力过大；③选择吻合的附睾管时，应选择饱满、较直的管道进行吻合；④由于缝线非常细小，应先将输精管末端后壁与附睾被膜固定 2～3 针，减轻吻合口张力后再行输精管内膜与附睾管的吻合。除纵向双针法之外，横向双针法亦是另一种广为应用的输精管附睾吻合方法（病例 27 图 2，病例 27 图 2C 为横向单针吻合术，在此主要是展示附睾管的吻合方式）。

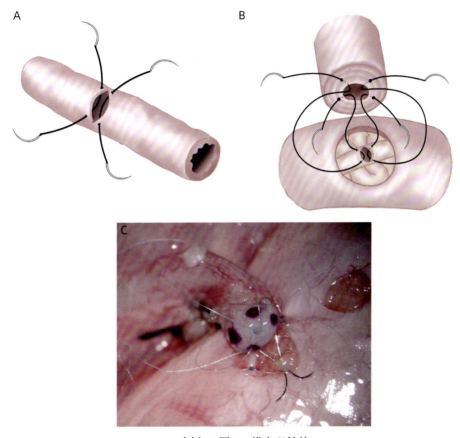

病例 27 图 2　横向双针法

A. 横向双针切开；B. 横向双针套入；C. 显微镜下所见。

六、患教建议

无精症病因复杂多样，附睾梗阻仅是其中病因之一，如果是梗阻性，其定位、是否能实施手术、手术类型等常常在术中才能明确。手术有一定的探查、诊断性质；另外行输精管附睾吻合术后存在复通率及受孕率不同的问题，因而作为临床医师，务必在术前与患者进行充分沟通，避免不必要的医疗纠纷，主要注意以下几个方面：

1. 手术是具有某种程度的诊断性、探查性的手术，如术中未能在附睾管中发现精子的存在，建议行睾丸活检术，若睾丸活检仍未能发现精子，则考虑生精功能障碍。

2. 复通率、受孕率：应向患者及家属解释术中明确附睾梗阻后，即使行了输精管附睾吻合术，术后复通率大约仅有 70% 左右，即使复通成功受孕率亦不可个体化精准预估，总体大概约 40%，有可能仍需借助辅助生殖技术进行生育。

3. 精道复通失败率 20% ~ 30%。

4. 阴囊血肿，术中彻底止血、术后加压包扎阴囊可有效减少其发生。

5. 睾丸萎缩，术中分离输精管时仔细操作，避免损伤输精管动脉、睾丸动脉。特别是行精索静脉曲张结扎术后的患者，可能已致睾丸动脉损伤，此时更应该保护好输精管动脉。

在取得患者充分理解后方能进行手术治疗，从而避免不必要的医疗纠纷。

七、专家点评

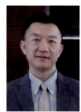

张炎，医学博士，主任医师，教授，博士研究生导师，中山大学附属第三医院不育与性医学科主任。亚洲男科学协会常务委员，中国男科显微外科培训中心副主任，中国性学会理事（第七届），中国性学会性医学分会副主任委员兼秘书长（第七届），中国医师协会男科与性医学医师分会常务委员（第四届），广东省医学会男科学分会副主任委员，广东省医师协会男科医师分会副会长，广东省泌尿生殖协会男性生殖医学分会主任委员。主持国家自然科学基金项目 3 项，改良显微输精管附睾管吻合手术视频收录于美国泌尿外科协会手术视频图书馆（AUA Surgical Video LIBRARY 2013）并在 2013 美国泌尿外科年会演示。

附睾梗阻是梗阻性无精症的常见类型，引起附睾梗阻的因素复杂多样，如附睾炎、睾丸外伤、输精管结扎术及先天性畸形等，由于输精管造影术可以导致继发梗阻而不再常规推荐，加上酶学检查的相对性、输精管本身梗阻的诊断缺乏特异指标和手段，因而该类手术具有一定程度的探查性质，能不能实施吻合术，往往最终在术中才能最终明确。作为规培的初级医师在临床上遇到无精症的病例时，务必如上所述对患者进行详细的病史询问，以及充分的辅助检查来综合性评估其病因，从而避免不必要的手术。

而无精症一旦考虑为附睾水平的梗阻，行显微镜下输精管附睾吻合术是目前治疗的首选方法，该术式是显微男科最具技术挑战的手术之一，需要术者具备熟练的显微外科技术及丰富的经验，建议至少应该在熟练掌握显微精索静脉结扎术后才开展此项手术。显微输精管附睾吻合术的成功率一般约 70% 左右，自然受孕率约 40%，术后仍有借助人工辅助生殖生育可能，因而术前需与患者详细沟通，避免医疗纠纷。另一方面，同样有不少附睾梗阻患者，多次辅助生殖失败，通过显微手术成功获得生物学后代。

（张 炎 中山大学附属第三医院）

参考文献

[1] 涂响安，孙祥宙，邓春华 . 显微男科手术学 [M]. 北京：人民卫生出版社，2014：108-114.
[2] Jay I，Sandlo W. 生殖显微外科医师实用手册 [M]. 辛钟成，郭应禄，译 . 北京：北京大学医学出版社，2015：42-57.

病例 28 包茎的诊断与处理

一、导读

包茎是指在阴茎疲软状态下，包皮完全覆盖阴茎头使之不能正常外露，用手不能上翻包皮使阴茎头露出。包皮环切术又称割礼，已有 5000 多年的历史，其在非洲开展最早，目前各国泌尿外科、男科医师也提倡包皮环切手术。包皮环切术从无麻醉（人工按住患者），到使用麻醉药进行阴茎阻滞麻醉、阴茎浸润麻醉、硬膜外麻醉、静脉麻醉、麻醉软膏阴茎表面麻醉等，麻醉技术使患者脱离了撕心裂肺的痛苦。初期包皮环切因无缝合技术，只是用中药等涂在切口，感染率高。后来，有人用头发或马尾缝合切口，到现代用丝线、可吸收线等进行间断缝合或使用生物黏胶黏合切口等，使切口愈合大大加快。包皮环切术先后使用了原始石刀、指甲、金属刀、电刀、环切器等工具，手术速度和安全性明显提高。手术方式有背侧包皮切开环切术、血管钳引导包皮环切术、袖套式包皮环切术、血管缝扎后包皮环切术、包皮环切器环切术等，不同的术式有不同的优点和缺点。术后包扎有纱布包扎、头巾包扎、凡士林纱条包扎等，有利于减少术后出血、水肿等。本节我们主要介绍包皮环切术的两种常用开放术式。

二、病历简介

（一）病史介绍

患者男性，20 岁。

主诉：发现包皮完全覆盖龟头 20 年。

现病史：患者出生后包皮一直完全覆盖龟头，现要求手术而来诊。

既往史：无特殊。

（二）体格检查

阴茎在非勃起状态时，包皮完全覆盖阴茎头，用手上翻包皮不能使阴茎头及冠状沟显露（病例 28 图 1）。

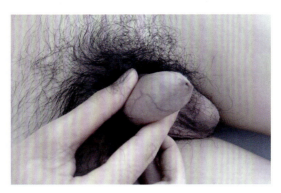

病例 28 图 1 　包茎

（三）辅助检查

1. 血常规　白细胞计数 7.6×10^9/L，中性粒细胞百分比 64%，血红蛋白 116 g/L，血小板计数 135×10^9/L。

2. 尿常规　白细胞（－），红细胞（－），脓细胞（－）。

3. 凝血功能　凝血酶原时间 12.3 秒。

（四）初步诊断

包茎。

三、临床决策与分析

1. 手术指征

（1）患者包茎，易导致包皮红肿、包皮炎、阴茎头炎和包皮垢积聚，甚至可引起性伴侣的阴道内感染；因反复的慢性炎症感染和包皮垢的长期刺激，发生阴茎癌的风险较正常人明显增高，且还可能诱发性伴侣宫颈癌等，手术指征明确。

（2）包茎的其他手术指征：包茎同时存在包皮良性肿瘤且可以同时切除者；反复发作包皮炎，感染已控制；包皮口狭窄影响性生活或反复出现包皮嵌顿，排尿困难；包皮曾经嵌顿，但已复位，组织水肿消退，炎症已控制。

2. 手术禁忌证

（1）血友病等严重出血倾向患者。

（2）先天性阴茎异常，包括阴茎下曲、尿道下裂、隐匿性阴茎等。

（3）包皮炎症急性期。

3. 手术评估　包皮环切术为一级手术，血白细胞、血小板、凝血功能正常，没有上述禁忌证一般可进行手术。

4. 手术方案　包皮环切术。

5. 围术期的注意事项

（1）存在包皮炎症者，必须控制好感染再手术。

（2）术前一天洗澡注意清洗干净整个会阴。

（3）术前备皮，部分学者认为不强调必须剃阴毛。

（4）糖尿病患者须控制好血糖后方可手术。

（5）体位取平卧位，麻醉使用利多卡因环形皮下注射阴茎根部做阻滞麻醉；小儿多用全身麻醉；另外复方利多卡因乳膏涂抹使用方便，不引起麻醉部分的包皮水肿，麻醉效果也不错。

（6）术后注意观察阴茎头血供、有无切口红肿渗液等。

四、治疗过程

（一）常见手术方式

1. 背侧剪开包皮环切术

（1）用 2 把血管钳在 12 点位钳夹提起包皮，钳尖距冠状沟 0.5～0.8 cm 做裁剪定位。另一把血管钳在 6 点位夹住包皮，钳尖距冠状沟 1 cm。从阴茎背侧 2 把血管钳间剪开包皮至钳尖（病例 28 图 2），上翻使阴茎头外露，使用碘伏液再次消毒包皮内板和阴茎头。

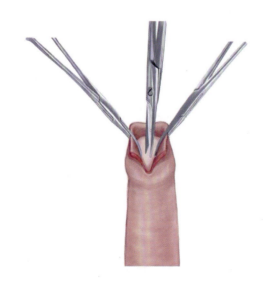

病例 28 图 2　步骤 1

（2）均匀牵拉血管钳使包皮平整展开，剪刀从阴茎背侧切口处分别经两侧距冠状沟0.5～0.8cm向系带处剪开包皮，须注意系带处的内板保留长约1cm以免系带保留过短（病例28图3）。

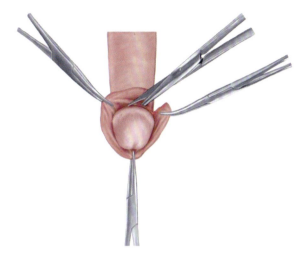

病例28图3　步骤2

（3）将阴茎皮肤推向阴茎根部以显露剪开的创面，寻找出血点局部电凝止血，或用细线结扎（病例28图4），较小的渗血可不予以处理或用纱布压迫即可止血，系带处应止血彻底，但应注意避免过度使用电凝而导致系带皮瓣缺血、坏死影响切口的愈合。

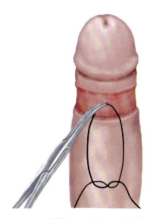

病例28图4　步骤3

（4）用 0 号丝线或 6-0 可吸收线先在 6 点位采用 "U" 形缝合系带和外板（病例 28 图 5），再于 12 点位间断缝合包皮内、外板，以定位准确避免包皮扭转导致阴茎侧歪，然后分别在 3 点位、9 点位缝合包皮内、外板，打结后留长线尾备用。分别在两个点位等距离加缝 2 ～ 3 针。

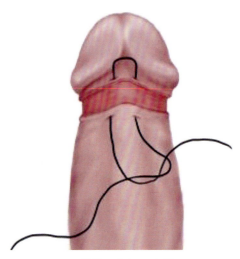

病例 28 图 5　步骤 4

（5）用 12 点位、6 点位、3 点位及 9 点位的长线尾结扎固定凡士林纱条，以使凡士林纱条包绕、压迫切口，有一定的止血作用。凡士林纱条表面使用无菌纱布、自黏胶布或用丝线缝合纺纱加压包扎，纱布远端位于冠状沟边缘，以压迫内板减少水肿。部分医师认为可不用凡士林纱条，直接包扎纱布。

（6）术后第 7 天，打开外层纱布，撤除凡士林纱条，拆掉缝线（可吸收线不用拆，自行吸收或脱落），无菌纱布包扎切口。

2. 袖套式包皮环切术

（1）阴茎疲软状态下，用标记笔在包皮外板冠状处标记椭圆形环切线（病例 28 图 6），系带处画成倒 "V" 形以保留足够的系带。上翻包皮露出冠状沟，在内板距冠状沟 0.5 ～ 0.8 cm 标记与外板线平行的画线（病例 28 图 7）。

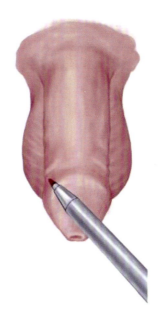

病例 28 图 6　标记椭圆形环切线

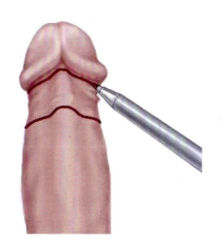

病例 28 图 7　标记与外板线平行的画线

　　（2）用刀或剪刀分别沿标记线切开包皮内、外板（病例 28 图 8），纵向切开内、外板两线间的皮肤，在阴茎浅筋膜表面分离包皮、切除标记线范围内的包皮（病例 28 图 9）。

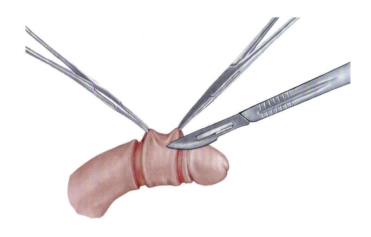

病例 28 图 8　用刀或剪刀分别沿标记线切开包皮内、外板

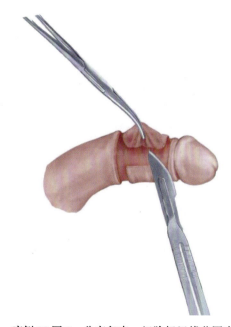

病例 28 图 9　分离包皮、切除标记线范围内的包皮

（3）结扎止血、缝合及包扎同背侧剪开包皮环切术。

（二）术后情况

术后清醒后（全身麻醉患者）即可离院，交代患者注意观察敷料是否有血染、包皮水肿是否明显等，并尽量少走动。如果纱布被尿液浸湿，需要切口换药。术后禁止性生活1个月。

（三）预后

包皮环切术后7天拆线，可吸收线不用拆线，2～4周吸收，一般无特殊情况，愈合良好。

五、经验与体会

（一）局部解剖

阴茎皮肤皮下结缔组织疏松，缺乏皮下脂肪，所以包皮有很大的伸展性。妊娠12周时阴茎皮肤开始向前移行包裹阴茎头，形成包皮，其外层称之为包皮外板，内层为包皮内板，内、外板汇合包绕形成的圆口状称包皮口。包皮腔是内板与阴茎头之间空间范围。阴茎腹侧正中的包皮与尿道外口相连的皮肤皱褶称为包皮系带。阴茎勃起时包皮系带牵拉阴茎头以避免阴茎头反翘。

（二）手术注意事项

1. 背侧剪开包皮环切术

（1）提钳要均匀对称，勿过度用力，以防出现留下的包皮一部分多，另一部分少，需花时间修整或导致切除包皮过多。

（2）剪刀须锋利，建议一步到位切开包皮，否则切口呈锯齿状，影响愈合且创面不美观。

（3）止血应仔细，以避免术后出血、血肿形成。

（4）6点位的"U"形缝合线打结松紧要合适：过紧影响系带血供致愈合延迟；过松会使包皮内外板对位不紧密易出血。

（5）晚上口服己烯雌酚2～4mg，有利于年轻人抑制阴茎勃起，减少切口出血和疼痛。

2. 袖套式包皮环切术 应在阴茎浅筋膜的层面分离，避免损伤阴茎的血管及神经。如果是包茎，先做冠状沟处做环形包皮外板切口，将包皮外板远端剥离并向阴茎头牵拉，纵向剪开包皮外板、内板，在内板距冠状沟0.5～0.8cm环形切除包皮。

六、患教建议

1. 手术指征 包茎因易导致包皮红肿、包皮炎、阴茎头炎和包皮垢积聚，其至可引起性伴侣的阴道内感染；因反复的慢性炎症感染和包皮垢的长期刺激，发生阴茎癌的风险较正常人明显增高，且还可能诱发性伴侣宫颈癌等，所以手术指征明确。

2. 手术风险

（1）麻醉并发症，严重者可致休克，危及生命。

（2）心脑血管意外。

（3）损伤周围神经等。

（4）手术医师可能会在术中根据患者具体情况改变手术方式，如包皮系带成形术、包皮阴茎头松解术等。

（5）术后出血，有再次手术止血可能。

（6）术后感染，伤口愈合不良等术后并发症。

（7）勃起功能、性功能障碍。

（8）瘢痕增生，外观不满意。

3. 替代治疗方案　观察等待。

4. 替代治疗方案的风险

（1）包茎和包皮过长使尿液潴留于包皮腔内引起潮湿，促使病原菌大量增殖，导致包皮红肿、包皮炎、阴茎头炎和包皮垢积聚，甚至可引起性伴侣的阴道内感染。

（2）包茎、包皮过长因反复的慢性炎症感染和包皮垢的长期刺激，发生阴茎癌的风险较正常人明显增高，且还可能诱发性伴侣宫颈癌。

（3）包茎、包皮过长因平时阴茎头接受外界刺激少，可能导致早泄。

（4）包皮过长在上翻包皮时易出现包皮嵌顿，如不及时处理嵌顿，外皮呈环形卡压阴茎可能会出现阴茎头缺血、坏死。

（5）包茎如发生粘连致包皮口针孔样大小、尿道外口狭窄，则可能出现尿线变细、排尿困难、尿潴留，甚至腹股沟疝、肾积水和肾损害等。

七、专家点评

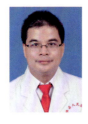

商昌欢，主任医师，横州市人民医院医务部部长，中华医学会泌尿外科学分会第十二届委员会基层学组成员，广西抗癌协会泌尿男生殖系肿瘤专业委员会肾癌学组副组长，广西医师协会泌尿外科医师分会中青年委员会副会长，广西医学会泌尿外科学分会第九届委员会委员，广西医师协会第二届临床精准医疗专业委员会常务委员。

　　包茎是男性生殖器常见疾病，对自身及性伴侣有潜在的危害性，其诊断及治疗是泌尿外科住院医师规范化培训要求掌握的基本内容。本例对包茎诊治、两种不同包皮环切手术方式做了详细全面的阐述，虽然是一级手术，作者在经验与体会中分享了如何使切口愈合好、手术效果更美观、患者有更好获益的方法，有助于年轻泌尿外科住院医师提高理论与操作技能。

（商昌欢　横州市人民医院）

参考文献

[1]Mitchell SW, Wachtel MS, Sheng Ping Y, et al.Countries with high circumcision prevalence have ower prostate cancer mortality[J].Asian Journal of Andrology, 2016,（1）：39-42.

[2] 李巍巍 . 包茎包皮过长的危害及对男性生殖健康的影响分析 [J]. 中国实用医药,2016,11(4)： 283-284.

[3]Burton A.Circumcision reduces cervical cancer risk[J].The Lancet Infectious Diseases, 2002, 2（6）：320-320.

[4] 陈在贤 . 男科手术技巧与并发症防治 [M]. 北京：人民军医出版社，2010：42-43.

[5] 杨本海,贾超,刘涛,等 . 复方利多卡因乳膏在微创包皮环切术中的应用 [J]. 皖南医学院学报, 2018，37（2）：167-169.

病例 29 包皮过长的诊断与处理

一、导读

包皮过长是指在阴茎疲软状态下，包皮完全覆盖阴茎头使之不能正常外露，但手动上翻包皮能完全露出阴茎头。开放包皮环切术需耗一定的时间，且切口修裁不整齐亦不美观，故多年来许多学者对包皮环切的手术方式、工具等不断探讨，以追求缩短手术时间、减少并发症等更加满意的效果。环切器的出现使包皮环切术不再局限于只使用刀和针线进行切割、修整、止血、缝合及包扎，其不断被运用和创新，使包皮环切术操作更简单快捷、安全美观。本例我们主要介绍环切器的使用方法及注意事项。

二、病历简介

（一）病史介绍

患者男性，25 岁。

主诉：发现包皮过长 25 年。

现病史：患者因自幼即包皮过长来诊，要求使用环切器行包皮环切术。

（二）体格检查

阴茎在非勃起状态时，包皮完全覆盖阴茎头，用手上翻包皮后能使阴茎头及冠状沟显露（病例 29 图 1）。

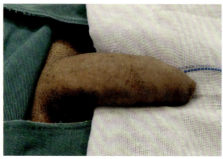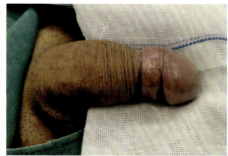

病例 29 图 1 体格检查

（三）辅助检查

1. 血常规 白细胞计数 $5.9×10^9/L$，中性粒细胞百分比 56%，血红蛋白 113 g/L，血小板 $114×10^9/L$。

2. 尿常规 白细胞（−），红细胞（−），脓细胞（−）。

3. 凝血功能 凝血酶原时间 11 秒。

（四）初步诊断

包皮过长。

三、临床决策与分析

1. 手术指征 包皮过长，影响生活，患者要求治疗，有手术指征。
2. 禁忌证 同包茎。
3. 手术评估 同包茎。
4. 围术期的注意事项 同包茎。

四、治疗过程

（一）常见手术方式

1. 一次性包皮环切器 包皮环切器有其独特的优点和快捷速度，先后有 Gomco 钳包皮切除术、Mogen 钳包皮环切术、Tara 环切器、韩国 Good Male 包皮环切器等（病例 29 图 2）。

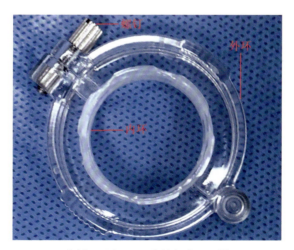

病例 29 图 2 一次性包皮环切器

（1）使用配套的内径孔卡尺测量未勃起的阴茎尺寸（病例 29 图 3），选用合适型号的环切器。

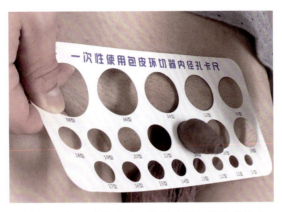

病例 29 图 3　内径孔卡尺测量未勃起的阴茎尺寸

（2）先把环切器内环套在阴茎上（病例 29 图 4），如为包茎则先行包皮背侧剪开（病例 29 图 5），然后用 4 把血管钳在 3 点位、6 点位、9 点位及 12 点位提起包皮并将包皮外翻完全包裹内环（病例 29 图 6）。

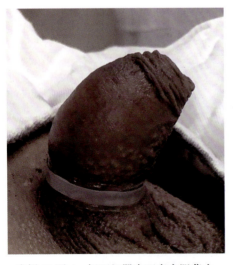

病例 29 图 4　把环切器内环套在阴茎上

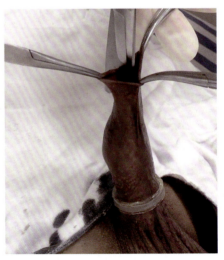

病例 29 图 5　剪开包皮背侧

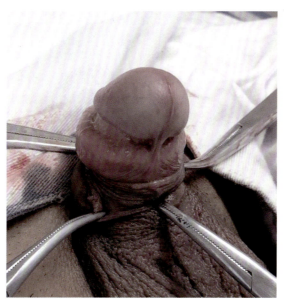

病例 29 图 6　包皮外翻包裹内环

（3）整理包皮避免出现褶皱，调整内环边缘距冠状沟 0.5 ～ 0.8 cm 并使阴茎伸直时系带无张力，套上外环（病例 29 图 7），拧好螺钉（病例 29 图 8），并用血管钳旋紧（病例 29 图 9）。

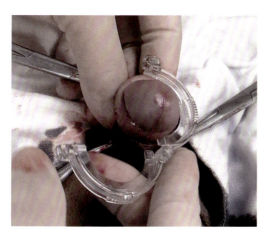

病例 29 图 7　阴茎套上外环

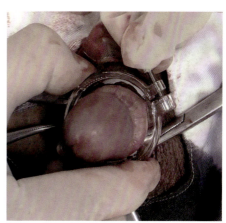

病例 29 图 8　拧好螺钉

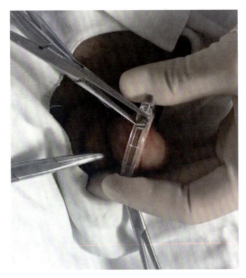

病例 29 图 9　旋紧血管钳

（4）在环切器内、外环之间剪去多余的包皮（病例 29 图 10），术毕（病例 29 图 11）。

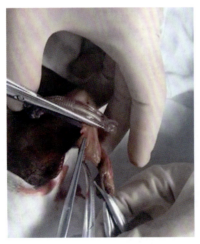

病例 29 图 10　剪去多余的包皮

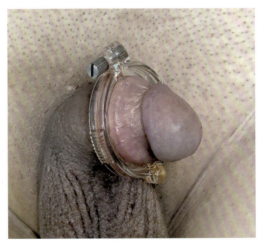

病例 29 图 11　术毕所见

（5）术后 7～10 天拆环。

2. 包皮切割缝合器　目前较为流行的包皮切割缝合器更加简便、快捷，切缘整齐，缝合均匀（病例 29 图 12）。缝合钉宽 3.8 mm，两钉间隙 1.4～18 mm，规格有 9、11、15、21、27、33 六种。

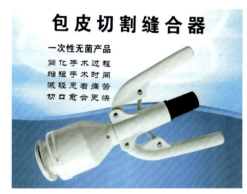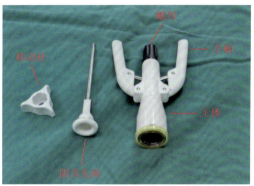

病例 29 图 12　包皮切割缝合器

（1）使用阴茎头测量片正确测量阴茎头大小，选取对应的规格产品（病例 29 图 13）。先将包皮翻下后用测量片套在阴茎头至冠状沟 2/3 处；如有包茎无法翻出龟头，可以连同包皮一起测量同样的位置，然后取小一型号的产品进行手术。

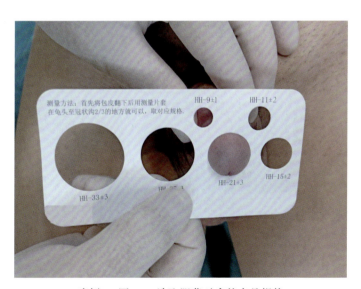

病例 29 图 13　选取阴茎对应的产品规格

（2）用 2～3 把血管钳提起包皮，把阴茎头座置于阴茎头上，使包皮包裹阴茎头座，罩在阴茎头上的阴茎头座顺冠状沟方向偏斜约 35°左右，不要压住系带（病例 29 图 14）。如包茎先行包皮背侧剪开。注意把有黑色标记线的一面对准腹侧或背侧位置以方便下一步操作。

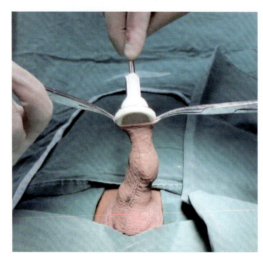

病例 29 图 14　把阴茎头座置于阴茎头上

（3）小心固定包皮，勿使阴茎头座移动以避免切割包皮不匀称，主体的中心孔与阴茎头座的黑色标记线相对应后插入主体，使用移动杆拧紧黑色螺母（病例29 图 15）。

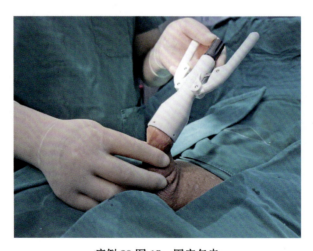

病例 29 图 15　固定包皮

（4）去除主体上的黄色保险销，缓慢用力捏合二手柄到底，3 秒后松开（病例29 图 16）。注意：有落空感后不必再用力捏合，超过 45 kg 以上的捏合力手柄会自断，这是安全保护。

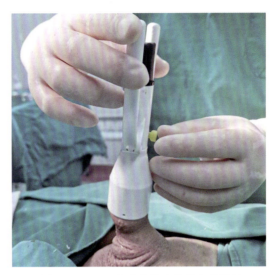

病例29 图16　去除主体上的黄色保险销

　　（5）逆时针方向旋转松开黑色螺母（病例29 图17），小心退出阴茎头座，如包皮黏附于切割器，则用手指或剪刀头往下轻拨即可使包皮脱落（病例29 图18）。

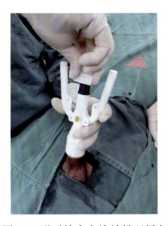

病例29 图17　逆时针方向旋转松开黑色螺母

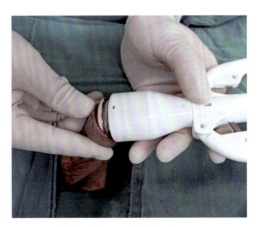

病例29 图18　脱落包皮

　　（6）用小剪刀或刀片在黄色软垫上每隔2～3颗钉切断垫片以方便脱钉，并可减少包皮水肿时呈圈状勒住阴茎加重水肿，影响血供（病例29 图19）。如有少量出血采用按压止血后包扎，适当加压包扎（病例29 图20）。

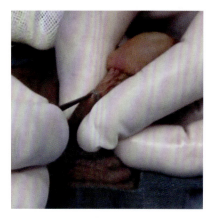
病例 29 图 19　脱钉

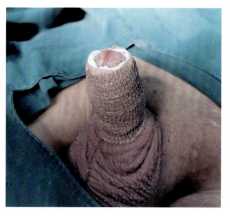
病例 29 图 20　按压止血包扎

（二）预后

包皮环切术后所使用的环大部分 2～4 周脱落，一般无特殊情况，愈合良好。

五、经验与体会

1. 手术治疗的好处

（1）对男性本身的好处

1）包皮炎、阴茎头炎得到有效降低。

2）减少包皮垢形成，包皮垢引起的阴茎头溃烂和尿道外口狭窄也相应下降。

3）降低阴茎癌发生率。

4）降低患前列腺癌风险。

5）有效降低性传播疾病如艾滋病、梅毒、人乳头状瘤病毒的感染。

6）对早泄具有一定的治疗作用。

（2）对性伴侣的好处

1）减少阴道内感染的风险。

2）降低宫颈癌的发生率。

2. 手术注意事项

（1）一次性包皮环切器

1）环切器型号过大或过小易造成患者阴茎疼痛、包皮水肿和术后愈合延迟。

2）确保包皮内板匀称及包皮内外板之间无扭转才能套上外环。

3）下环后，缺血坏死的痂皮完全脱落时间较长，如一旦切口感染、裂开，则愈合时间较长。

（2）包皮切割缝合器

1）包皮因炎症明显增厚、包茎特别严重的，尤其是儿童，不建议采用此种术式。

2）选择合适的产品规格是手术成功的关键因素之一：过大规格的包皮切割缝合器致使阴茎头座无法完全进入包皮腔，并紧密地罩在阴茎头上；过小规格的包皮切割缝合器会使包皮残留过多，或切割缝合器的主体不能插入。

3）包皮水肿：任何方式的包皮环切术都会使淋巴液、组织液或多或少渗到包皮内而出现不同程度的包皮水肿，水肿周期约一周左右，部分患者水肿持续时间较长。包皮切割缝合器的内板和系带不能留得过长，保留的长度在 8 mm 左右最佳，水肿一般较轻。包皮切割缝合器在两个钉之间有空隙会让淋巴液、组织液经包皮切口渗透出体外。如术后出现包皮水肿，一般无须采取特殊处理，等待水肿自行消退；如水肿严重，可行"针刺"挤压减轻局部水肿情况。

4）血肿：通常是在术中包皮切割缝合器不能完全封闭，导致部分包皮小血管没有钉住或卡住，或在不注意的情况下，牵拉阴茎后导致血管断端回缩，产生继发的出血和局部血肿。为了预防血肿的产生，在整个手术过程中，应在阴茎的自然状态下操作完成，不能在切割后人为地拉长阴茎。如术中发现有严重血肿可先挤出淤血，然后加压血肿处 1～2 分钟，观察是否停止出血。如果出血停止，则加压包扎，局部淤血一般在一周左右慢慢吸收。

5）切口撕裂：手术 10 天内不能自行把缝钉垫圈和缝合钉拆掉，淋浴、运动、切口局部的摩擦易造成伤口裂开。如切口裂开可用碘伏浸泡清洗伤口，每日 2 次，约 10 天左右，通常 1 周左右愈合。

6）脱钉延迟：缝合钉一般 2～4 周脱落，但仍有部分至 8 周以上甚至更长时间才能脱落；或因局部刺激疼痛，部分患者选择复诊拆除缝合钉，这有可能降低患者满意度。

六、患教建议

患者诊断包皮过长明确，手术指征充分，手术方式有开放包皮环切术和使用环切器等，患者要求使用环切器手术。向患者及家属阐明环切器特有的并发症如脱钉延迟等，且有可能出现环切器打开包装后不适用浪费的情况。

七、专家点评

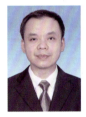

钱冲，主任医师，玉林市第一人民医院医务部部长，中国医疗保健国际交流促进会泌尿健康促进分会委员，广西医师协会泌尿外科医师分会青年委员会副会长，广西医学会男科学分会常务委员，广西医师协会男科医师分会委员，获广西医药卫生适宜技术推广二等奖。

包皮过长相对于包茎来说在成人中的比例较高，也是泌尿外科住院医师规范化培训要求掌握的内容。本例主要介绍了一次性包皮环切器、包皮切割缝合器的操作技巧、作者的使用经验与体会，尤其对如何选择大小合适的手术器械，以及如何避免术后水肿、血肿、伤口撕裂等进行了分享。对包皮环切术新器械、新术式的介绍，丰富了包皮环切手术方式的内容，给泌尿外科医师提供了新知识、新技术。

（钱 冲 玉林市第一人民医院）

参考文献

[1] 邓春华，戴宇平，陈炜. 男科手术学 [M]. 北京：人民卫生出版社，2012：164-197.

[2] Schoen EJ. The relationship between circumcision and cancer of the penis[J]. Ca Cancer J Clin, 2010, 41（5）：306-309.

[3] Morris BJ, Waskett JH. Circumcision reduces prostate cancer risk[J]. Asian Journal of Andrology, 2012, 14（5）：661-662.

[4] Templeton DJ, Millett GA, Grulich AE. Male circumcision to reduce the risk of HIV and sexually transmitted infections among men who have sex with men[J]. Current Opinion in Infectious Diseases, 2010, 23（1）：45-52.

[5] Jing Jing G, Chuan X, Jing Jing Z, et al. Effects of adult male circumcision on premature ejaculation：results from a prospective study in China[J]. Hindawi Publishing Corporation BioMed Research International, 2015, 2015：417846.

[6] Xavier C, Bosch FX, Nubia M, et al. Male circumcision, penile human papillomavirus infection, and cervical cancer in female partners[J]. New Engl and Journal of Medicine, 2002, 346（15）：1105-1112.

病例 30　包皮环切术后并发症的诊断与处理

一、导读

随着卫生知识的普及和人们对自身健康的重视，包皮环切手术率日益增高。尽管包皮环切术按手术分级管理制度的划分只是一级手术，但手术成败将影响患者终生，甚至有可能出现难以接受的并发症。因此泌尿外科医师必须熟练掌握、运用包皮环切术的技术、理念及新器械。

二、病历简介

（一）病史介绍

患者男性，30 岁。

主诉：包皮环切术后阴茎皮肤缺损 1 个月。

现病史：患者 1 个月前在当地医院行包皮环切术，术后阴茎疼痛，渗液，排尿从阴茎头腹侧流出，当地予导尿、伤口换药、抗炎等处理，为进一步治疗而来诊。

（二）体格检查

包皮缺失，尿管外露，创面渗液（病例 30 图 1）。

（三）辅助检查

1. 血常规　白细胞计数 $9.6 \times 10^9/L$，中性粒细胞百分比 63%，血红蛋白 128 g/L，血小板 $225 \times 10^9/L$。

2. 尿常规　白细胞（−），红细胞（−），脓细胞（−）。

3. 凝血功能　凝血酶原时间 9 秒。

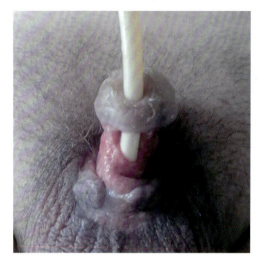

病例 30 图 1　体格检查所见

（四）初步诊断

1. 包皮环切术后包皮缺失；

2. 尿道瘘。

三、临床决策与分析

1. 手术指征　患者包皮缺失，尿道瘘，需手术修复外皮、恢复尿道。

2. 手术评估

（1）血常规：白细胞计数 9.6×10^9/L，中性粒细胞百分比 63%，血红蛋白 128 g/L，血小板 225×10^9/L。

（2）尿常规：白细胞（-），红细胞（-），脓细胞（-）。

（3）凝血功能：凝血酶原时间 9 秒。

经伤口换药，创面炎症控制，出现新鲜肉芽组织。

3. 手术方案　Ⅰ期包皮修复、尿道成形术。

4. 围术期的注意事项

（1）创面炎症必须控制，新鲜肉芽组织生长良好。

（2）术后注意观察阴茎头及皮瓣血运等。

四、治疗过程

1. 手术过程

（1）用 3/0 丝线缝吊龟头以牵引固定，往尿道外口插入 F12 硅胶导尿管。

（2）距肉芽创面 0.2 cm 切除边缘组织，清创水肿肉芽组织，反复清洗。松解尿道，无张力缝合尿道黏膜成形尿道。裁剪设计阴囊皮瓣蒂转移将阴茎覆盖缝合，放置胶片引流。固定尿管，内用网眼纱包扎阴茎，外用敷料固定，术毕（病例30图2）。

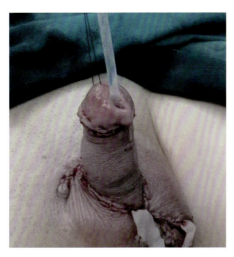

病例 30 图 2　术毕所示

2．术后情况　回病房 6 小时后半流饮食，第 2 天普食，2 周后拔除尿管、排尿通畅后出院。

3．预后　出院后 1 个月复诊，患处皮肤生长良好，无尿瘘，尿线较粗，无尿道狭窄表现。

五、经验与体会

（一）出现包皮尿道缺失的原因及预防措施

1．原因

（1）包皮环切手术时，剥离过深误伤尿道或破坏尿道局部的血供，引起缺血坏死，尿道瘘口形成。

（2）包皮系带与包皮外板缝合过紧，导致局部缺血愈合不良，继发切口感染，破坏尿道海绵体形成瘘口。

（3）包皮环切术后包扎过紧，未能注意观察血供及时松开。

2．预防措施

（1）包皮环切手术中不应剥离超过阴茎浅筋膜层面，特别注意在冠状沟处尿道，仔细保护该处的细小血管。

（2）采用"U"形缝合系带与包皮外板时线结不要结扎过紧，以防结扎切口皮缘缺血坏死。

（3）包扎松紧合适，密切观察包皮、阴茎头血运情况。

（二）包皮环切术的其他并发症及防治

1. 切口出血

（1）常见的原因为术中遗留较大出血点未止，或术后因阴茎勃起结扎线、血痂脱落，或缝合时缝针刺破血管壁，加压包扎未能彻底止血。阴茎背侧和包皮系带为常见的出血部位。出血多在手术的当天或次日，特别在夜间熟睡阴茎勃起的时候。

（2）预防与处理：①术中止血应可靠、彻底，不要遗留未处理的血管断端。如术中已形成局部小血肿，应仔细分开、清除血肿，结扎或电凝回缩的血管断端，特别要注意包皮系带两侧的小动脉及阴茎背侧较粗大的阴茎背浅静脉。②对轻微的出血点，纱布压迫 2～3 分钟或电凝精准止血。③包皮系带处应采用"U"形对合创面缝合，有较好的止血效果。④术后（尤其是在手术当天或术后第 1 天）口服己烯雌酚抑制阴茎夜间勃起，可以有效预防切口继发出血。术后发生在缝线周围的点状出血，可压迫数分钟即可，必要时做"8"字缝合止血。对较大的活动性出血，应将出血处两侧的缝线拆除，仔细找到出血点，电凝或结扎止血，重新缝合包皮切口。

2. 包皮系带水肿

（1）常见原因

1）包皮系带处内板遗留过长。

2）凡士林纱条包扎过紧，影响包皮切口远端的淋巴回流。

3）包皮缝合后形成环形压力，影响包皮切口远端的淋巴液回流。

4）术后当天站立过久或步行时间过长，致阴茎长时间的下垂，不利于包皮切口远端血液和淋巴液的回流。

5）袖套式包皮环切术时皮肤切除超过了浅筋膜层面，破坏了局部血液和淋巴循环，导致术后淋巴回流受阻，出现包皮系带水肿。

6）使用的包皮环切器内环内径过小或位置不妥，部分影响淋巴回流。

（2）预防措施

1）包皮系带的保留适当，长度在 0.8～1.0 cm。

2）系带两侧包皮内板与外板缝合后张力不能过大。

3）凡士林纱布要平整压在切口表面，12点位、6点位、3点位及9点位之间，特别是包皮系带两侧，凡士林纱条不能压迫过紧。

4）袖套式包皮环切术应在阴茎浅筋膜层面上分离，以防损伤小血管及淋巴管。

5）选择包皮环切器的型号时，应依据测量自然状态下的阴茎周径，选用恰当的型号；另外，使用包皮环切器时在包皮系带处不要保留过多，并注意其安放的位置，即环切器的腹侧与阴茎长轴的夹角＞90°，防止环切器内环下部阻碍淋巴回流。

（3）处理：包皮系带水肿如系凡士林包扎过紧，立即松解凡士林纱条，局部用30%硫酸镁湿敷或热敷、红外线理疗。对系带水肿程度较重者，消毒局部皮肤后用针刺破包皮挤出组织液，减轻水肿，必要时使用抗生素预防系带水肿处包皮感染。

3．阴茎包皮淋巴水肿　呈透明状，凹陷性水肿，多见于包皮环切术数日后。

（1）常见原因：术中破坏了较多的淋巴管，大量淋巴液漏出形成阴茎包皮水肿。

（2）预防措施：术中创面勿过深，不超越阴茎浅筋膜平面，结扎或电凝条索样组织，尽量保护淋巴管。

（3）处理

1）轻度包皮淋巴水肿无须特殊处理，淋巴微循环重建后即消退。

2）中度包皮淋巴水肿，注射器针头多点穿刺水肿处，挤压，使淋巴液从针眼溢出，然后用无菌纱布加压包扎。

3）重度包皮淋巴水肿，用较粗的注射器针头多点贯通穿刺水肿处，将消毒后的自体头发经穿刺针导引留在包皮内，头发两端均外露，防止穿刺针道闭合以持续引流淋巴液，利于消除水肿。待水肿消退后拔除自体头发。酌情口服抗生素。

4）口服地奥司明能促进淋巴回流，改善微循环，有一定的消除包皮水肿的作用。

4．阴茎头溃疡粘连

（1）常见原因：多见于明显粘连的包茎术后，尤其儿童常见。多因术中暴力剥离包皮与阴茎头之间的粘连，使阴茎头表面皮肤剥脱，导致术后发生浅表溃疡，并与包皮发生粘连，有时候会形成"皮桥"。

（2）预防措施：术中分离包皮与阴茎头时要轻柔，减少阴茎头损伤，分离后用单层凡士林纱布覆盖阴茎头，利于痂下愈合，注意不要包绕尿道外口以免影响排尿。包茎粘连严重者，先把包皮剥离阴茎头，红霉素眼药膏涂创面，待创面愈合后再择期行包皮环切术。

（3）处理：出现阴茎头溃疡粘连后需正确处理创面，定期更换敷料，必要时口服抗生素。

5. 切口感染　包皮切口感染多发生在手术后 4 ～ 7 天，表现为切口皮肤红肿、黄白色分泌物较多。

（1）原因

1）术前包皮炎、阴茎头炎较重且未控制；糖尿病患者血糖未控制；长期服用免疫抑制剂或糖皮质激素患者。

2）嵌顿时间长的包茎急诊行包皮复位＋包皮环切手术，导致切口感染。

3）术中无菌操作不严格。

4）手术操作粗糙，包皮切缘过多电凝止血。

5）术后切口未能保持干燥，或切口被尿液反复污染。

（2）预防措施

1）术前控制好包皮炎、阴茎头炎和血糖等。

2）嵌顿包茎先行复位，水肿、炎症消退后再手术。

3）包皮口感染者，术前应口服或局部使用抗生素控制感染后再实施包皮环切手术。

4）术野进行严格消毒，术中严格无菌操作，手术操作精细，彻底止血，防止术后血肿形成诱发感染。

5）包皮腹侧切口包扎的纱布应远离尿道外口，以防尿液污染敷料和切口。

6）包皮边缘精准止血，避免过度电凝影响包皮血供导致皮缘缺血坏死。

（3）处理

1）合理应用抗生素，糖尿病者用药控制好血糖。

2）拆除包皮切口红肿处的部分缝线，撑开切口，引流血肿或炎性渗出液，有利于感染的控制。

3）做好切口创面的处理，清除变性坏死的组织，碘伏溶液或 1 ： 5000 浓度的高锰酸钾溶液浸浴，及时更换创面敷料。

4）必要时取分泌物行细菌培养，按药敏结果选用抗生素。

5）勿过度行走或久站，多卧床休息。

6. 包皮切口的裂开或延期愈合　包皮环切手术后第 7 天拆除切口缝合线，部分包皮切口裂开，或未能一期愈合而需要经过数天的局部换药方能愈合（病例30图3）。

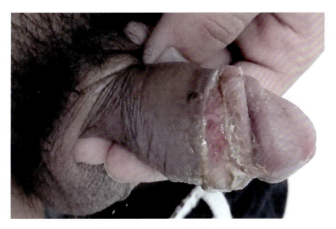

病例 30 图 3　包皮切口裂开

（1）常见原因

1）术前包皮的局部感染没有控制，术中消毒不严密，切口污染导致切口的愈合能力下降。

2）手术中过多电凝，破坏包皮血供，影响了包皮的血运和切口的愈合。

3）使用包皮环切器时，包皮因慢性炎症增厚，相对于环切器内、外环之间的间距较窄，外环压榨致包皮部分断裂而裂开。

（2）预防措施

1）包皮急性炎症期不能手术。

2）手术中避免过多应用电刀或激光刀做包皮内、外板皮肤的切开、分离和切口皮缘的电凝止血。

3）包皮慢性炎症增厚时，不推荐使用包皮环切器手术。

（3）处理

1）包皮切口裂开或延期愈合，一般无须二期缝合，局部清创后加强伤口换药，必要时使用抗生素加强抗感染，一般都可自行愈合。

2）如局部感染重、分泌物多、裂口大，经上述处理无法自行愈合，只能加强换药，待新鲜肉芽生长后，行清创缝合，关闭切口。

7．阴茎皮下硬结或瘢痕形成　包皮环切术后在阴茎皮下可扪及数个硬结，时有触痛，为术中用不吸收丝线结扎出血点时附带组织过多，愈合后形成异物性肉芽肿。部分病例术后的阴茎皮肤表面出现凹凸不平的瘢痕或皮肤皱褶，影响外观。

（1）常见原因：术中结扎线过粗，或线尾过长，或结扎的组织过多，或切除的皮下组织过深而引起。

（2）预防措施：术中结扎止血时不要结扎太多的阴茎浅筋膜组织，精准止血，且使用细线或可吸收缝线，线尾不要过长。较小的渗血点，可用纱布压迫片刻或用电凝止血替代缝线的结扎止血。术中切除不要超过阴茎浅筋膜，以防术后阴茎皮肤凹凸不平、瘢痕形成。

（3）处理措施：硬结无痛者无须特别处理，如线结呈线头反应或明显疼痛，可拆除线结。皮肤瘢痕明显或凹凸不平，影响美观或阴茎勃起，可做阴茎皮肤整形。

8. 包皮环切过多或过少　对于初学者而言，常常会难以判断切除包皮的长度和深度。包皮切除过多，可造成阴茎痛性勃起；包皮切除过少，达不到包皮环切目的。

（1）原因：术者经验不足，切除包皮多少判断失误。

（2）预防措施

1）术中注意距冠状沟 0.5 cm、距系带 0.8 ～ 1.0 cm 切除包皮。

2）对包皮系带过短者，在做包皮环切的同时行系带成形术。

3）包皮外板的切开线不应做成环绕阴茎前端的正圆形，而应做成与冠状沟大致相平行的椭圆形，可以避免发生包皮切除过长或过短，同时还可以避免切口瘢痕造成对阴茎头的紧束感。

4）术中可在 3 点位、9 点位分别再上一把血管钳，钳间距约 0.5 cm，钳尖距冠状沟 0.5 ～ 0.8 cm，或借助术前包皮内外板的标记线以做裁剪定位。

（3）处理

1）包皮切除过少的处理：若包皮可以上翻，可以不用再次手术，注意上翻包皮清洗，如患者要求也可再次手术；如包皮口狭窄，则应再次行包皮环切手术。

2）对包皮切除过多的处理：如影响阴茎勃起，可行包皮皮瓣整形，或植皮，或在包皮 12 点位、3 点位、6 点位、9 点位各切开与阴茎长轴垂直的切口，然后与阴茎长轴平行地缝合切口，有一定的延长包皮作用。

9. 痛性勃起　包皮环切术后部分患者在阴茎勃起或性交时出现牵拉性疼痛，有时会影响性生活，甚至导致勃起困难。

（1）原因

1）切除包皮过多。

2）保留包皮系带过短。

3）包皮切口瘢痕挛缩环形狭窄，在勃起时对阴茎产生卡压。

（2）预防及处理措施

1）避免过多切除包皮。

2）保留包皮系带时，须保证阴茎头能自然伸直、无张力。

3）对包皮外板的环形束带或狭窄环，可以多处纵向切断束带或狭窄环，横向缝合，也可不缝合创面，覆盖凡士林纱布，让其自行愈合。

10．尿道外口炎及外口狭窄　粘连性包茎术后尿道口慢性炎症致尿道外口狭窄，患者尿线细、排尿费时费力等。

（1）原因

1）粘连性包茎长期炎症刺激尿道外口致狭窄。

2）术后靠近尿道外口的切口感染，未及时处理波及尿道外口引起炎症粘连。

3）用包皮环切器时未消除包皮腔。

（2）预防措施

1）粘连性包茎翻开包皮后要用碘伏消毒并小心地分离包皮内板与阴茎头。

2）使用合适的包皮环切器。

（3）处理

1）如出现尿道外口红肿感染，口服抗生素。

2）必要时尿道口狭窄扩张或狭窄外口切开。

11．阴茎头、尿道外口损伤

（1）原因：粘连性包茎分离时易致阴茎头、尿道外口的损伤，尤其是血管钳引导法包皮环切术。

（2）预防措施

1）粘连性包茎包皮背侧剪开后小心分离包皮内板与阴茎头的粘连。

2）手术经验不足时建议不采用血管钳引导法包皮环切术，而采用其他术式。

（3）处理

1）对阴茎头较小的浅表损伤，如能保持干燥和不感染，无须特别处理，上皮能逐渐生长愈合。

2）对阴茎头有较大的全层皮肤缺损，应给予中厚皮游离植皮。

3）一旦发生尿道外口的损伤，可进行尿道外口修补整形术。

4）尿道外口损伤后期形成瘢痕狭窄时，定期扩张；狭窄严重者行尿道外口成形术。

12．医源性包茎

（1）原因：切除包皮过少，遗留包皮过多，切口未呈斜椭圆形，术后瘢痕挛缩严重形成医源性包茎。

（2）预防措施

1）正确切除包皮范围。

2）切口与冠状沟平行呈斜椭圆形。

（3）处理：再次手术。

13. 阴茎坏死　包皮环切致阴茎坏死是一种非常罕见的并发症，但后果极其严重。

（1）原因

1）使用高频电刀过度电凝损伤阴茎血供。

2）局部麻醉时为减少出血加用肾上腺素，药物误注入阴茎血管。

3）微波使用不当。

4）包扎过紧，特别是糖尿病患者，动脉粥样硬化率高，阴茎血管易栓塞，血供进一步降低，增加缺血坏死的风险，而糖尿病患者的局部感染又会使病变加重。

5）包皮环切专用器械使用不当，环过于狭小。

6）如手术时在阴茎根部上止血带，约束时间过长。

（2）预防及处理

1）包皮环切术后不推荐使用微波理疗。

2）包扎过紧者注意观察，发现影响血运及时松解。

3）糖尿病患者注意控制好血糖和防治感染。

4）阴茎坏死早期可以行高压氧治疗，促进组织恢复、减少感染，但如果治疗无效，为防止感染扩散和坏疽，在坏死界限明确后须考虑行阴茎部分切除，后期考虑再行阴茎再造术，但手术复杂，并发症多，疗效并不确切，而且治疗费用高昂。

六、患教建议

书面告知患者及家属包皮环切术虽只是外科小手术，但仍有一定的概率出现并发症，部分并发症如阴茎坏死虽少见但后果极为严重，其他并发症也会令患者痛苦不已，且治疗较为耗时，有再次手术治疗的可能且效果不佳。反复强调，加强沟通，适当降低患者及家属期望值，有利于其理解、接受手术。

七、专家点评

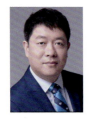

孙毅海，主任医师，南宁市第二人民医院泌尿外科主任，中华医学会泌尿外科学分会尿控学组委员，广西医师协会泌尿外科医师分会副会长，广西医师协会男科医师分会副会长，南宁市医学会泌尿外科学分会主任委员，南宁市新世纪学术与技术带头人，广西科技厅科技项目评审专家，广西医药卫生适宜技术推广三等奖获得者，南宁市科技进步三等奖获得者。

　　包皮环切术作为一级手术，操作简单，但对术后的外观、功能体验有较高要求，要求术者选择合适的手术方式、手术器械、精细操作、细致护理，避免手术损伤、缺血、感染相关并发症，任何手术操作或护理不慎都有可能导致并发症，甚至严重的危害性结果。本例作者分析了包皮环切术后包皮尿道缺失并尿瘘的严重并发症，虽属罕见，但需要引起年轻医师的重视，其原因与切除包皮过多导致包皮缺失、术中解剖层次不清损伤尿道、术后包扎过紧缺血感染有关。针对这一例严重并发症患者，作者选择阴囊皮瓣尿道成形术恢复其尿道延续性及良好的阴茎外观。由于该患者缺少包皮材料，可以选择膀胱黏膜、口腔颊黏膜、阴囊皮瓣完成尿道成形。相对而言，阴囊皮瓣尿道成形的手术更为简便、取材皮瓣厚、血运好、手术成功率高。对于接受该术式的成年患者，尿道内毛发的生长会影响排尿顺畅性，并易形成感染及结石，术前需要与患者有良好的沟通及知情同意。

　　作者对包皮环切术常见的并发症及防治进行了充分的分析，包括出血、感染、水肿、疼痛、硬结、坏死等方面并发症。由于目前包皮环切手术方式多样化，除了传统手术切除方式，还有各式各样的包皮环切器、包皮切割缝合器，每一种手术方式的并发症不尽相同，因此年轻泌尿外科医师首先要有传统包皮环切手术的基础，再逐步掌握各种包皮环切手术的新材料新技术，并针对患者的不同情况，明确手术指征，排除隐匿性阴茎、尿道下裂、阴茎弯曲畸形及严重的全身性疾病等禁忌证，选择合理的手术方式，进行个性化的手术治疗，避免并发症发生，以达到满意的手术效果。

　　除了合理的手术方式选择及精准的手术操作，围术期患者的管理对降低并发症的发生至关重要，包括外生殖器的清洁、术前感染的控制、术中的无菌操作、术后感染的预防、术后伤口及时换药、包扎松紧适度等都需要引起重视。本文对包皮环切手术并发症的防治的阐述较为全面，有助于年轻泌尿外科及男科医师在临床工作中做好患者的管理，提高手术技巧，减少或避免并发症的发生。

（陆江婷　广西医科大学第一附属医院；孙毅海　南宁市第二人民医院）

参考文献

[1]Luciano Alves F, Balassiano CM, Joo Pedro R, et al.Structural analysis of the phimotic prepuce in patients with failed topical treatment compared with un-

treated phimosis[J].International Braz J Urol Official Journal of the Brazilian Society of Urology, 1990, 38 (6): 802-808.

[2]Procopis PG, Kewley GD.Complication of circumcision[J].Medical Journal of Australia, 1982, 1 (1): 15.

[3]方丹波, 沈月洪, 朱选文, 等. 包皮环切术后微波治疗致阴茎坏死 9 例报告 [J]. 中华男科学杂志, 2015, 21 (5): 428-431.

[4]Sterenberge RG, Gola N, Benhu R, et al.Necrosis of the glans penis following neonatal circumcision[J].Plastic & Reconstructive Surgery, 1981, 68 (2): 237-239.

病例 31 睾丸鞘膜积液的诊断与处理

一、导读

睾丸鞘膜积液是指睾丸鞘膜两层之间的异常分泌液，这是一种常见的良性疾病，可为获得性或先天性。获得性睾丸鞘膜积液通常是特发性的，但也可能继发于创伤、肿瘤、扭转或感染。临床上表现为阴囊进行性肿胀、透光试验阳性，严重时无法触及同侧的睾丸。患者可能无症状或描述为日常生活活动时的阴囊不适。

二、病历简介

（一）病史介绍

患者男性，60 岁。

主诉：发现右侧阴囊包块 2 年，进行性增大 1 个月。

现病史：自诉 2 年前无明显诱因出现右侧阴囊包块，约鸡蛋大小，无触痛，患者未予重视。1 个月前包块逐渐增大并感胀痛，现为进一步诊治来诊。

既往史：无特殊。

（二）体格检查

右侧阴囊体积增大，大小约 15 cm×8 cm，平卧无缩小，质中，囊性，无触痛，无法触及睾丸，透光试验（+）（病例 31 图 1）。

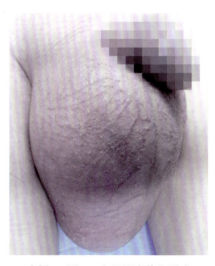

病例 31 图 1 右侧阴囊体积增大

（三）辅助检查

1. 血常规　白细胞计数 $6.98×10^9/L$，中性粒细胞百分比 49.8%，血红蛋白 128 g/L。

2. 尿常规　白细胞（-），红细胞（-），脓细胞（-）。

3. 肝肾功能　丙氨酸氨基转移酶 12 U/L，天冬氨酸氨基转移酶 16 U/L，尿素氮 3.01 mmol/L，肌酐 53.4 μmol/L。

4. 阴囊彩超　右侧阴囊内睾丸周围探及无回声区，范围约 15 cm×8 cm×5 cm，内透声好，不与腹腔相通，内部未见血流信号，双侧睾丸大小正常（病例 31 图 2）。

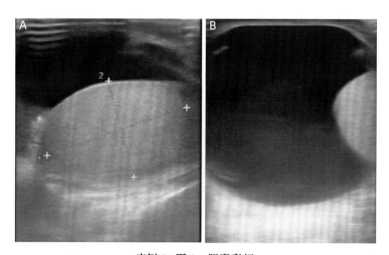

病例 31 图 2　阴囊彩超

A. 右侧睾丸大小正常；B. 右侧阴囊内睾丸周围探及无回声区，不与腹腔相通，内透声好，无血流信号。

（四）初步诊断

右侧睾丸鞘膜积液。

三、临床决策与分析

1. 手术指征　患者"发现右侧阴囊包块 2 年，进行性增大 1 个月"就诊；感右侧阴囊胀痛，查体：右侧阴囊体积增大，大小约 15 cm×8 cm，平卧无缩小，质中，囊性，无触痛，无法触及睾丸，透光试验（+）；彩超明确右侧睾丸鞘膜积液，诊断明确，适于手术。

2. 手术评估

（1）血常规：白细胞计数 6.98×10^9/L，中性粒细胞百分比 49.8%，血红蛋白 128 g/L。

（2）尿常规：白细胞（-），红细胞（-），脓细胞（-）。

（3）肝肾功能：丙氨酸氨基转移酶 12 U/L，天冬氨酸氨基转移酶 16 U/L，尿素氮 3.01 mmol/L，肌酐 53.4 μmol/L。

（4）凝血功能：凝血酶原时间 8 秒。

（5）心电图：窦性心律，正常心电图。

（6）术前心脏彩超：射血分数 70%，无异常。

（7）术前肺功能：通气功能正常。

3. 手术方案　右侧睾丸鞘膜切除术。

4. 围术期注意事项

（1）如为交通性鞘膜积液，腹股沟内环需完全封闭，防止日后的复发。

（2）术后伤口注意加压包扎或用沙袋压迫，减少术后渗血。

（3）术后托高阴囊，避免过度活动；伤口内橡皮引流片在术后 24 ～ 48 小时拔除，术后予敏感抗生素预防感染。

四、治疗过程

1. 手术情况

（1）取阴囊横切口，切开皮肤、肉膜，从睾丸鞘膜正中线切开。

（2）排出鞘膜积液。

（3）暴露睾丸，将睾丸鞘膜囊在睾丸后方切开，切除多余的鞘膜至根部。

（4）鞘膜切缘仔细止血，用 3-0 可吸收缝线沿鞘膜边缘间断缝合止血，间距为 1 cm。

（5）用 3-0 可吸收缝线将睾丸后方疏松组织关闭缝合。

（6）双极电凝止血。

（7）将睾丸纳回阴囊，根据术中情况必要时放置胶片引流，如巨大鞘膜积液或鞘膜切除术后渗出多者。

（8）分层缝合切口：肉膜（3-0 可吸收线），皮肤（4-0 可吸收线）。

（9）若为交通性睾丸鞘膜积液，患者需采用腹股沟切口，切开腹外斜肌腱膜后，向下分离阴囊，将睾丸推至阴囊上部，沿鞘膜壁层之外进行分离，并把睾丸挤出伤口之外；经充分游离后，切开鞘膜壁层，找到鞘状突，将其剥离至腹股沟内环处，并用丝线高位贯穿结扎及切断；按上述方法处理鞘膜壁层；还纳睾丸于阴囊内。缝合腹外斜肌鞘膜、皮下及皮肤。

（10）合并腹股沟疝的患者，可经腹股沟切口处理睾丸鞘膜积液，同时修补腹股沟疝。

2. 术后情况　术后6小时开始进食，术后第1天拆除加压敷料并拔除引流胶片，可下床活动，每2～3天伤口换药一次，术后使用头孢类抗生素48小时预防感染。

3. 预后　术后患者恢复良好，顺利出院（病例31图3）。

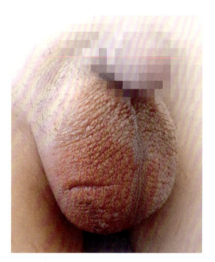

病例31图3　术后恢复良好

五、经验与体会

（一）睾丸鞘膜积液的鉴别诊断有哪些？

1. 腹股沟斜疝　阴囊内或腹股沟可触及肿物，有时可见肠型、闻及肠鸣音，在卧位时肿物可回纳（除非发生嵌顿），咳嗽时内环处有冲击感，透光试验阴性。

2. 睾丸肿瘤　阴囊内实性肿块，质地坚硬，患侧睾丸有沉重感，掂量时如秤砣，透光试验阴性。

3. 精液囊肿　位于睾丸上方，附睾头部，多呈圆形，体积较小，一般在2 cm左右，可清楚摸到睾丸，诊断性穿刺可抽出乳白色液体，内含死精子。

4. 鞘膜积糜　阴囊穿刺可抽到液体，通常液体为淡黄色，如因丝虫病引起，积液可能为乳白色乳糜。

5. 鞘膜积血　如果由外伤或出血性疾病所致的鞘膜积液，液体带血性，或全是血液，透光试验阴性。

6. 精索鞘膜积液　也可表现为阴囊增大、胀痛，透光试验阳性，触诊也有囊性感，但可触及正常睾丸，肿物位于睾丸的上方或腹股沟区，B超可鉴别。

7. 交通性睾丸鞘膜积液　同样表现为阴囊增大、胀痛，透光试验阳性，触诊也有囊性感，但平卧肿物缩小，站立位后肿物出现。

（二）睾丸鞘膜积液的手术时机

鞘膜积液的量和张力是判断病情的重要指标，张力不同，对睾丸造成的压力性损伤也有差别。若病程缓慢、积液少、张力小、长期不增大，且无明显症状者可随访观察；反之，若积液增多、张力变大并出现症状时需要治疗。手术是金标准，通常采用鞘膜切除、翻转缝合术。不适合手术者可行单纯抽液或抽液硬化治疗，但复发率高，较少采用。婴幼儿1岁以内尚有自行吸收消退的机会，1岁以后建议早期手术治疗。

（三）术后有哪些并发症及如何处理？

1. 阴囊血肿　由于阴囊组织疏松，术中止血不彻底，术后极易发生血肿。对出血点特别是鞘膜切除缘应仔细结扎、电灼止血或连续锁边缝合。轻者行加压包扎、冷敷，血肿大者应引流，并使用止血剂。必要时重新手术探查，清除血肿和止血。

2. 鞘膜积液复发　鞘膜缘切口重新愈合是睾丸鞘膜积液复发的直接原因。手术中应缝合仔细，固定牢靠。使睾丸鞘膜脏层置入阴囊组织内，减少分泌，增加对鞘膜液的吸收，避免复发。

3. 慢性睾丸或附睾疼痛　极少数患者术后出现慢性睾丸或附睾疼痛，可采用局部封闭、理疗、中医中药等对症治疗。

4. 伤口感染　术后发生伤口感染多系无菌操作不严格引起，术前有生殖、泌尿系炎症者应在治愈后再手术。发生伤口感染后需每天伤口换药并使用抗生素。

（四）鞘膜积液对睾丸有何影响？

小儿鞘膜积液较少时，阴囊张力不大，对睾丸发育影响甚微；但积液过多造成压力升高，将压迫睾丸及其血管网，造成睾丸发育不良。其机制源于鞘膜积液对睾丸的压迫性损伤、睾丸细胞对高压力高蛋白含量液体的应急反应等因素，镜下可观察到睾丸组织病理学改变。成年患者，鞘膜积液引起睾丸精子生成减少，其机制可能是鞘膜积液引起睾丸实质的压力升高，影响睾丸血供的生物力学效应。在鞘膜积液患儿中，较大的鞘膜腔压力能够影响睾丸体积，故 1 岁以上的鞘膜积液患儿，张力较高者，一经发现应尽早手术。

六、患教建议

对于有症状的睾丸鞘膜积液患者，术前需告知，若不手术，积液可能增多，张力增大，症状可能会加重。尤其是 1 岁以上的患儿，需告知家长，长期不治疗可能影响睾丸发育。同时也要消除患者或家长的思想负担，让其认识到此病为良性病变，及时手术治疗效果确切，不易复发。虽然手术可能出现一些并发症，如阴囊血肿、伤口感染以及极少见的鞘膜积液复发等，但手术的收益要远远大于风险，耐心向其解释病情及转归。

七、专家点评

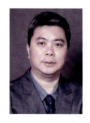

王伟，主任医师，柳州市人民医院大外科副主任、泌尿外科主任。柳州市医学会泌尿外科学分会主任委员，广西医师协会泌尿外科医师分会副会长，中华医学会泌尿外科学分会男科学组委员，广西医学会泌尿外科学分会常务委员。曾荣获柳州市科技进步三等奖、广西医药卫生适宜技术推广三等奖等 5 项奖项。

睾丸鞘膜积液是指各种原因引起睾丸鞘膜的分泌、吸收功能异常，导致鞘膜囊内积蓄过量液体而形成的疾病，该病为鞘膜积液中最常见的类型，也是较常见的男性疾病。在年龄上可发生于各年龄组。

典型的症状表现为阴囊内囊性肿块，起病缓慢，多为单侧发生。原发性鞘膜积液体积小，囊内压力不高，无感染时一般无自觉症状，囊内压力增高时可出现胀痛、牵拉或下坠感。巨大的鞘膜积液可影响患者的工作、活动，阴茎回缩影响排尿及性生活。急性感染性鞘膜积液可出现局部剧痛，并可牵扯腹股沟区或下腹部疼痛，常伴有恶心、呕吐等症状。体格检查、超声等影像学检查是确诊的依据。

本例结合诊疗的一些体会，进行了讨论：一般手术难度不大，术中注意解剖层次，保护好精索血管及输精管，创面充分止血，必要时留置引流。对于反复感染的，或巨大积液的患者，存在阴囊壁及鞘膜又大又厚，除术中常规处理鞘膜外，还应合理切除多余的阴囊壁，恢复阴囊原来大小，缩小阴囊内的空腔，这样会减少术后血肿、感染等机会，提高疗效。

（王　伟　柳州市人民医院）

参考文献

[1]Muneer A, Arya M, Jordan G.Atlas of male genitourethral surgery[M].Hoboken NJ: Wiley, 2013.

[2]Acer-Demir T, Ekenci BY, Özer D, et al.Natural history and conservative treatment outcomes for hydroceles: a retrospective review of one center's experience[J].Urology, 2018, 112: 155-160.

[3] 邱颖, 白东升, 叶辉, 等. 小儿睾丸鞘膜积液鞘膜腔压力对睾丸体积的影响 [J]. 中国微创外科杂志, 2019, 19 (5): 403-406.

病例 32　精索鞘膜积液的诊断与处理

一、导读

精索鞘膜积液又称精索囊肿，是由鞘状突两端闭锁，而中间的精索鞘膜囊没有闭合，腹腔内的液体进入精索腔内引起的，积液与腹腔、睾丸鞘膜囊都不相通。可为一个，也可有多个，呈椭圆形，梭形或哑铃形。这是男性泌尿系统较为常见的良性疾病，原发性精索鞘膜积液多数无明显原因，获得性精索鞘膜积液通常是特发性的，精索炎症、肿瘤、局部外伤或丝虫病均可引起精索鞘膜积液。临床表现上，多数为一侧性鞘膜积液，常位于腹股沟或者睾丸上方，鞘膜囊与睾丸分界明显，牵扯精索鞘膜囊下移。积液量少时患者可能无症状或描述进行日常生活活动时的不适，积液增多时，患者感到患侧下坠胀痛感。

二、病历简介

（一）病史介绍

患者男性，19 岁。

主诉：左侧阴囊上方坠胀不适 3 年，加重 2 个月。

现病史：自诉 3 年前无明显诱因出现左侧阴囊上方隐有坠胀不适，可忍受，患者未予重视。2 个月前坠胀症状加重，并于左侧腹股沟区触及包块，无红肿胀痛，现为进一步治疗来诊。

既往史：无特殊。

（二）体格检查

左侧腹股沟区可触及卵圆形包块隆起，无红肿及压痛，大小约 3 cm×2.5 cm×2.5 cm，未进入阴囊，平卧时用手压迫肿块无缩小，亦不能回纳至腹腔，内环口无扩大，嘱患者咳嗽时无冲击感，左侧睾丸上方精索增粗明显，呈条索状，左侧阴囊稍下垂。右侧精索无异常。

（三）辅助检查

1. 血常规　白细胞计数 $5.98×10^9$/L，中性粒细胞百分比 38.8%，血红蛋白 112 g/L。

2. 尿常规　白细胞（−），红细胞（−），脓细胞（−）。

3. 肝肾功能　丙氨酸氨基转移酶 12 U/L，天冬氨酸氨基转移酶 16 U/L，尿素氮 5.01 mmol/L，肌酐 66.4 μmol/L。

4. 心电图　窦性心律，正常心电图。

5. 术前肺功能　通气功能正常。

6. 阴囊彩超　左侧腹股沟区睾丸上方精索走行区探及一囊性暗区回声，大小约 3 cm×2.5 cm×2.5 cm，内透声好，与睾丸鞘膜腔不相通，内部未见血流信号，双侧睾丸大小正常（病例 32 图 1）。

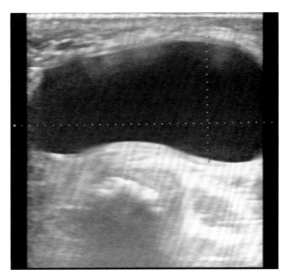

病例 32 图 1　阴囊彩超

（四）初步诊断

左侧精索鞘膜积液。

三、临床决策与分析

1. 手术指征　患者术前彩超明确左侧精索鞘膜积液，查体左侧腹股沟区可触及卵圆形包块隆起，无红肿及压痛，大小约 3 cm×2.5 cm×2.5 cm，未进入阴囊，平卧时用手压迫肿块无缩小，亦不能回纳至腹腔。患者感左侧阴囊上方坠胀痛，手术指征明确。

2. 手术评估

（1）血常规：白细胞计数 5.98×10⁹/L，中性粒细胞百分比 38.8%，血红蛋白 112 g/L。

（2）尿常规：白细胞（−），红细胞（−），脓细胞（−）。

（3）肝肾功能：丙氨酸氨基转移酶 12 U/L，天冬氨酸氨基转移酶 16 U/L，尿素氮 5.01 mmol/L，肌酐 66.4 μmol/L。

（4）凝血功能：凝血酶原时间 6 秒。

（5）心电图：窦性心律，正常心电图。

（6）胸片：未见异常。

（7）术前肺功能：通气功能正常。

3. 手术方案　左侧精索鞘膜切除术。

4. 围术期注意事项

（1）如果积液与腹腔相通，应做高位结扎，与睾丸鞘膜相通者，一并做睾丸鞘膜的翻转。

（2）术后伤口注意加压包扎或用沙袋压迫，减少术后渗血。

（3）术后托高阴囊，避免过度活动；伤口内橡皮引流片在术后 24～48 小时拔除。

四、治疗过程

1. 手术情况

（1）取腹股沟斜切口，与腹股沟韧带平行，依次切开皮肤及皮下组织，显露腹外斜肌腱膜。

（2）沿腹外斜肌腱膜方向切开腹外斜肌腱膜，小心勿损伤其下面的髂腹下以及髂腹股沟神经。将腱膜向两侧剥离分开，将术野充分显露。打开提睾肌，可以看到积液（精索）囊肿位于精索前内侧。将积液的鞘膜与精索完全游离，小心保护精索血管以及输精管以免损伤。精索鞘膜囊完全分离后，完整切除。若鞘膜较厚，无法完全切除者，则切除大部分鞘膜，将剩余部分在精索后面翻转缝合。将精索复位，检查无扭转，彻底止血，将切口分层缝合关闭。若创面渗血较多，可在皮下放置胶片引流。

2. 术后情况及预后　患者术后 6 小时开始进食，第二天拔除引流胶片后出院。

五、经验与体会

同"病例 31　睾丸鞘膜积液的诊断与处理"

六、患教建议

同"病例 31　睾丸鞘膜积液的诊断与处理"

七、专家点评

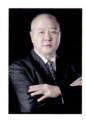

陈光，主任医师，就职于柳州市工人医院泌尿外科。广西医师协会泌尿外科医师分会副会长，广西医学会泌尿外科学分会常务委员，《中华腔镜泌尿外科杂志（电子版）》编委。先后主持省级、市级科研项目7项，多次获得广西医药卫生适宜技术推广二等奖，柳州市科技进步三等奖。

精索鞘膜积液是男性常见的疾病。胎儿在胎龄第8～9个月时睾丸从腹腔降入阴囊，当睾丸降入阴囊后，从腹腔到阴囊的通路会关闭。如果不关闭，医学上称为腹膜鞘状闭锁不全。其结果是造成腹腔液体在腹压增高时流向阴囊，形成先天性交通性鞘膜积液。如果在精索部位，在腹腔与睾丸两端关闭则形成先天性精索鞘膜囊肿。

常规可通过B超明确诊断，部分婴幼儿在1岁以内可以自行吸收消退，可不需手术，而1岁以后则建议尽早手术治疗。虽然该手术难度较小，但仍有部分并发症的出现，主要表现为术后出血、疼痛、鞘膜积液复发、术后感染等。因此，手术应注意解剖层次清晰，分离组织动作轻柔，术中止血彻底，留置引流条等。

（陈　光　柳州市工人医院）

参考文献

[1] 周正强. 小切口微创术治疗精索鞘膜积液临床分析 [J]. 中国实用医药，2017，12（7）：81-82.

[2] Acerdemire T, Ekenci BY, Özer D, et al. Natural history and conservative treatment outcomes for hydroceles：a retrospective review of one center's experience[J]. Urology, 2018, 112：155-160.

[3] 邱颖，白东升，叶辉，等. 小儿睾丸鞘膜积液鞘膜腔压力对睾丸体积的影响 [J]. 中国微创外科杂志，2019，19（5）：403-406.

[4] Tajeda N, Tanaka K, Watanabe E, et al. Efficacy of the traditional Japanese medicine goreisan for the resolution of spermatic cord hydrocele in children[J]. Surgery Today, 2018, 8（2）：175-179.

病例 33   阴茎离断伤的诊断与处理

一、导读

阴茎离断伤是目前男性泌尿生殖系统损伤中一种非常少见的类型，其损伤原因多由自伤或意外事故引起。如不能及时发现及采取正确处理措施，常会导致阴茎坏死，影响患者排尿及性功能。

二、病历简介

（一）病史介绍

患者男性，43 岁。

主诉：利器伤致阴茎完全离断 3 小时。

现病史：患者于 3 小时前被利器伤及阴茎，伴流血，疼痛明显，无昏迷，为进一步治疗收治入院。

既往史：平素体健。

（二）体格检查

意识清醒，体温 37.6 ℃，心肺腹（－）。阴茎自根部 1.5 cm 处完全离断，近断端可见搏动性出血，阴茎及尿道海绵体渗血，离断阴茎体长约 4 cm，呈苍白色，断面较整齐。

（三）辅助检查

1. 血常规   白细胞计数 $11.3×10^9$/L，中性粒细胞百分比 80.2%，血红蛋白 132 g/L。

2. 阴囊彩超   睾丸大小形态未见明显异常。

（四）初步诊断

阴茎离断伤。

三、临床决策与分析

1. 手术指征   患者术前阴茎离断伤，手术指征明确。

2. 手术评估

（1）术前血常规：白细胞计数 $11.3×10^9$/L，中性粒细胞百分比 80.2%，血红蛋白 54 g/L。

（2）肝肾功能：总胆红素 22 μmol/L，直接胆红素 19 μmol/L，丙氨酸氨基转移酶 19.5 U/L，天冬氨酸氨基转移酶 29.9 U/L，碱性磷酸酶 294 U/L，肌酐 105 μmmol/L。

（3）心电图：正常心电图。

（4）胸片：未见明显异常。

（5）术前心肺功能评估：无异常。

3．手术方案　阴茎离断再植术。

4．术后注意事项

（1）使用广谱抗生素预防和控制感染，加强换药。

（2）术后早期使用低分子右旋糖酐、罂粟碱、阿司匹林、己烯雌酚等药物。

四、治疗过程

1．手术情况　清洗消毒离断阴茎，充分清创残端，寻找并游离出阴茎海绵体、尿道海绵体、阴茎背动脉、阴茎深动脉、阴茎背深静脉及阴茎背神经，肝素盐水冲洗远端阴茎动、静脉直至流出液清。经尿道外口插入一根 F18 导尿管，经两断端至膀胱作为支架。用 5-0 可吸收线间断缝合尿道，1-0 丝线间断缝合尿道海绵体、阴茎海绵体中隔和白膜。在放大 10 倍的手术显微镜下，用 9-0 血管缝线间断缝合阴茎背深静脉 1 条、阴茎背动脉 2 条、背神经 2 条，分别于 3 点位、9 点位各放置胶片引流，逐层关闭筋膜及皮肤（病例 33 图 1）。

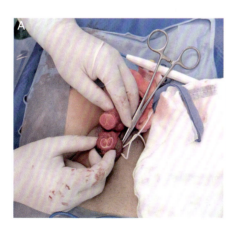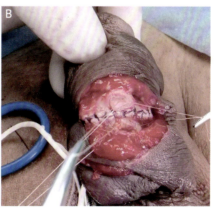

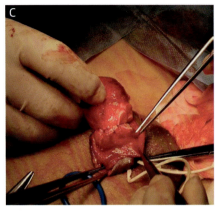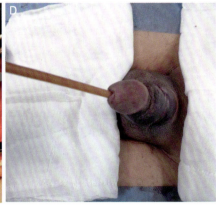

病例 33 图 1　阴茎离断吻合步骤

A. 阴茎完全离断；B. 尿道离断吻合；C. 阴茎海绵体离断吻合；D. 阴茎离断术后外观。

2. **术后情况及预后**　术后早期阴茎不可避免地出现肿胀渗出情况，需要密切观察阴茎远端血运情况，及时更换敷料保持创面的清洁，减少感染发生的概率，促进愈合。患者术后创面皮肤坏死，经过加强换药、清创缝合后病情逐渐好转，治疗 1 个月余顺利出院，出院后定期随访。患者术后 2 个月出现尿道狭窄，给予多次尿道镜检和狭窄扩张处理，小便能自解，尿线稍细。

五、经验与体会

（一）阴茎的血液供应特点

动脉血供靠 2 条阴部内动脉，在会阴部分为 2 支，1 支为周围分支，即球部和尿道动脉，供应尿道海绵体，另 1 支为阴茎动脉，在阴茎海绵体脚分为阴茎背动脉和深动脉，阴茎背动脉位于 Buck 筋膜和白膜之间，分出 4 ～ 5 条螺旋动脉，进入尿道海绵体，并延至阴茎头，与尿道动脉吻合。一对深动脉穿透白膜与海绵体神经一起支配海绵体，且血流能使远端膨胀勃起。阴茎静脉回流包括表浅、中间及深部三个主要部分。表浅背静脉位于皮下和 Buck 筋膜之间；深静脉包括球部、前后尿道及深部海绵体血管，回流至阴部静脉丛；中间组包括白膜浅表的阴茎背深静脉，接受阴茎头的静脉，贯穿海绵体白膜的导静脉以及回流尿道海绵体和阴茎海绵体的螺旋静脉。

阴茎再植成活情况取决于缺血时间、受伤程度、受伤方式及手术方法的选择。国外报道阴茎再植成功的时限为冷缺血时间 16 小时内或热缺血时间 6 小时内。故对阴茎离断伤，只要不是外伤非常严重或远端缺失都应争取再植，不应随意放弃。

组织缺血可导致脏器损害，损害程度与缺血类型、缺血时间长短及残存血流量多少有关。热缺血状态下，离体器官的新陈代谢处于较高水平，但氧和各种代谢底物缺乏，线粒体进行无氧代谢，糖酵解产生酸中毒，故损害出现更早，程度更严重。

（二）阴茎离断伤的治疗

1. 一般情况的处理　镇静、止痛、止血治疗。

2. 手术方法　清洗消毒离断阴茎，充分清创残端，寻找并游离出阴茎海绵体、尿道海绵体、阴茎背动脉、阴茎深动脉、阴茎背深静脉及阴茎背神经，肝素盐水冲洗远端阴茎动、静脉直至流出液清。经尿道外口插入一根F18导尿管，经两断端至膀胱作为支架。用5-0肠线间断缝合尿道，1-0丝线间断缝合尿道海绵体、阴茎海绵体中隔和白膜。在放大10倍的手术显微镜下，用9-0尼龙线间断缝合阴茎背深静脉1条、阴茎背动脉2条、背神经2条，分别于3点位、9点位各放置胶片引流，逐层关闭筋膜及皮肤。

3. 术后处理　使用广谱抗生素预防和控制感染，加强换药。术后早期使用低分子右旋糖酐、罂粟碱、阿司匹林、己烯雌酚等药物。局部红外线照射20分钟，每日2次，高压氧支持治疗。

（三）积极处理术后并发症

阴茎再植术后大部分患者会出现各种不同程度的并发症，包括皮肤坏死、皮肤感觉异常、尿道狭窄、勃起功能障碍和尿瘘。有研究表明，并发症的多少与吻合神经、静脉、动脉数量及是否显微吻合明显相关；勃起功能存在与吻合动脉、静脉数量相关。当前对于阴茎的外伤性离断，显微外科再植的微血管再吻合应被视为治疗的金标准。显微吻合尽可能多的神经血管结构，有助于患者获得更好的阴茎感觉、勃起功能和形态结果。

六、患教建议

对于阴茎离断伤患者，术前、术后医患之间充分有效沟通是治疗过程中非常重要的环节。由于患者及其家属对阴茎离断伤的认识比较有限，不能完全认识到手术后可能出现阴茎远端缺血坏死、尿道狭窄、性功能障碍等可能情况，因此当达不到期望治疗效果时难免引起医患纠纷等。因此，主刀医师及管床医师术前应做到同患者及其家属充分沟通，术中、术后出现问题及时分析、处理并告知患者。

术前充分告知患者及家属病情。此类患者多由利器或意外事故引起，阴茎残端及创面组织条件较差，手术处理显得棘手。同时从事发地点到医院就诊，需要一定时间，阴茎离断远端缺血时间相对长，组织活力会下降，愈合效果也会面临一定的挑战性。术前的充分沟通会让患者及其家属对目前病情有充分了解，对医师的治疗方案会积极配合，同时对治疗效果的期望值也会偏理性。

手术过程中出现的情况应及时与患者或家属沟通，遇到需要改变手术方案或其他特殊情况，需及时同患者或家属说明情况，并提出解决问题的方案，征得其同意后再实施处理。

在治疗过程中，很可能遇到阴茎离断远端术后坏死的情况，此时应在征得患者及其家属同意下采取积极态度移除坏死端。术后阴茎会肿胀，早期渗出会比较多，应与患者及其家属说明情况，减轻患者及家属的焦虑或者恐慌。阴茎离断伤术后有尿道狭窄并发症，病情好转出院应充分告知患者密切观察排尿情况，如遇到尿线变小、变细，应及时复诊，必要时定期进行尿道扩张或口腔黏膜尿道成形等处理。

七、专家点评

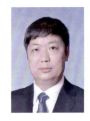

周立权，医学博士，主任医师，硕士研究生导师，广西医科大学第二附属医院泌尿外科主任（主持工作），国际尿石症联盟委员，中华医学会第十届泌尿外科学分会青年委员会委员，广西医学会泌尿外科学分会常务委员兼微创学组组长，广西医学会男科学分会常务委员，广西医师协会泌尿外科医师分会常务委员，广西医师协会男科医师分会常务委员。主持广西卫生健康委课题 2 项，获广西科技进步奖 1 项（排名第 9）。

本例阴茎离断伤是临床上少见的阴茎严重损伤，此类型损伤多数为刑事纠纷、精神障碍及性心理障碍自残、外伤切割或动物咬伤等意外事故所致。阴茎离断如果受伤时间很短，且保留着阴茎远段部分，应采用显微外科技术进行再植。若不具备显微外科技术条件，应将离断的阴茎段进行清洗、消毒，并即刻冷藏，以备再植手术。一般阴茎完全离断在 18 ~ 24 小时以内，仍有可能再植成功，故对阴茎离断伤，只要外伤不是非常严重或远段丢失，都应争取再植，不该随意放弃。如有尿道海绵体、部分皮肤或阴茎海绵体相连，则再植的成功机会明显增加。

阴茎离断后，患者因阴茎残端大出血、疼痛和恐惧，可出现休克，需使用止痛、镇静剂，必要时需立即输血，纠正全身一般状况。离断阴茎段经清洗消毒后，用抗生素生理盐水浸泡冲洗，再用含肝素的生理盐水冲洗阴茎背动脉、海绵体中央动脉及阴茎海绵体，随即置于冷水或 4 ℃ 冰箱中保存。尽管有文献报道认为，鉴于阴茎的血液供应特点，不吻合血管再植阴茎是可以成活的，特别是在部分离断者，仅行海绵体及尿道的吻合也可能获成活。但是，如系阴茎完全性离断，只要具备显微外科技术条件，最好还是争取做血管、神经的吻合。吻合阴茎背深静脉、1 支或全部 2 支阴茎背动脉及 1 支神经。阴茎海绵体深动脉不必结扎或吻合。术后阴茎背伸位敷料宽松包扎,以利于静脉和淋巴回流。使用广谱抗生素,预防和控制感染。给予止痛、镇静剂及己烯雌酚。按显微外科术后常规处理。保持导尿管尿液引流通畅,必要时做耻骨上膀胱造瘘,留置约 2 周。

　　阴茎离断伤术后并发症除了阴茎远端水肿、阴茎皮肤坏死、再植阴茎坏死外,还有阳痿、皮肤感觉障碍、再植部分血肿、尿道吻合口狭窄、尿瘘等。阴茎再植术后阳痿的发生率较低,特别是阴茎离断发生于阴茎体远端者。由于阴茎离断伤仅累及距主干较远的神经或血管分支,而近端海绵体神经和血管均存在,尽管由于神经血管有损伤及术后局部有瘢痕,导致再植段阴茎勃起功能下降,但可顺利插入阴道完成双方满意的性生活。无论是否吻合神经,再植阴茎的皮肤感觉多数都能逐渐恢复,但仍会有部分病例出现远端阴茎感觉不良。一般认为,阴茎再植进行神经吻合,可以较快恢复远端的皮肤感觉,但并非必需。

（周立权　广西医科大学第二附属医院）

参考文献

[1]Facio FN, Spessoto LC, Arruda P, et al.Penile replantation after five hours of warm ischemia[J].Urology Case Reports, 2015, 3（3）: 77-79.

[2] 李贵忠, 满立波, 何峰, 等 . 国人阴茎离断再植 Meta 分析 [J]. 中华男科学杂志, 2013,（08）: 722-726.

[3]Garg S, Date SV, Gupta A, et al.Successful microsurgical replantation of an amputated penis[J].Indian Journal of Plastic Surgery, 2016, 49（1）: 99-105.

[4]Morrison SD, Shakir A, Vyas KS, et al.Penile replantation: a retrospective analysis of outcomes and complications[J].Journal of Reconstructive Microsurgery, 2017, 33（4）: 227-232.

[5] 鲁卫辉, 江专新, 沈明, 等 . 阴茎完全离断显微再植成功 4 例报告并文献复习 [J]. 临床泌尿外科杂志, 2018, 33（11）: 912-914.

病例 34 阴茎折断的诊断与处理

一、导读

阴茎折断又称阴茎海绵体白膜破裂，属泌尿男科的急症。一旦发生阴茎折断，患者将出现阴茎肿胀、局部皮肤变黑和排尿困难，同时因为整个阴茎密布末梢神经，损伤出现后会导致患者出现剧烈疼痛，严重者甚至出现休克。因此，临床早诊断、早治疗、尽快缓解患者的症状显得非常重要。

二、病历简介

（一）病史介绍

患者男性，25 岁。

主诉：性交时阴茎突发疼痛、肿胀 5 小时。

现病史：患者 5 小时前因性生活时突然出现阴茎疼痛至急诊科就医。勃起的阴茎意外撞击到性伴侣会阴部，伴有断裂（异常声响？）声，感到尿道迅速充血进而阴茎疲软并剧痛难忍，无尿道流血，为进一步治疗收治入院。

既往史：平素体健。

（二）体格检查

意识清醒，体温 36.8 ℃，心肺腹（-）。阴茎肿胀淤血并向会阴蔓延，阴茎皮肤青紫，阴茎远端向一侧弯曲，呈类"鱼钩"状，压痛明显（病例 34 图 1）。

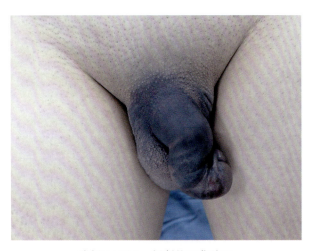

病例 34 图 1 折断的阴茎外观

（三）辅助检查

1. 血常规 白细胞计数 $10.1 \times 10^9/L$，中性粒细胞百分比 75.2%，血红蛋白 116 g/L。

2. B超 右侧阴茎海绵体近根部纵断面白膜线连续性中断，局部可见不规则回声（病例 34 图 2）。

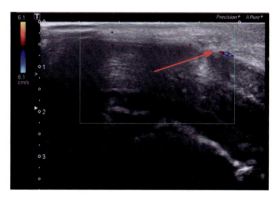

病例 34 图 2　B超：箭头所示阴茎海绵体连续性中断

（四）初步诊断

阴茎折断（阴茎海绵体白膜破裂）。

三、临床决策与分析

1. 手术指征 患者病史及体征提示阴茎折断，手术指征明确。

2. 手术评估

（1）术前血常规：白细胞计 $10.1 \times 10^9/L$，中性粒细胞百分比 75.2%，血红蛋白 116 g/L。

（2）肝肾功能：正常。

（3）B超：右侧阴茎海绵体近根部纵断面白膜线连续性中断，局部可见不规则回声。

（4）术前心肺功能评估：无异常。

3. 手术方案 清除血肿，彻底止血，缝合修补破裂的阴茎海绵体白膜，如伴有尿道损伤可做相应的处理。

4. 术后注意事项 术后应注意加压包扎阴茎悬垂部，减轻局部水肿，密切注意伤口情况，并予抗生素预防感染治疗。

四、治疗过程

1. 手术情况

（1）清除血肿：以橡皮条作为止血带环扎于阴茎根部暂时阻断阴茎远端的血流后，取以冠状沟与阴茎血肿之间的环形切口切开皮肤，切开 Buck 筋膜，在 Buck 筋膜及白膜间环形剥离至阴茎根部，充分显露两侧阴茎海绵体和尿道海绵体，可同时检查两侧阴茎海绵体和尿道海绵体情况，清除海绵体周围积聚的血肿，见白膜裂口。检查尿道未见明显损伤（病例 34 图 3）。

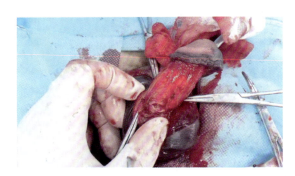

病例 34 图 3　阴茎海绵体白膜裂口

（2）修补白膜及海绵体：清除血肿后，以 3-0 可吸收线缝合阴茎海绵体白膜的破裂口。阴茎海绵体根部局部注射生理盐水直至阴茎被动勃起，观察阴茎海绵体的白膜修补处无漏出及侧弯（病例 34 图 4）。

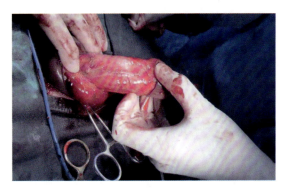

病例 34 图 4　阴茎海绵体的白膜修补缝合

（3）缝合阴茎皮肤并包扎：将脱套的阴茎皮肤复位后，予 5-0 可吸收线缝合 Buck 筋膜及阴茎皮肤环形切口。局部加压绷带加压包扎伤口。

2. 术后情况及预后　术后第 3 天拔除尿管，第 4 天伤口愈合后出院，术后 1 个月内避免性生活。3 个月后随访，恢复良好，未见阴茎勃起侧弯、海绵体硬结或阴茎勃起障碍（erectile dysfunction，ED）等。

五、经验与体会

（一）阴茎折断的原因及特点

阴茎折断在临床上较为少见，具有典型病史和临床表现，即在性交或手淫过程中突然听到脆响同时伴有阴茎的剧烈疼痛，勃起的阴茎迅速缩小变软，随后阴茎出现肿胀、青紫，可引起不同程度的阴茎成角畸形。最常见的原因为性交、手淫、强迫屈曲及翻身等外力作用于勃起的阴茎，多见于低龄青年男性患者，部分可伴有皮下血肿和尿道海绵体或阴茎海绵体病变。

勃起状态的阴茎海绵体腔隙中充满大量血液，阴茎变粗变硬，阴茎海绵体白膜面积增大且明显变薄，厚度由非勃起时的 1～2 mm 变为 0.25～0.5 mm，阴茎海绵体白膜厚度随海绵体体积增大而变薄，阴茎的弹性下降，其脆性增加，此状态的阴茎若遭受外力冲撞，如阴茎抽动中突然遇到阻力或人为强力弯曲或碰撞，则会产生作用于阴茎某一部位的合力，这种合力具有极大的剪力效应，致使白膜裂开。白膜破裂后海绵体腔隙内的血液涌出，压力降低，阴茎变软。血肿多局限于阴茎，当阴茎深筋膜（Buck 筋膜）破裂时，出血会沿 Buck 筋膜表面及会阴浅筋膜（Colles 筋膜）延伸，使血肿向阴囊及会阴扩大。由于血肿的积聚、压迫和损伤侧白膜牵拉支撑力减弱，阴茎偏向健侧。如合并尿道损伤可出现排尿困难、血尿、尿道口滴血等表现。

（二）阴茎折断的诊断

1. 病史及体征　外力作用于勃起的阴茎病史，病发时可闻及爆裂声、感到剧烈的疼痛，随后勃起阴茎迅速松弛变小，出现阴茎淤血肿胀并侧弯，甚至阴囊、会阴淤血肿胀的体征变化特点，即可得出阴茎折断诊断。

2. 影像学检查　在出血较多、阴茎肿胀严重、白膜裂口不易触及时，阴茎超声检查或海绵体造影有较大价值。阴茎彩色多普勒超声检查能观察到阴茎白膜破裂范围，可对海绵体裂口准确定位，因其为非侵入性检查，费用低廉，简便易行，临床得到广泛应用。MRI 在诊断白膜破裂上优于超声，但由于等待时间长，费用高昂，临床应用反而较少。而海绵体造影因并发症过多，一般极少使用。

（三）阴茎折断的治疗

临床对于阴茎折断合并尿道损伤的治疗分为保守治疗和手术治疗。因患者临床表现较为痛苦，保守治疗后期并发症多，2022 版欧洲泌尿外科协会（European Association of Urology，EAU）及国内学者均认为急诊手术是首选的治疗方式，尽快缓解患者的病情，并能尽量减少远期并发症的发生。

1. 保守治疗　对于轻微症状者采用保守治疗，主要为留置导尿管、阴茎加压包扎、初期冷敷、24 小时后热敷、雌激素抑制勃起、抗生素预防感染。据文献报道，保守治疗并发症的发生率为 29%～44%，主要包括勃起功能障碍、勃起弯曲、勃起不坚、阴茎畸形、勃起疼痛、海绵体纤维化、尿道狭窄及皮下硬结等。

2. 手术治疗　以清除血肿、彻底止血、缝合修补破裂白膜为主要原则，如伴有尿道损伤可做相应的处理。早期手术可缩短住院时间，减少并发症。因此多数学者建议早期发现，及早探查，清除血肿，同时缝合撕裂的阴茎海绵体白膜。伴尿道裂伤的需行尿道修补术。手术切口可选择折断明显处纵向小切口或半环形切口，但以冠状沟与血肿之间环形脱套式为佳。此切口解剖层次清晰，可在 Buck 筋膜及白膜间环形剥离至阴茎根部，显露整个阴茎悬垂部，可同时检查两侧海绵体和尿道海绵体情况。也有学者认为大多数阴茎折断局部纵向的小切口足以保证手术顺利完成，损伤小，不破坏血供和淋巴回流，不易发生手术并发症，相比环形脱套切口，优势明显，但如需探查尿道海绵体，应采用冠状沟下方的环形脱套式切口。修补白膜及海绵体可予 4-0 及 5-0 可吸收线，以减少丝线对海绵体组织的刺激，使阴茎海绵体白膜破裂口修补后无线结残留，降低术后局部纤维化的发生。阴茎折断术中寻找阴茎白膜裂口的同时，应注意腹侧尿道海绵体的情况，如伴有尿道口滴血、血尿、排尿困难，高度提示合并尿道海绵体损伤，可行尿路造影。合并尿道损伤时建议同时修复尿道，恢复尿道的完整性和连续性，一般预后良好。尿道吻合一般可采用 4-0 可吸收线行端端吻合，留置导尿管 3 周以上，6 周不能进行性生活。以橡皮条环扎阴茎根部阻断血流可减少术中出血，利于暴露修复损伤。在术中如果寻找阴茎海绵体破裂口困难，可以松开橡皮条，观察活动性出血处通常就是破裂口。术后应使用抗生素预防感染，并应用雌激素避免阴茎勃起导致出血而手术失败。

六、患教建议

在应对阴茎折断患者时，充分有效的医患沟通是治疗的重要环节。医师需理解患者焦虑、惶恐、畏羞等情绪，从专业的角度，通俗易懂地向其及家属解释相关病情，如目前具体病变情况等，并告知下一步治疗的方案及效果，如手术等治疗可尽快解除痛苦，减少后期并发症的发生。同时亦需详细说明远期可能出现并发症等，如勃起功能障碍、勃起弯曲、勃起不坚、勃起疼痛、尿道狭窄等；并以简单易懂的方式解释上述情况多出现于何种情况，现行治疗方式能否处理和减少上述并发症等其关注的疑问，从而安抚患者及家属，避免过度紧张、忧虑的情绪影响治疗的进行。术后需反复嘱其恢复期间严禁性生活，早期需返院换药等注意事项以及术后短期可能存在阴茎水肿、伤口少量渗液等症状，使其充分了解治疗措施的具体过程及必要性，而提高患者警惕性及治疗依从性。

七、专家点评

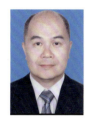

　　徐伟，主任医师，硕士研究生导师，玉林市第一人民医院泌尿外科主任。广西医师协会泌尿外科医师分会副主任委员，广西抗癌协会泌尿男生殖系肿瘤专业委员会常务委员，广西医学会泌尿外科学分会委员，广西医师协会生殖医学专业委员会委员，玉林市医学会泌尿外科学分会主任委员。先后获玉林市自然科学优秀学术论文一等奖、三等奖，玉林市科技进步一等奖、二等奖。

　　阴茎折断是泌尿外科少见的急症。几乎所有的病例均有明确的病史、典型的症状和体征，根据临床表现、通过详细的病史及规范的体格检查，均可快速临床确诊。治疗上以尽早急诊手术探查为首选，避免延误治疗时间和追求非手术治疗导致相关并发症的发生（如勃起功能障碍、勃起弯曲、勃起不坚、阴茎畸形、勃起疼痛、海绵体纤维化、尿道狭窄及皮下硬结）。本例病史、体征及临床表现典型，其诊断过程规范，处置得当，作者行文条理清晰，论点有理有据。对于这类病例，作者有以下经验，供读者及广大青年泌尿外科医师共同参考：尽早手术探查，避免时间延迟后血肿、组织粘连等增加手术难度及并发症发生率。采用阴茎远端以冠状沟与血肿之间环形脱套法，手术视野清晰，可避免遗漏尿道损伤及多发海绵体损伤。在寻找破口困难时，也可往海绵体注入亚甲蓝辅助寻找，同时缝合白膜后应用可确认是否缝合彻底。术后注意心理疏导，尽量减少患者对性的紧张、恐惧等，避免心理性勃起功能障碍的发生。

（徐　伟　玉林市第一人民医院）

参考文献

[1]Luca FD, Garaffa G, Falcone M, et al.Functional outcomes following immediate repair of penile fracture：a tertiary referral centre experience with 76 consecutive patients[J].Scandinavian Journal of Urology, 2017, 51（2）：170-175.

[2]Evangelos M, Konstantinos L, Dimitrios C, et al.Penile fractures：immediate surgical approach with a midline ventral incision[J].BJU International,2009,104（4）：520-523.

[3]Ibrahiem HI, Tholoth HS, Mohsen T, et al.Penile fracture：long-term outcome of immediate surgical intervention[J].Urology, 2009, 75（1）：108-111.

[4]李进兵，彭雄强，郑德全，等.非穿透性阴茎损伤的超声表现［J］.中国医学影像技术，2018，34（12）：1857-1860.

[5]茅原申，花豹，潘惟昕，等.阴茎白膜破裂修补术切口选择的探讨［J］.中华男科学杂志，2018，24（4）：331-334.

病例 35　阴茎异常勃起的诊断与处理

一、导读

阴茎异常勃起临床少见，但如果没有及时治疗，容易导致严重的勃起功能障碍、阴茎海绵体纤维化和阴茎畸形等，是男科常见的急症之一。

二、病历简介

（一）病史介绍

患者男性，21 岁。

主诉：阴茎异常勃起 8 小时。

现病史：患者自述于 8 小时前晨起后出现阴茎持续勃起，伴疼痛、排尿困难，无尿频、尿急、尿痛，为进一步治疗收治入院。

既往史：既往有抑郁病史，近 3 个月服用抗抑郁药物，无白血病史，无外伤及手术史。

（二）体格检查

意识清醒，体温 36.5 ℃，心肺腹（-）。阴茎完全勃起，坚硬，皮温稍低，颜色暗紫，动脉搏动不明显（病例 35 图 1）。

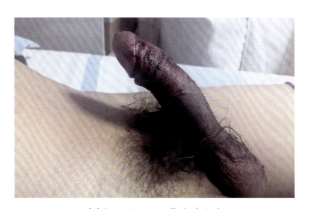

病例 35 图 1　阴茎完全勃起

（三）辅助检查

1. 血常规　白细胞计数 $14.96 \times 10^9/L$。

2. 阴茎海绵体血气分析 氧分压 18 mmHg，二氧化碳分压 78 mmHg，pH 6.96。

3. 阴茎 B 超 阴茎海绵体回声不均匀增强、动脉流速偏低，阴茎深静脉内径增宽（病例 35 图 2）。

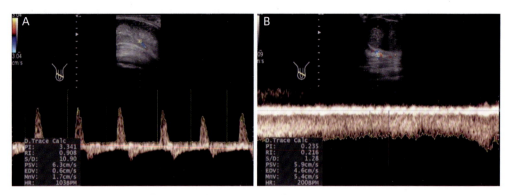

病例 35 图 2 阴茎超声

A. 阴茎深部动脉内径 0.7 mm，最高流速为 6.3 cm/s；B. 阴茎背深静脉内径 1.6 mm，内径增宽，血流缓慢，平均流速为 5.4 cm/s。

（四）初步诊断

阴茎异常勃起（缺血型）。

三、临床决策与分析

对阴茎异常勃起的患者应遵循以下诊疗步骤：首先应当明确其分型，缺血型（低流量）与非缺血型（高流量）的诊治方法大相径庭，准确判断其类型是治疗的关键；其次应依据发病时间给予阶梯性的治疗，阴茎异常勃起的治疗具有时效性，尤其是缺血型，治疗的效果及预后与是否及时、正确的干预密切相关。

1. 诊断 根据患者典型的临床表现和辅助检查：该患者异常勃起超过 6 小时，专科查体、阴茎海绵体血气分析、阴茎 B 超血流动力均提示其为缺血型（低流量），应按缺血型阴茎异常勃起予以阶梯性治疗。

2. 药物治疗 镇静、镇痛和阴茎局部冷敷等对症治疗可缓解部分患者病情，如效果不佳，且勃起时间＜12 小时，可给予阴茎海绵体注射拟交感神经药物治疗。

3. 手术治疗

（1）减压治疗：阴茎海绵体注射药物治疗效果不显著者，且勃起时间＜24 小时，在局部麻醉、无菌条件下可给予阴茎海绵体减压治疗，减压治疗可与药物治疗联

（2）如以上方法效果不佳，或异常勃起时间＞24小时，可考虑行阴茎头、海绵体远端分流术。

4. 预后评估　术后应复查阴茎B超，对比术前术后阴茎血流动力学，并注意随访患者勃起功能。

四、治疗过程

1. 药物治疗　患者入院后于阴茎海绵体注射新福林稀释液（按新福林：生理盐水＝1∶10）3mL，每隔10分钟重复注射1次，同时镇痛、监测心率和血压变化。

2. 手术治疗

（1）减压治疗：数次注射药物治疗后勃起状态仍无缓解，于床边无菌条件下行阴茎海绵体减压治疗。会阴部消毒后，阴茎根部阻滞麻醉，用2～4枚粗针头（9号）穿刺阴茎海绵体，吸出积血，同时将肝素12 500U加入500 mL生理盐水中，由一侧注射器针头注入，另一侧排出，反复冲洗，直至流出血液颜色变红、阴茎变软，定期挤压阴茎海绵体以促进血液回流（病例35图3）。

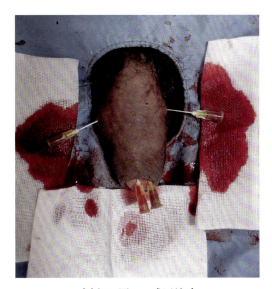

病例35图3　减压治疗

（2）阴茎头、海绵体远端分流术：患者阴茎经药物治疗联合减压治疗后变软，但4小时后再次勃起，多次重复联合治疗仍症状反复（＞24小时），考虑保守治疗欠佳。遂于手术室行阴茎头、海绵体远端分流术。

触诊龟头确定海绵体顶端，做好标志，0.1% 利多卡因局部麻醉。在龟头一侧取一长纵向切口，将一个 11 号刀片穿过龟头，插入阴茎顶端尖。垂直并平行于尿道放置刀片，将刀片旋转 90° 远离尿道口，然后取出刀片。挤压阴茎淤血促进阴茎消肿，如果阴茎没有变化，在对侧重复上述步骤。之后用大小为 8 号 Hegar 扩张器可通过龟头切口推进到阴茎下腹交界处，从而龟头和海绵体形成隧道。扩张器应向侧面推进，以避免损伤尿道。伤口缝合使用 5-0 可吸收线间断缝合（病例 35 图 4）。

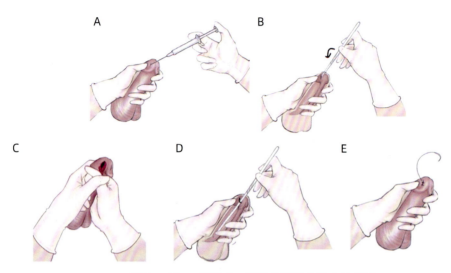

病例 35 图 4　阴茎头、海绵体远端分流术示意图

A. 0.1% 利多卡因局部麻醉；B. 龟头尖刀纵向切开并旋转 90°；C. 挤压阴茎淤血促进阴茎消肿；D. Hegar 扩张器扩张海绵体隧道；E. 5-0 可吸收线间断缝合切口。

（3）术后处理及预后：患者阴茎异常勃起状态解除，嘱卧床 1 周，应用抗生素预防感染，应用雌激素预防阴茎勃起。密切观察阴茎血流情况，酌情应用适量抗凝剂，防止吻合口血栓形成。于术后 10 天顺利出院，出院后两周及半年随访，阴茎呈悬垂状，质地稍韧，勃起功能欠佳。

五、经验与体会

阴茎异常勃起是一种少见的病理性勃起状态，其发生率约（0.3～1）/100 000，可以发生于任何年龄段，包括新生儿阶段，但 5～10 岁的儿童和 20～50 岁的成人是本病高发年龄段。阴茎持续勃起的时间可以数小时、数天或数周，但一般认为勃起超过 4～6 小时以上，则可诊断为阴茎异常勃起。

（一）阴茎异常勃起的分类及原因

目前阴茎异常勃起常用临床分型为缺血型（低流量）与非缺血型（高流量）。缺血型（低流量）阴茎异常勃起是临床最常见的类型，占95%，其特点是阴茎海绵体静脉流出量减少，血液滞留，海绵体内压力增高，动脉血流入量减少，甚至停止，随着病情的进展，阴茎海绵体内出现缺血、缺氧、高碳酸血症和酸中毒的腔室综合征。高流量型阴茎异常勃起是一种少见的类型，多由阴茎海绵体动脉或分支损伤形成动脉－海绵体瘘引起。其常见病因分别为：

1. 缺血型（低流量）

（1）血细胞性和血栓性因素：镰状细胞性贫血是最常见的原因。白血病也是常见的原因之一，容易引起白膜下小静脉阻塞，阴茎静脉回流障碍。

（2）药物因素：抗抑郁药、镇定剂、降压药物、抗凝药物、PDE5抑制剂和大剂量睾酮的使用都有可能引起阴茎异常勃起。

（3）阴茎海绵体内药物注射：其中以前列腺素 E_1、酚妥拉明和罂粟碱注射引起阴茎异常勃起的概率较高。

（4）肿瘤：如膀胱癌、前列腺癌、尿道癌和转移至阴茎的肿瘤等，都可压迫血管阻断阴茎静脉回流，引起缺血型（低流量）阴茎异常勃起。

2. 非缺血型（高流量） 此类型患者多数有会阴部或阴茎外伤史，病理生理学机制为海绵窦内动脉过度灌注，因损伤使阴茎海绵体动脉与海绵体窦形成瘘口，这样动脉灌流大于静脉回流，充满阴茎海绵体窦，引起非缺血型（高流量）阴茎异常勃起。

（二）阴茎异常勃起的诊断

临床表现是诊断的主要依据，依据病史和体征特点可给出初步诊断，进一步诊断还可借助血常规、阴茎血气分析、阴茎B超、阴部选择性动脉造影判断。血常规有助于排查血液系统疾病。血气分析可以鉴别其类型：缺血型异常勃起患者血液呈紫黑色，血气分析结果一般为氧分压＜30 mmHg、二氧化碳分压＞60 mmHg、pH＜7.25；而非缺血型患者血液呈鲜红色，血气分析类似动脉血，氧分压正常。超声多普勒发现海绵体内血流很少或无血流考虑缺血型（低流量型）阴茎异常勃起，而非缺血型（高流量型）阴茎异常勃起患者海绵体血流是正常或呈高血流状态的。超声多普勒检查还能发现解剖异常如海绵体动脉瘘或动脉瘤。对于选择性阴部内动脉造影，常作为非缺血型阴茎异常勃起的诊断依据。如为长期缺血型阴茎异常勃起，可行阴茎磁共振评估其平滑肌活力，预测勃起功能的恢复。

（三）阴茎异常勃起的治疗

1. 一般治疗　镇静、镇痛和阴茎局部冷敷等对症治疗，能使少部分患者的病情得到缓解。

2. 病因治疗　对阴茎异常勃起应进行准确分型，针对病因治疗，如镰状细胞性贫血、慢性粒细胞白血病或其他血液系统疾病的患者，应积极处理原发疾病。

3. 不同分型的治疗方案

（1）缺血型（低流量）：发病＞4小时，＜72小时，建议先行药物保守治疗，常用的拟交感神经药物有去氧肾上腺素（新福林）、间羟胺（阿拉明）等，与阴茎海绵体减压同时应用疗效更佳。保守治疗欠佳，考虑行手术治疗。

1）阴茎海绵体减压治疗：适用于异常勃起时间＜24小时，在局部麻醉和无菌条件下进行。定期挤压阴茎海绵体以促进血液回流。此法可重复进行，有效率为30%～50%。海绵体注射或减压处理后，阴茎呈半勃起状态即可。一般很少发生自发性再勃起，一旦发生可重复处理，并可以与海绵体注射拟交感神经药物联合使用。

2）阴茎海绵体分流术：阴茎海绵体内药物注射1小时勃起仍无缓解或持续异常勃起时间＞24小时，需进一步行分流术。常用分流术式有远端分流及近端分流，由于远端分流较近端分流并发症少且容易操作，建议首先选用远端分流术。

3）阴茎假体植入术：当发病时间＞72小时，所有治疗都失败的情况下，可考虑行阴茎假体植入术。

（2）非缺血型（高流量）

1）选择性动脉栓塞：保守治疗无效且症状无法缓解，可以行高选择性阴部动脉栓塞术，目前多采用微弹簧圈进行高选择性动脉栓塞，其复发率低，效果好。

2）手术治疗：有学者认为手术结扎瘘口仅适用于海绵体动脉瘘周围有假包膜形成，而又无其他有效治疗方法时。但该手术难度较大，术中找到瘘口是关键，术中常需要借助超声定位，术后勃起功能障碍（erectile dysfunction，ED）的发生率相对较高，可达50%以上。

4. 康复治疗　阴茎异常勃起处理成功后，应尽早开始海绵体组织的保护、修复，使勃起功能尽可能康复。阴茎异常勃起后勃起功能的康复治疗的具体方法是采用真空缩窄装置（vacuum constriction device，VCD）联合PDE5抑制剂口服，并鼓励患者尽早恢复性生活。

六、患教建议

1. 阴茎异常勃起作为男科的专科疾病，大多患者带有恐惧、焦虑等情绪，诊疗过程中应尊重患者隐私，询问病史及查体时应尽量避开旁人，缓解患者心理压力。

2. 询问病史时应注意详细询问患者有无酗酒史、吸毒史、抗精神病药物史、阴部外伤史、镰状细胞贫血病史或白血病史。

3. 阴茎异常勃起应尽量做到个体化和目标化，诊治模式同患者的治疗预期密切相关，在关注疾病的同时，更应该关注患者本身，阴茎异常勃起引起阴茎勃起功能障碍的概率非常高，几乎不可避免，要及时告知患者真实病情。

七、专家点评

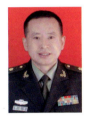

　　李学德，主任医师，硕士研究生导师，中国人民解放军联勤保障部队第九二四医院泌尿外科主任。中国性学会理事，中国性学会基层泌尿男科分会副主任委员，广西医学会男科学分会副主任委员，广西医学会泌尿外科学分会常务委员，桂林市医学会男科学分会主任委员。获全军科技进步、医疗成果三等奖7项，编写学术论著2部。

　　阴茎异常勃起是一种可发生于任何年龄段男性的少见的泌尿外科急症，其病理性勃起状态如持续存在，会造成严重的勃起功能障碍、阴茎海绵体坏死、纤维化或阴茎畸形。其传统定义为与性欲和性刺激无关的、持续4小时以上的阴茎异常勃起状态。目前阴茎异常勃起临床常用分型为低流量型（缺血型）和高流量型（非缺血型），其病理生理学是动态演变的。低流量型异常勃起4小时海绵体出现缺氧，12小时出现海绵体间质水肿，24小时内皮细胞血小板凝聚，48小时后海绵体平滑肌细胞坏死、组织纤维化，最终海绵体勃起功能障碍；高流量型则主要由于阴茎的动脉血管损伤导致海绵窦内异常的动脉血流流入，充满阴茎海绵体窦所致。对阴茎异常勃起的分型及治疗时机的准确判断是本病诊治的关键和难点。

　　临床上对于阴茎异常勃起的分型，主要依赖临床表现、彩超和阴茎海绵体血气分析，超声检查常可发现海绵体动脉瘘或动脉瘤，但需要注意发病早期海绵体血气分析无缺氧表现，可能造成误诊，建议异常勃起6小时以上再行海绵体血气分析较为可靠。

　　本例行文流畅，思路清晰，诊治过程体现阶梯式治疗。作者补充个人建议，供读者及广大青年外科医师参考：

　　1. 病史和体检作为诊断的首要环节，应尽量做到详尽细致，除却患者勃起的时间，还应详细描述疼痛的性质及程度、缓解情况，既往药物使用情况及会阴及盆部外伤史、血液系统疾病史，体检还应包括腹部肿块以及淋巴结检查，以排除肿瘤相关的异常勃起。

2. 阴茎海绵体药物注射治疗可采用：①新福林 1 mg ＋生理盐水（1∶10），每次海绵体内注射 2～3 mL，可每间隔 5～10 分钟重复，新福林总剂量不超过 1 mg；②将间羟胺原液 0.1 mL（2 mg）海绵体内注射，可每间隔 20 分钟重复，一般间羟胺总剂量不超过 10 mg。本例治疗中未详尽记录药物用量及时间间隔，建议予以补充。

3. 阴茎海绵体分流术式分为远端分流术和近端分流术，因近端分流术较远端分流术技术要求高，并发症多，故优先选择远端分流术。常用的远端分流术有 Winter 法、Al-Ghorab 法、T-shunt 法。但如为肿瘤相关的异常勃起，分流术常效果不佳，且增加肿瘤扩散及转移的风险，故应行阴茎部分或全切术。

（李学德　中国人民解放军联勤保障部队第九二四医院）

参考文献

[1]Sanchia SG, Peter P, David A.Basic Urological Management[M].Berlin Springer International Publishing, 2019：277.

[2] 刘继红，熊承良. 性功能障碍学 [M]. 北京：中国医药科技出版社，2004：196-211.

[3] 白文俊，胡海兵. 有关阴茎异常勃起的思考 [J]. 中华男科学杂志，2018，24（08）：675-680.

[4]Sedigh O, Rolle L, Negro CLA, et al.Early insertion of inflatable prosthesis for intractable ischemic priapism：our experience and review of the literature[J].International Journal of Impotence Research, 2011, 23（4）：158-164.

[5]Magistris GD, Pane F, Giurazza F, et al.Embolization of high-flow priapism：technical aspects and clinical outcome from a single-center experience[J].La Radiologia medica, 2020, 125（3）：288-295.

病例36　尿道下裂术后阴茎下弯畸形的诊断与处理

一、导读

尿道下裂是一种常见的男性生殖系统先天性畸形，指的是尿道口不在正常的阴茎头端位置，而是在阴茎头的下方、阴囊或会阴中。轻者仅尿道口位置异常，严重者则可能伴有阴茎弯曲、阴囊分裂等症状。尿道下裂的确切原因尚不清楚，但可能与遗传因素、孕期母亲接触某些环境因素或药物等有关。尿道下裂伴阴茎弯曲畸形只能通过手术重建尿道和阴茎弯曲矫形术来达到排尿正常以及阴茎外观和功能的改善。尿道下裂术后常见的并发症是尿道狭窄、尿道瘘、感染、性功能障碍等。对于尿道下裂合并阴茎弯曲畸形患者，如手术改善了排尿情况，但阴茎弯曲畸形没有解决，则患者性生活方面将受到严重影响。

二、病历简介

（一）病史介绍

患者男性，36岁。

主诉：尿道下裂术后阴茎下弯畸形30年余。

现病史：患者自诉30年余前因尿道下裂在外院行手术治疗，具体手术方案和术后情况不详，术后阴茎勃起为下弯畸形。约20年余前在外院再次手术治疗（具体手术情况不详），术后阴茎下弯畸形改善不明显。无排尿困难、尿频、尿急、尿痛、血尿等，勃起功能自诉尚可，无勃起时疼痛，但性生活满意度差。要求再次手术矫正阴茎下弯畸形。

既往史：无特殊。

（二）体格检查

外生殖器外观发育正常，尿道外口无狭窄，开口于阴茎头，阴茎疲软和勃起状态均可见阴茎下弯畸形，勃起状态阴茎下弯70°～80°。触摸阴茎段尿道质地软，无结节和压痛。双侧睾丸、附睾大小及质地正常（病例36图1至病例36图3）。

（三）辅助检查

1. 实验室检查　梅毒抗体阳性，血尿常规、肝肾功能、电解质和凝血功能等无异常。

2. 影像学检查　胸片和心电图等检查无异常。

（四）初步诊断

1. 阴茎下弯畸形；

2. 尿道下裂术后。

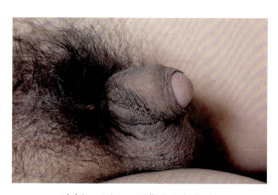

病例 36 图 1　阴茎非勃起状态

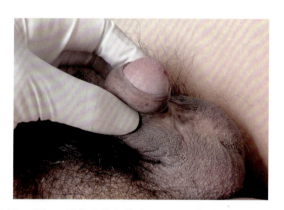

病例 36 图 2　阴茎非勃起状态：可见阴茎腹侧手术后瘢痕

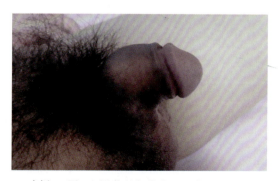

病例 36 图 3　阴茎勃起状态：阴茎下弯畸形

三、临床决策与分析

1. **手术指征** 患者阴茎下弯畸形明显，严重影响其性生活和心理状态，有手术矫治阴茎下弯畸形指征。

2. **手术评估** 患者为年轻男性，既往无心、脑、肺等器官疾病，术前相关检查和评估无麻醉和手术禁忌证。

3. **手术方案** 根据病史、症状及相关检查，目前诊断阴茎下弯畸形明确，患者既往为尿道下裂，经过两次手术后目前尿道外口开口于阴茎头端，尿道外口无狭窄，无排尿困难，但阴茎下弯畸形明显。从查体情况分析考虑可能是尿道短或局部纤维瘢痕牵拉导致阴茎下弯畸形。计划行阴茎下弯伸直术，必要时行尿道重建术。

四、治疗过程

1. **手术情况**（病例36 图4）

（1）插管全身麻醉达成后，患者先取截石位。

（2）使用画线笔在距离冠状沟约1 cm包皮内板处环形画线一圈，使用肾素盐水肿胀液在画线处皮下注射形成皮下水垫，使用小圆刀在画线处切开皮肤和皮下组织，分离脱套阴茎至根部，游离显露尿道，术中所见阴茎下弯畸形主要原因是尿道短牵拉引起，在阴茎腹侧中部横行离断尿道，松解局部纤维瘢痕，松解后阴茎仍有小角度下弯，在阴茎背侧使用4-0 Prolene缝线缝合两针行阴茎背侧折叠后阴茎能伸直。

（3）测量伸直阴茎后尿道缺损长度约4.5 cm，选取背侧包皮4.5 cm×1.8 cm带蒂皮瓣，将皮瓣松解后转移至缺损处尿道背侧，缝合固定后使之形成尿道板，5-0缝线缝合带蒂皮瓣和尿道两断端。置入F14硅胶尿管，再选取阴囊中隔4.5 cm×1 cm带蒂纵向皮瓣，翻转覆盖于尿道缺损处腹侧。5-0缝线缝合重建尿道两侧缘和尿道两断端，完整重建尿道腔，游离阴茎和阴囊皮下筋膜覆盖在重建尿道吻合口处，背侧包皮正中纵向剪开约1.5 cm，放置引流胶片，缝合关闭切口。

（4）使用生理盐水充盈膀胱后超声扫描，选取耻骨联合上2～3 cm处穿刺膀胱，放置F16尿管作为膀胱造瘘管。阴茎处伤口适当加压包扎，术毕。

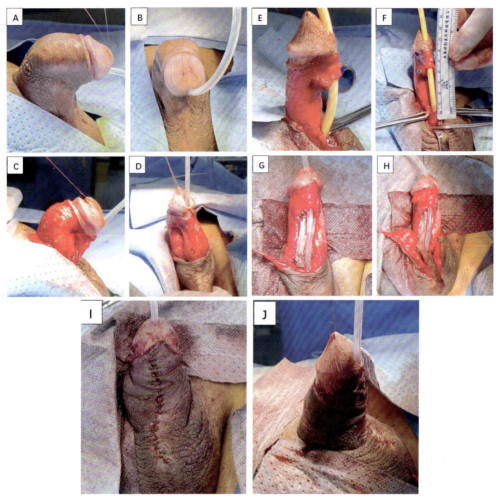

病例 36 图 4　术中情况

A. 术中勃起状态侧面观可见阴茎下弯 70°～80°；B. 勃起状态腹侧面观；C. 阴茎脱套后侧面观可见尿道短牵拉阴茎下弯畸形；D. 阴茎脱套后腹侧观；E. 离断尿道伸直阴茎后侧面观；F. 离断尿道伸直阴茎后腹侧面观；G. 背侧包皮带蒂皮瓣转移至腹侧重建缺损尿道背侧缘；H. 阴囊纵向带蒂皮瓣转移覆盖尿道缺损处腹侧缘；I. 伸直阴茎和重建尿道后腹侧面观；J. 伸直阴茎和重建尿道后侧面观。

2. 术后情况及预后（病例 36 图 5）　术后第 3 天开始发现阴茎处切口红肿、渗液多，尿道分泌物较多，呈脓性，予抗感染治疗、加强伤口换药、酒精湿敷、挤压排出尿道内分泌物等治疗，但术后第 6 天见伤口感染情况加重，尿道内脓性分泌物量较多，拔除尿管，继续加强伤口换药和抗感染治疗，伤口分泌物培养提示大肠埃希菌，根据细菌药敏结果选用敏感抗生素抗感染治疗。经过约 1 个月余的伤口换药处理和抗感染治疗局部伤口感染情况得到控制。伤口愈合后尝试夹闭膀胱造瘘管排尿，患者自诉排尿顺畅，但有少许漏尿。更换膀胱造瘘管，继续留置膀胱造瘘管引流尿液约 2 个月余，再次夹闭膀胱造瘘管排尿，无漏尿情况，自诉排尿顺畅，但尿线较前变细，最大尿流率 7.9 mL/s。勃起时阴茎较前伸直，但仍有轻度下弯。术后 5 个月余随访，患者自诉排尿顺畅度尚可，无尿痛、尿频、尿急、血尿，性生活满意度较术前明显改善，无勃起功能障碍。

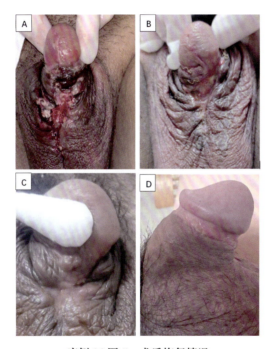

病例 36 图 5　术后恢复情况

A. 术后 1 周创面感染情况，尿管已拔除；B. 伤口换药约 3 周后感染逐渐得到控制；C. 术后 2 个月余伤口基本愈合；D. 术后 3 个月余伤口愈合良好，勃起状态较前伸直。

五、经验与体会

阴茎弯曲畸形根据病因可分为先天性和继发性。先天性阴茎弯曲畸形常见于尿道下裂或尿道上裂患者。如果阴茎弯曲而尿道外口开口于正常的阴茎头端，则称之为先天单纯性阴茎弯曲，发病率约 37/100 000，十分罕见。继发性阴茎弯曲畸形可由创伤或感染等因素引起。尿道下裂多合并有阴茎下弯畸形，因为尿道发育不良，尿道短和尿道周围纤维组织增生牵拉导致阴茎下弯畸形，在手术重建尿道的同时需将下弯阴茎伸直才能达到排尿、外观和功能的恢复。手术策略是先伸直阴茎，再根据伸直阴茎后尿道缺损的情况选取各种皮瓣修复重建尿道。尿道重建的方法多种多样，可一期完成，对于复杂的病例也可分期手术完成尿道的重建。手术后可因感染、瘢痕或纤维组织增生及皮瓣挛缩等导致阴茎再次出现弯曲畸形，故患者术后需长期密切随访。如果阴茎弯曲不是尿道畸形引起，则需行阴茎白膜折叠或白膜延长术。

　　本例患者既往两次手术史，但因手术时间距现在较久远，患者无法阐述清楚当时手术情况，也缺乏相关手术记录等资料，仅能根据患者的回忆判断可能是尿道下裂术后的改变，或不除外是先天性单纯性阴茎下弯畸形。因患者两次手术后局部解剖结构已经紊乱，手术难度较大。术中发现离断尿道后尿道缺损约 4.5 cm，属于长段复杂性尿道缺损，重建长段尿道手术难度较高，且术后并发症发生率较高，如术后皮瓣坏死、感染、漏尿或尿道狭窄等。针对该病例，处理阴茎下弯主要是离断尿道后如何重建缺损的尿道，至于阴茎背侧白膜折叠帮助伸直阴茎只起到少部分作用。对于缺损尿道重建方法可采用包皮、阴茎或阴囊带蒂皮瓣卷管重建尿道，但卷管重建尿道常见的术后并发症是重建尿道的近远心端吻合口狭窄或漏尿发生率较高，以及术后因吻合口狭窄导致尿道憩室、感染或尿道结石等发生。非卷管重建方法则是使用各种皮瓣补片来拼接重建完整的尿道腔，这种皮瓣补片法降低了吻合口狭窄的风险，皮瓣补片可选择阴茎附近的包皮、阴茎或阴囊带蒂皮瓣，或选用游离口腔黏膜补片。

　　本例我们选用两个带蒂皮瓣，一个是包皮背侧带蒂横行岛状皮瓣（用于重建尿道背侧尿道板），另一个皮瓣则选用阴囊中隔纵向带蒂皮瓣覆盖修补尿道腹侧，这种两个皮瓣拼接或耦合的方法可能对皮瓣血供保护得更好，减少两端吻合口的狭窄概率。但患者术后出现严重的感染，伤口破溃流脓，伤口培养出大肠埃希菌。如何预防术后感染的发生是尿道重建术后的难点和关键环节，如果阴茎弯曲畸形矫形不涉及尿道的重建则术后发生伤口感染的概率非常低。本病例难点在于长段（＞3 cm）的尿道缺损，尿道本身是二类切口，且尿道外口和外界相通，术后长时间留置尿管，所以术后发生尿路感染和伤口感染相对常见，成年患者（特别是老年患者），以及有多次手术、糖尿病、贫血或低蛋白营养差等患者更容易出现术后感染。感染一旦发生，则意味着重建的尿道可能会出现尿道瘘、尿道狭窄或瘢痕导致阴茎弯曲畸形。该病例很不幸发生了感染，经过长时间伤口换药、引流和抗感染治疗最终感染得到控制，术后漏尿也逐渐自愈，虽然尿流率没有达到正常水平，但患者主观排尿是顺畅的，还可以暂予观察，必要时行尿道狭窄扩张。术后阴茎下弯情况得到较大改善，虽然没有达到完全伸直效果，但对比术前患者仍感觉有一定疗效，可能是术后感染导致瘢痕挛缩或尿道皮瓣挛缩导致术后阴茎弯曲无法完全改善。

六、患教建议

阴茎弯曲患者如果是儿童则医患沟通强调需要了解家属的需求和要求。如患者是成年人，则要重点关注其勃起功能是否正常，是否合并早泄，是否有性生活经历，性伴侣的感受和要求。成年人建议必要时可请心理卫生科医生评估其心理状态是否正常，如存在心理问题则要先心理咨询或药物治疗后再评估手术诊治方案。术前评估和预判非常重要，对于可能需要的治疗手段和备选方案要提前准备和告知患者及家属，如是否要分期手术，是否需要取口腔黏膜，取口腔黏膜需要注意与患者沟通说明术后对言语、张口和脸部外形的影响，对于教师、歌唱家或主持人等，慎重选择取口腔黏膜，因为可能会对其职业活动有较大影响。医患沟通要耐心和细心，耐心讲解，细心聆听患者及家属的主要诉求，术后随访需要密切跟进，及时处理相应并发症，在长期随访中多和患者沟通，取得其信任让其配合治疗，同时也避免因不理解而造成医患矛盾。另外，因为阴茎弯曲矫形涉及隐私部位，患者的隐私也需保护好。

七、专家点评

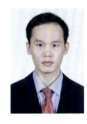

吴泳贤，医学硕士，主治医师，就职于广西医科大学第一附属医院泌尿外科。对泌尿系统疾病的诊断和治疗有丰富的临床经验，如尿道狭窄、尿道瘘等，发表SCI文章1篇。

阴茎弯曲畸形是一种会严重影响患者性生活甚至心理健康的疾病，手术治疗是主要方法，但要注意不少患者可能同时存在心理障碍，必要时需配合心理治疗。因手术矫形阴茎弯曲可能会导致术后勃起功能障碍、阴茎缩短或勃起疼痛以及术后复发等问题，所以术前医患沟通一定要充分和到位，在患者和家属充分理解和信任情况下才能行手术治疗，以免后续出现并发症引起医患纠纷。本例患者既往手术史不详，经历两次手术后阴茎下弯畸形非常严重，术中探查明确是尿道短引起的下弯畸形，伸直阴茎后缺损的尿道较长，重建尿道的难度相对较大，选择卷管或皮瓣补片法需根据患者具体情况和术者的经验，建议选择术者最擅长和最有把握的术式。至于长段尿道重建是一期还是分期做，这个需要考虑患者自身条件，如果局部组织条件好、无感染、皮瓣充足且血运良好，且术者有一期重建经验，可考虑一期重建，但一期重建手术术后感染的风险较分期手术高。如果患者局部条件欠佳，或术者无把握一期重建成功，则建议分期手术，一期先重建尿道板，二期再卷管或皮瓣补片成形尿道。该病例一期重建，术中阴茎伸直效果满意，但术后出现感染，总结经验如下：①可能术中皮瓣的血运保护有待加强；②使用抗菌尿管可能对术后感染的预防有一定作用；③分期手术可能更稳妥。现在患者排尿尿流率未能达到正常水平，可能有尿道狭窄，后续可根据情况行尿道狭窄扩张或内切开治疗。

（吴泳贤　广西医科大学第一附属医院）

参考文献

[1] 朱选文,钟达川,郭君平,等.阴茎弯曲的诊断及外科治疗(附25例报告)[J].中国男科学杂志,2008,（03）:19-21.

[2] 陆福鼎,玄绪军,许可慰,等.单纯性阴茎弯曲畸形手术治疗的选择及体会[J].山东大学学报（医学版）,2014,52（10）:86-89.

[3] Makovey I, Higuchi TT, Montague DK, et al.Congenital penile curvature:update and management[J].Current urology reports, 2012, 13（4）:290-297.

病例 37　尿道下裂术后尿道狭窄的诊断与处理

一、导读

尿道下裂是男性尿道和外生殖器常见的先天性畸形，发病率为 1/300 左右，其发病原因目前尚不明确，研究发现可能是多因素引起，其中与遗传、内分泌和环境等因素相关。尿道下裂的治疗目标是矫治阴茎弯曲，重建缺损尿道并将尿道开口修复至阴茎头，获得排尿、外观和性功能满意三方面的修复标准。但尿道下裂修复重建的尿道在术后短期或长期仍有部分患者会出现尿道狭窄，导致出现排尿困难、膀胱功能紊乱甚至损害、尿道憩室、膀胱尿道结石和反复感染等并发症。因此，尿道下裂术后需要一个长周期的随访观察，对于尿道狭窄的及时有效处理能避免膀胱功能的损害，从而改善患者的长期生活质量。

二、病历简介

（一）病史介绍

患者男性，60 岁。

主诉：反复排尿困难、尿频、尿急和尿痛 5 年余。

现病史：患者自诉 5 年来反复出现排尿困难、尿线细、排尿费力，伴尿频、尿急、尿痛，无血尿、腹痛、腰痛、尿道流脓等，多次在我院和外院检查提示尿路感染和尿道狭窄，对症抗感染治疗后有好转，但容易复发。排尿困难逐年加重，目前排尿尿线如牙签大小，尿线无力、尿后滴沥。1 个月余前症状再发，伴发热，排尿困难明显，外院对症抗感染效果不佳，来我院就诊，检查提示最大尿流率 1.7 mL/s，膀胱残余尿量 213 mL，考虑尿路感染和尿潴留，因尿道狭窄无法导尿和留置尿管，行膀胱穿刺造瘘和抗感染治疗后体温恢复正常。予收住院进一步诊治。

既往史：12 岁时在我院行两次手术治疗尿道下裂，12 岁时行脾切除术，有地中海贫血病史多年。

（二）体格检查

贫血貌，外生殖器发育正常，尿道外口开口于阴茎腹侧冠状沟处，阴茎系带缺失，尿道外口狭窄如针眼大小，局部瘢痕明显，触诊阴茎段尿道可触及局部尿道管腔僵硬。双侧睾丸、附睾大小及质地正常。

（三）辅助检查

1. 实验室检查　血常规：血红蛋白 83 g/L。尿常规：亚硝酸（+），脓细胞（+），白细胞（3+），潜血（2+）。尿培养：大肠埃希菌。肝肾功能、电解质、凝血功能等无异常。

2. 影像学检查　胸片、心电图未见异常。膀胱尿道造影提示前尿道狭窄，膀胱多发憩室形成（病例 37 图 1）。

（四）初步诊断

1. 前尿道狭窄；

2. 尿路感染；

3. 慢性膀胱炎；

4. 尿道下裂术后。

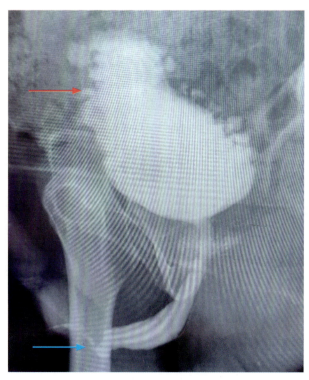

病例 37 图 1　膀胱尿道造影

蓝色箭头所示前尿道狭窄部位；红色箭头所示膀胱，可见膀胱形成较多憩室。

三、临床决策与分析

1. 手术指征　患者目前排尿困难明显，最大尿流率 1.7 mL/s，膀胱残余尿量213 mL，膀胱尿道造影提示前尿道狭窄，狭窄段长 5 ～ 6 cm。因尿道狭窄梗阻导致膀胱长时间排出障碍引起膀胱功能损害。尿道狭窄段较长，尿道扩张或内切开效果往往不佳，因此有行尿道重建成形术指征。

2. 手术评估　患者老年男性，既往有贫血、脾切除和尿道下裂手术史，入院相关检查提示尿路感染、中度贫血，心、肺、肝肾功能及电解质和凝血功能无明显异常，术前评估无麻醉和手术禁忌证。术前根据尿培养结果充分抗感染治疗。

3. 手术方案　前尿道长段狭窄，行狭窄段尿道瘢痕切除＋口腔黏膜或阴茎、阴囊皮瓣重建尿道，根据患者查体所见阴茎局部皮肤量不够充足，包皮皮肤量少，取包皮和阴茎皮瓣估计不可行，阴囊皮瓣可考虑，或取口腔黏膜。患者贫血，局部瘢痕和感染明显，采取分期手术可能更安全。

四、治疗过程

1. 手术情况（病例 37 图 2 至病例 37 图 4）

（1）经鼻气管插管全身麻醉达成后，患者先取截石位。

（2）阴茎头缝合 1 针 4-0 线做牵引固定，在尿道外口处仅能插入 4F 输尿管导管，在尿道外口腹侧正中稍偏左纵向切开狭窄段尿道至正常尿道腔处，充分切除狭窄段尿道瘢痕，测量狭窄段缺损尿道约 6 cm。

（3）口腔消毒，舌尖缝合 1 针做牵引，在舌左侧缘舌腹侧画线标记6 cm×1.5 cm 范围舌黏膜，在标记处舌黏膜下注射肾上腺素盐水肿胀液形成黏膜下水垫，使用手术刀和剪刀完整取出标记处舌黏膜，使用 4-0 可吸收线连续缝合关闭舌黏膜切口进行创面止血。

（4）修剪去除舌黏膜下组织并在舌黏膜处多处打孔，将舌黏膜平铺在缺损处尿道床，使用 5-0 可吸收线缝合固定舌黏膜在尿道床上使之行成尿道背侧尿道板，尿道开口于阴茎阴囊交界处，置入尿管，伤口适当加压包扎，术毕。

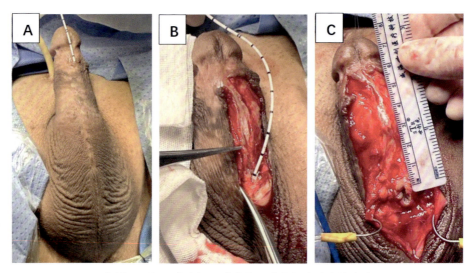

病例 37 图 2　术中切开狭窄段尿道和切除狭窄处瘢痕

A. 阴茎外观，尿道外口狭窄仅能通过 F4 输尿管导管；B. 纵向切开狭窄段尿道至正常尿道腔处；C. 测量狭窄段尿道长段约 6 cm。

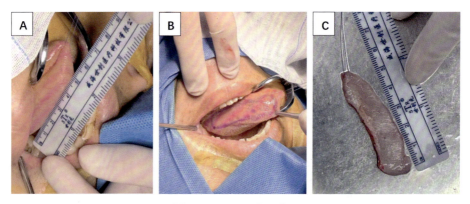

病例 37 图 3　舌黏膜获取

A. 舌尖缝合 1 针牵引，使用尺子测量舌左侧腹侧缘；B. 画线标记 6 cm×1.5 cm 舌腹侧缘计划切取的舌黏膜；C. 切取下的舌黏膜。

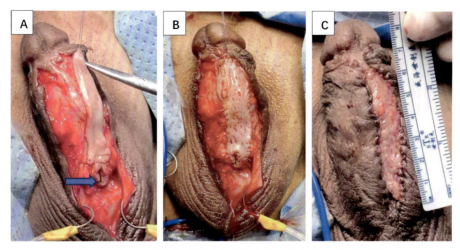

病例 37 图 4　舌黏膜平铺固定到狭窄段尿道处形成背侧尿道板

　　A. 舌黏膜平铺在狭窄段尿道处，黏膜面向上，蓝色箭头所示尿道外口开口位置；B. 舌黏膜多处打孔利于术后引流，使用 5-0 缝线缝合固定舌黏膜；C. 舌黏膜形成的背侧尿道板外观，尿道外口暂时开口于阴茎阴囊交界附近。

　　2. 术后情况、二期手术和预后情况　患者术后 2 周拔除尿管，术后 3 周拔除膀胱造瘘管，伤口愈合良好，排尿顺畅，但因尿道外口暂时开口于阴茎阴囊附近，患者排尿时需蹲着排尿。原计划术后 6 个月左右行二期手术，但患者因个人原因推迟手术至术后约 10 个月余才进行。

　　（1）二期手术情况（病例 37 图 5）

　　1）在阴茎腹侧原舌黏膜处画线标记切口位置，自尿道外口位置画 "U" 形标记，范围约 6 cm×2 cm，在画线处使用生理盐水皮下注射形成水垫。

　　2）在画线标记处切开皮肤和皮下组织，分离皮下组织，置入 F16 尿管，使用 5-0 可吸收线连续加间断缝合卷管形成新的尿道腔，尿道外口重建到阴茎腹侧冠状沟附近。使用切口周围皮下筋膜组织覆盖尿道吻合口处，放置切口引流胶片，再缝合关闭皮肤切口。

　　3）术中判断 F16 尿管在新成形的尿道腔内过紧，不利于术后引流，拔除 F16 尿管，重新置入 F12 硅胶尿管，术中再次行膀胱造瘘，伤口适当加压包扎，术毕。

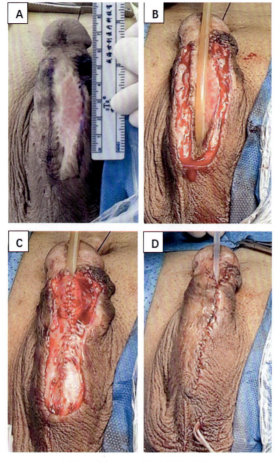

病例 37 图 5　二期手术术中情况

A. 术后 10 个月余舌黏膜存活情况，在尿道外口处"U"形画线标记切口，范围约 6 cm×2 cm；B. 在画线标记处切开皮肤和皮下组织；C. 5-0 可吸收线缝合关闭"U"形切口，卷管重建形成新的尿道腔，尿道外口重建至阴茎腹侧冠状沟附近；D. 缝合关闭皮肤切口和置入 F12 尿管。

（2）二期手术术后情况：术后 3 周拔除尿管，伤口愈合良好，术后 4 周拔除膀胱造瘘管，术后排尿顺畅，术后 2 个月余复查，最大尿流率 20.6 mL/s。

五、经验与体会

尿道下裂术后常见并发症是尿道狭窄、尿道瘘、感染和阴茎弯曲等。术后短段的狭窄（＜1 cm 狭窄段）且局部瘢痕增生不严重者可通过尿道扩张或狭窄段内切开解决。对于长段的尿道狭窄扩张或内切开效果往往不佳，需反复扩张或内切开来维持排尿的通畅，但长期扩张或多次内切开对患者的创伤和心理有较大影响，不适当的扩张或内切开会导致尿道瘢痕增生更严重，给后续尿道重建手术增加难度和风险。因此，对于扩张和内切开效果不佳者建议尽早行尿道重建成形术。

本例是尿道下裂术后尿道狭窄的典型病例，患者既往经历两次尿道下裂手术，但具体术式不详，术后尿道长度狭窄，尿道梗阻导致膀胱长期排尿高压，膀胱进行性功能损害，膀胱出现憩室和炎症提示膀胱功能已逐渐进入失代偿阶段，如不及时解除尿道梗阻，膀胱功能将进一步损害，后续有可能继发输尿管反流导致肾积水肾功能损害。

对于尿道下裂术后排尿困难我们需要借助尿流率、膀胱残余尿量测定、尿道膀胱造影等检查综合评估尿道狭窄情况和膀胱功能，如能行尿流动力学检查和尿道膀胱镜检则更能准确和客观评估尿道和膀胱情况，同时尿道膀胱镜检能明确有无尿道和膀胱肿瘤情况，因为长期反复尿路感染和膀胱残余尿量增多可能会引起膀胱或尿道肿瘤发生。本例患者膀胱残余尿量较多，并发感染，先行膀胱造瘘引流尿液，同时配合抗感染治疗控制局部和全身感染，待感染控制稳定后再择期手术治疗尿道狭窄。

对于尿道狭窄尿道腔的重建材料的选择原则，在局部包皮、阴茎和阴囊皮肤充足情况下可尝试先使用包皮、阴茎和阴囊带蒂皮瓣。包皮皮肤较薄，术后皮瓣缺血或挛缩概率较高。阴囊皮瓣厚实，但阴囊皮瓣多毛、毛囊腺丰富、皮肤松弛，术后容易感染和形成尿道憩室。口腔黏膜虽然是游离皮瓣，血运没有带蒂皮瓣好，但是口腔黏膜具有取材方便、并发症发生率低，且口腔黏膜上皮厚、固有层和血管丛丰富、局部抗感染能力强，与尿道组织有很好的相容性等优势，因此对于阴茎阴囊局部皮瓣不充足或局部条件不佳者，口腔黏膜是非常好的尿道替代组织。但口腔黏膜取材也会出现一些口腔的并发症：取舌黏膜会影响舌的运动，言语发声可能会有改变；取颊黏膜会导致术后张口受限；取唇黏膜可能会导致唇外观改变。因此在使用口腔黏膜前需充分与患者和家属沟通说明相关并发症。

对于长段尿道狭窄的重建手术是一期重建还是分期手术，需综合分析患者情况和结合术者的经验来选择。对于狭窄部位组织血运良好、无明显感染、周围覆盖组织丰富的患者，可考虑一期重建；对于局部感染严重、合并糖尿病、狭窄部位血运不佳或周围覆盖组织欠缺的病例，则分期手术更为安全。同时也要结合术者的经验，根据术者对皮瓣选择和使用经验，选择熟悉和有把握的手术方案更为稳妥。本病例是比较复杂的尿道狭窄，狭窄段长，局部瘢痕严重，且术前有明显尿路感染，患者有贫血，局部阴茎皮肤和包皮皮瓣不充足，因此选择口腔黏膜补片替代尿道，且选择分期手术，一期先重建尿道背侧尿道板，二期再卷管重建尿道腔，根据术后恢复情况，没有出现明显感染、伤口愈合不良和漏尿等情况，至于是否会术后再次尿道狭窄还需长时间随访观察。有研究显示：尿道重建术是治疗成人尿道下裂手术相关尿道狭窄的一种非常成功且令患者满意的方法。但是，行会阴尿道造口术也可能是老年患者、不愿再次手术者或复杂尿道下裂手术相关尿道狭窄患者的合理选择。

本病例分期重建尿道后的尿道外口并没有重建到阴茎头，主要原因是：阴茎头部局部瘢痕增生严重且周围可利用组织少，另外阴茎头部缺损尿道长约 2 cm，重建阴茎头部尿道难度大且术后狭窄、漏尿或伤口裂开风险大，术前与患者和家属沟通说明，患者选择先按原尿道外口位置重建狭窄段尿道即可。

六、患教建议

尿道下裂术后尿道狭窄患者一般都经历过至少一次手术，手术和心理的创伤对患者来说是十分深刻的，术后长时间排尿不畅和多次手术也会加重其心理和经济负担，因此与患者或家属沟通说明病情和诊治方案时需要特别耐心和细心，耐心讲解病情，细心倾听患者和家属的诉求和要求。对于心理负担重或有心理障碍疾病者建议其到心理卫生科咨询或治疗。手术治疗是尿道下裂术后尿道狭窄的主要方法，根据患者和术者经验选择最适合的治疗方案，长段的尿道修复重建往往并发症较多，如阴茎、阴囊术后外观改变、性功能异常、术后有可能再狭窄、漏尿、感染和取口腔黏膜导致口腔并发症等，需要充分和患者解释清楚，取得患者的理解和信任才能开展相应手术。另外术后长期随访观察也是非常重要的，和患者建立良好的医患关系，为后续随访治疗提供良好的基础，避免不必要的纠纷。随访过程中要嘱咐患者如出现排尿困难、尿线细等情况要及时就诊，不要等到无法排尿急性尿潴留再来就诊，强调术后规律定期复查，一般术后 1 个月、3 个月、6 个月按时复查，之后 3～6 个月定期复查至术后 5 年以上。

七、专家点评

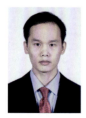

吴泳贤，医学硕士，主治医师，就职于广西医科大学第一附属医院泌尿外科。对泌尿系统疾病的诊断和治疗有丰富的临床经验，如尿道狭窄、尿道瘘等，发表 SCI 文章 1 篇。

尿道下裂术后尿道狭窄是常见的并发症，常见于尿道吻合口狭窄、皮瓣坏死或挛缩、感染或漏尿导致远期瘢痕增生引起尿道狭窄。大部分短段的狭窄且瘢痕增生不严重的患者经过尿道扩张或尿道狭窄内切开可以解决。对于长段的、瘢痕增生明显或近乎闭锁性狭窄则需要尿道重建成形术来处理。预防术后尿道狭窄的措施包括：保护皮瓣的血运、预防伤口感染或漏尿、彻底切除纤维增生瘢痕组织、吻合口斜面无张力吻合和避免过多的电凝止血等。本例病例是两次尿道下裂术后长段尿道狭窄的复杂病例，就诊时合并尿潴留、尿路感染和贫血，狭窄段尿道瘢痕严重，局部阴茎和包皮皮肤不够充足，选取口腔黏膜行分期手术是比较稳妥的策略。该患者如一期重建尿道，术后发生感染的风险相对高。因此一期行尿道狭窄段切除，口腔黏膜重建尿道板，局部感染情况得到很好控制，待口腔黏膜存活且局部瘢痕组织软化后再二期手术重建尿道腔，术后患者最大尿流率达到比较满意的程度。还有一点不够完美的是尿道外口开口没有达到阴茎头，不过考虑患者已是老年患者，且经历多次手术，排尿通畅才是其最想得到的结局，至于外观和功能目前可能并不是患者主要诉求。因此术前的充分沟通和预判，结合患者的要求和术者的经验制订手术策略才是最合适的。

（吴泳贤　广西医科大学第一附属医院）

参考文献

[1] 刘楠，蔡春泉 . 尿道下裂的病因与诊疗现状 [J]. 天津医科大学学报，2022，28（01）：108-111.

[2] 张林琳，汪铭洁 . 尿道下裂手术治疗及其新进展 [J]. 现代泌尿外科杂志，2023，28（02）：93-96.

[3] Horiguchi A, Asanuma H, Shinchi M, et al.Efficacy of urethral reconstruction for urethral stricture associated with hypospadias surgery in adults[J].International-al journal of urology：official journal of the Japanese Urological Association，2022，29（12）：1470-1475.

[4] 吕逸清，宋鲁杰，唐耘燨，等 . 尿道下裂治疗安全共识 [J]. 现代泌尿外科杂志,2021,26（07）：547-549，586.

病例 38　阴囊坏疽的诊断与处理

一、导读

Fournier 坏疽（Fournier's gangrene, FG）在临床工作中不常见，早期诊断困难，而病情容易快速恶化，如不能及时发现并采取正确处理措施，常会危及患者生命。

二、病历简介

（一）病史介绍

患者男性，52 岁。

主诉：阴囊红肿伴肛周流脓 4 天。

现病史：患者于 4 天前突然出现阴囊红肿并肛周流脓，疼痛明显，伴有寒战、发热，无恶心、呕吐，为进一步治疗收治入院。

既往史：糖尿病、类风湿关节炎病史，长期服用激素，未规律服用降糖药，血糖控制差。

（二）体格检查

意识清醒，体温 38.6 ℃，心肺腹查体无异常。阴囊红肿，张力高，阴囊大小约 23 cm×21 cm，阴囊部分发黑；肛周有一瘘口，有黄绿色脓液流出（病例 38 图 1）。

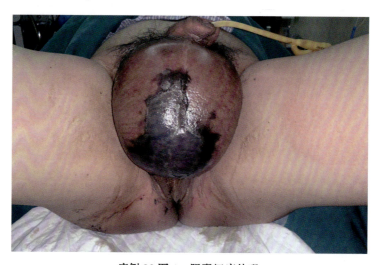

病例 38 图 1　阴囊坏疽外观

（三）辅助检查

1. 血常规 白细胞计数 20×10^9/L，中性粒细胞百分比 80.2%，血红蛋白 54 g/L。

2. 肾功能 肌酐 429 μmol/L。

3. 细菌培养 大肠埃希菌、肠球菌。

4. 阴囊彩超 阴囊弥漫性肿胀及水肿，伴少量积液、积气，睾丸血流正常（病例 38 图 2）。

5. X 线及 CT 阴囊不对称的筋膜增厚、积液、脓肿形成、皮下气肿（病例 38 图 3）。

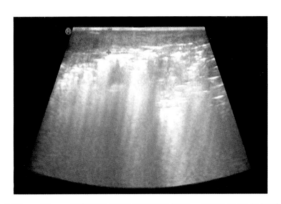

病例 38 图 2 阴囊彩超显示强回声影，阴囊内存在气体

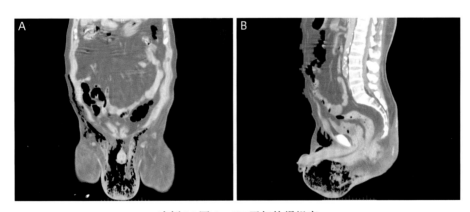

病例 38 图 3 CT 平扫软组织窗

A. CT 平扫冠状位重建显示阴囊不对称的筋膜增厚、积液、脓肿形成，两侧下腹壁及阴囊内皮下气肿；B. CT 平扫矢状位重建示前下腹壁及阴囊内大量皮下气肿。

（四）初步诊断

1. 阴囊软组织感染并脓肿形成；

2. 糖尿病。

三、临床决策与分析

1. 手术指征　患者术前 B 超及 CT 检查明确阴囊软组织感染伴脓肿形成，手术指征明确。

2. 手术评估

（1）术前血常规：白细胞计数 20×10^9/L，中性粒细胞百分比 80.2%，血红蛋白 54 g/L。

（2）肝肾功能：总胆红素 22 μmol/L，直接胆红素 19 μmol/L，丙氨酸氨基转移酶 19.5 U/L，天冬氨酸氨基转移酶 29.9 U/L，碱性磷酸酶 294 U/L，白蛋白 26 g/L，Child 分级 A 级。肌酐 429 μmol/L。

（3）术前心功能：射血分数 65%，三尖瓣轻度反流，余无异常。肺功能：轻度限制性通气功能障碍。

3. 手术方案　彻底清创,多次封闭式负压引流(VSD)致创面干净长出新鲜肉芽，阴囊成形术或皮瓣修复术。

4. 术后注意事项　术后应密切注意感染指标变化，同时予以护肾、选敏感抗生素、纠正贫血及低蛋白血症、维持电解质稳定等支持治疗，注意监控血糖。同时应注意负压引流通畅情况，避免负压引流不通畅，造成感染加重。

四、治疗过程

1. 综合治疗　首先积极处理基础疾病，均给予营养支持及对症治疗。给予无菌导尿。分别给予皮下胰岛素调控血糖，人血白蛋白、新鲜血浆及添加剂红细胞输注，改善贫血及低蛋白血症。早期根据经验应用广谱强效抗生素，随后根据药敏试验结果给予敏感性抗生素治疗。

2. 手术清创　术中首先沿波动感最明显或破溃处切开，手指沿皮下筋膜层探查，沿间隙钝性分离，逐次切开皮肤皮下。将肉眼所见发黑坏死皮肤、无活力筋膜及渗出脓液予以清除，然后用过氧化氢和生理盐水交替冲洗创面，去除坏死组织，使创面完全敞开，勿留无效腔。对无法确切判断正常与坏死组织的边界区域暂予以保留，尤其对于提睾肌无法明确判断活性的情况下给予保留；若怀疑深层仍存在感染，则锐性切开、钝性分离肌层。5～7 日行再次清创，直至可明确判断正常与坏死组织边界，清创至创面无感染灶。

3. 负压辅助系统　首先予以创面充分止血，防止术后出血；会阴区仔细备皮，使其不受残余阴毛的影响；按照创面大小修剪形状合适的海绵填充创腔，海绵的大小需略超过创缘范围，透明敷贴需扩大范围粘贴。术后持续模式负压维持在 125 mmHg。VSD 治疗周期为 5 ～ 7 日 / 次。

4. 创面修复　3 次负压引流后，创面肉芽新鲜，但睾丸外露，同时，周围皮肤瘢痕化，无法直接拉拢缝合，选择邻近皮瓣转移覆盖修复（病例 38 图 4）。

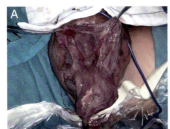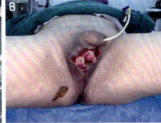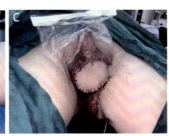

病例 38 图 4　术中图片

A. 清创坏死组织；B. 创面肉芽组织形成；C. 皮瓣修复创面。

5. 预后　患者多次手术清创后，病情逐渐好转，于治疗 1 个月余顺利出院，出院后 2 周及半年随访，创面皮瓣成活，未发生红肿破溃。

五、经验与体会

（一）Fournier 坏疽特点及原因

多数情况下糖尿病、酗酒、肥胖、免疫抑制、局部创伤、泌尿生殖系感染、获得性免疫缺陷综合征、恶性肿瘤、肝肾功能障碍等疾病是引起 FG 的诱因，因其会导致宿主的免疫力下降，加速疾病的进展，最常见的合并症为糖尿病。FG 起病隐匿，进展迅速、正确诊断依赖于临床医师对本病的认识，早期诊断较困难。病史方面，患者多有肛周脓肿、泌尿生殖系感染等始发因素。如果出现以下症状和（或）体征，应高度怀疑本病：

1. 肛周、会阴部出现与查体不相符的难于忍受的剧痛，可蔓延至阴囊、下腹部甚至下肢。

2. 发热，体温可达 40 ℃以上。同时可伴有心动过速及血压下降，此表现与一般的局部感染如蜂窝织炎、脓肿等不同。

3. 皮肤出现硬性肿胀，触诊时皮下组织坚硬，呈"木质感"，张力较高。

4. 肿胀边缘超过红斑。

5. 皮损呈紫黑色或灰黑色改变，如有皮下积气可及皮下捻发音。

6. 由于肿胀的压迫或皮肤神经纤维的损害致皮肤感觉迟钝或消失。

（二）Fournier 坏疽的诊断

病史和体征特点可给出初步诊断，进一步诊断还可借助 B 超、CT、MRI 协助评估判断。B 超可早期发现皮肤水肿增厚，筋膜变形不规则，沿筋膜面异常积液，皮下积气，分叶脓肿等。CT 检查不但可以发现皮下积气的部位、程度，协助早期诊断阴囊坏疽提供可靠依据，同时还可以指导外科切开引流的范围，减少由于进展性组织坏死所致的并发症。

（三）Fournier 坏疽的治疗

全身支持治疗贯穿 Fournier 坏疽的整个治疗过程，包括营养支持、水电解质平衡、血糖控制及血制品输注等，一些患者还需要转入监护室治疗。Fournier 坏疽是致死率高的感染性疾病。提高对 Fournier 坏疽的认识至关重要，LRINEC 评分是早期诊断与鉴别诊断的重要辅助工具。应予以积极手术清创、广谱抗生素覆盖和纠正低蛋白血症、贫血、水电解质紊乱等。此外，积极治疗原发病，防治并发症。封闭式负压引流是有效的治疗手段，植皮可作为阴茎、阴囊重建的推荐方案。临床表现、细菌培养和 FGSI、LRINEC 评分可对诊断和预后判断提供参考。在应用抗生素及营养支持治疗外，早期行多次"边缘"清创是重要的治疗措施。应用 VAC 促进新鲜肉芽组织生长，为创面修复提供有效的前期准备。而对 Fournier 坏疽的后期创面修复，根据创面情况选择直接缝合、植皮或皮瓣修复，可获得较好的治疗效果和预后。

六、患教建议

Fournier 坏疽起病隐匿，进展迅速，治疗成功的关键除了依赖于临床医师对本病的正确诊断，还需要患者及其家属积极配合治疗。患者入院后予完善相关检查，上级医师立刻进行指导治疗，及时做出诊断及治疗方案，让患者及其家属觉得更具有权威性。在辅助支持治疗同时，与患者及其家属详细沟通，告知该疾病凶险，若不及时切开引流，随时可能感染加重，危及生命；术中出现与预期不符的病情，须及时客观向患者家属说明，共同商量决定处理方案，如阴囊感染坏死严重，术中睾丸血供差或有积气，需行睾丸切除等；术后需长期留置尿管会引起不适，或出现血尿、尿急、尿痛等不适，耐心告知存在的可能原因及处理方案；手术切开引流是治疗该疾病的最有效的手段，同时需多次手术清创才能达到目的，让患者及其家属大概知道治疗周期，鼓励其坚持治疗。术后仍有可能出现高热等感染症状，考虑出现脓毒血症，需使用高级抗生素或转重症监护室血液透析等可能，让患者及其家属做好心理准备；期间再与患者及其家属沟通，同时告知术中情况及检查结果，让患者及其家属参与治疗，详细告知出现上述情况时的处理措施，解除患者疑虑并配合治疗。

七、专家点评

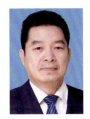

刘成倍，主任医师，硕士研究生导师，就职于玉林市第一人民医院泌尿外科。中国医师协会泌尿外科医师分会委员，广西医学会泌尿外科学分会副主任委员，玉林市医学会泌尿外科学分会名誉主任委员。获广西医药卫生适宜技术推广二等奖1项，玉林市科学技术进步一等奖1项、二等奖2项、三等奖1项。市级以上科研成果5项。

Fournier 坏疽是一种可危及生命的发生在男性外生殖器及会阴部的坏死性筋膜炎，发病急骤、进展快，病情重，可发生于任何年龄，主要由多种细菌（需氧菌和厌氧菌）侵入而引起感染暴发。初期病变局部红肿、剧痛。在数小时至数天出现阴囊皮肤及皮下组织坏死。皮肤坏死后疼痛常可缓解，这可能与末梢神经被破坏有关。常见原因主要有免疫力下降、糖尿病、阴囊周围组织感染、外伤及手术等。临床表现为局部蜂窝组织炎伴显著的全身中毒症状。病情进展迅速，阴囊快速肿胀，伴捻发音，肿胀区局部变黑、坏死，同时红肿范围向阴囊周围扩散，疼痛明显。根据最新的欧洲泌尿外科协会指南，对 Fournier 坏疽支持一旦发病立即给予广谱抗生素治疗，继而根据药敏培养结果及临床反应调整改进，在发病的24小时内要及时给予反复清创治疗，而对于部分辅助治疗手段并未推荐除非有临床试验验证其有效性。

在临床工作中，由于该病进展迅速、致死率高，治疗应及早及时，遵循以下原则：①手术彻底清创直至新鲜组织出现为止，创面持续敞开引流；②联合使用广谱抗生素，并根据细菌培养及药物敏感试验结果选用敏感抗生素；③积极全身支持治疗，纠正低蛋白血症、贫血、水电解质紊乱等；④积极治疗原发病，防治并发症。

（刘成倍　玉林市第一人民医院）

参考文献

[1] 张涛，陈敏，景海涛.Fournier坏疽患者易患因素和并发症与病死率的分析 [J]. 中华临床
    医师杂志（电子版），2015，9（20）：3733-3737.

[2]Mohamed ELS, Mohamed A, Hamdy A, et al.Management of equivocal（early）Fourni-
    er's gangrene[J].Therapeutic Advances in Urology, 2016, 8（5）: 297-301.

[3]Haluk S, Omer B, Erturhan S, et al.Is hemoglobin A1c level effective in predict-
    ing the prognosis of Fournier gangrene？[J].Urology Annals, 2016, 8（3）: 343-
    347.

[4]Kyung H, Hee Y, Ryung L, et al.Prognostic factors and treatment outcomes for pa-
    tients with Fournier's gangrene: a retrospective study[J].International Wound
    Journal, 2017, 14（6）: 1352-1358.

病例 39　睾丸扭转的诊断与处理

一、导读

睾丸扭转又称精索扭转，是在睾丸与精索的解剖结构异常或者活动度增大的基础上，睾丸沿着精索纵轴顺时针或者逆时针旋转，造成睾丸血运障碍，从而带来一系列的症状和体征。睾丸扭转是阴囊急症的常见原因之一，约占阴囊急症患者的 25% ~ 35%，可发生于任何年龄段，但最常见的发病高峰期为青少年期。睾丸扭转的误诊、漏诊最终可能造成睾丸的切除、功能的不可逆损伤，特别对青少年生理及心理造成极大伤害，必须引起重视。

二、病历简介

（一）病史介绍

患者男性，18 岁。

主诉：左侧阴囊胀痛 8 小时。

现病史：患者自述 8 小时前无诱因下突发左侧阴囊胀痛，伴有恶心呕吐，无发热，无尿频、尿急、尿痛等不适。

既往史：无特殊。

（二）体格检查

左侧阴囊皮肤稍红肿、左侧睾丸肿胀触痛、左侧睾丸抬高，右侧睾丸未见异常，双侧提睾反射存在。

（三）辅助检查

1. 血常规　白细胞计数 $11.0 \times 10^9/L$，中性粒细胞百分比 75.2%，血红蛋白 120 g/L。

2. 肝肾功能、电解质　正常。

3. 影像学检查　二维及彩色多普勒超声检查提示左侧睾丸肿大，形态饱满，实质回声减低且不均匀，未探及血流信号；右侧睾丸大小形态正常，回声均匀，血流分布正常。超声提示左侧睾丸扭转（病例 39 图 1）。

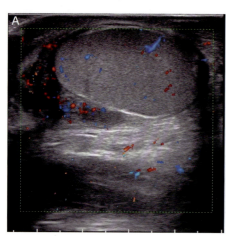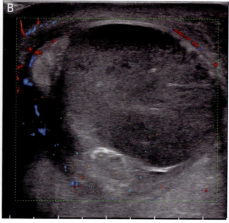

病例 39 图 1　睾丸扭转超声图像

A. 右侧正常睾丸图；B. 左侧睾丸肿大，回声减低且不均匀，无血流信号。

（四）初步诊断

左侧睾丸扭转。

三、临床决策与分析

1. **手术指征**　患者术前彩色多普勒检查提示左侧睾丸实质回声不均匀，无血流信号显示，右侧睾丸未见异常，提示左侧睾丸扭转。手术指征明确。

2. **手术前评估**　该患者青少年男性，阴囊胀痛就诊；血常规：白细胞计数 $11.0×10^9/L$，中性粒细胞百分比 75.2%，血红蛋白 120 g/L。B超：左侧睾丸实质回声不均匀，无血流信号显示，右侧睾丸未见异常，提示左侧睾丸扭转。术前心肺功能评估未见异常。

3. **手术方案**　左侧睾丸探查，右侧睾丸预防性固定术。

4. **术后注意事项**　注意观察患者生命体征变化，切口疼痛程度，切口渗血及阴囊血肿等情况。如阴囊留置引流条，一般 24 小时内拔除。术后注意定期复查 B 超了解睾丸血运情况。

四、治疗过程

1. **手术情况**　患者入室麻醉选择连续硬膜外麻醉，阴囊切口依次切开，显露左侧睾丸，术中所见左侧睾丸扭转 180°，复位后左侧睾丸血运差，给予温盐水湿敷、0.25% 利多卡因局部注射精索血运无法恢复；评估左侧睾丸 Arda Ⅲ级给予患侧睾丸切除术（病例 39 图 2），健侧睾丸预防性行健侧睾丸固定术。

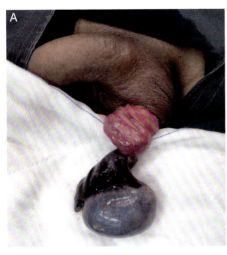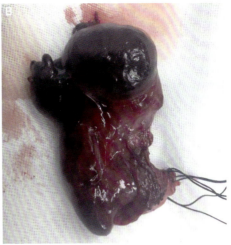

病例 39 图 2　左侧睾丸探查证实已坏死切除

A. 扭转坏死的睾丸；B. 切除坏死睾丸。

2. 术后情况及预后　术后予补液、预防感染等对症处理。患侧睾丸坏死，已切除，健侧睾丸预防性固定，手术效果好。

五、经验与体会

（一）睾丸扭转的特点

1. 临床上睾丸扭转容易误诊和漏诊　睾丸疼痛、肿胀的患者都应该怀疑睾丸扭转的可能，睾丸扭转患者因有睾丸丢失的风险，及时诊断并尽快手术治疗挽救睾丸至关重要。睾丸扭转典型症状表现为阴囊的急性剧烈疼痛，可向同侧腹股沟、腰腹部放射，部分患者伴有恶心呕吐。主要体征有患侧的阴囊皮肤红肿、阴囊触痛、托起阴囊疼痛加剧（Prehn 征）。少数睾丸扭转患者表现为急性腹痛，可伴有恶心呕吐、发热等，而无明显阴囊疼痛，这可能与共同神经支配、腹膜刺激、提睾肌牵拉等有关。睾丸扭转临床表现不典型时，也可借助 TWIST 评分来确定下一步诊治措施。Barbosa 提出的 TWIST 评分包括 5 项（病例 39 表 1），典型临床表现：睾丸肿胀 2 分，睾丸质地变硬 2 分，提睾反射消失 1 分，睾丸高位 1 分，恶心 / 呕吐 1 分。总分 2 分及以下为低危，基本可排除睾丸扭转，可不需要进一步的超声检查；总分 3～4 分为中危，需进一步行阴囊超声检查；总分 5 分为高危，可直接行手术探查。

病例 39 表 1　TWIST 评分系统

临床表现	评分
睾丸肿胀	2
睾丸质地变硬	2
提睾反射消失	1
睾丸高位	1
恶心／呕吐	1

总分≤2分为低危，总分3～4分为中危，总分≥5分为高危。

2. 彩色多普勒超声是睾丸扭转首选检查　其具有快速、方便、特异性高等特点，典型彩超表现为睾丸血运的减少甚至消失，可进行左右侧睾丸对比检查。有文献报道超声对睾丸扭转诊断的准确性甚至达到 75%～100%。但由于受到设备、操作影响，以及儿童睾丸血流相对少等原因，彩色多普勒超声诊断睾丸扭转时存在一定的假阴性。放射性核素 ^{99m}TC 扫描可见扭转睾丸的血运明显减少，呈现"冷结节"，而 MRI 检查则可显示精索鞘膜的螺旋形扭转，两者敏感性都很高，但是由于使用条件的限制或者受限于检查时间过长，一般不作为首选。

3. 睾丸扭转的鉴别诊断　阴囊彩超可鉴别睾丸扭转与急性附睾、睾丸炎，睾丸扭转检查结果为患侧睾丸血流信号的减弱或消失，而急性附睾、睾丸炎表现为血流信号的增强。患者睾丸扭转表现为腹痛时，应注意与急性阑尾炎、崁顿疝或者其他腹部疾病相鉴别，急性阑尾炎有麦氏点。压痛及反跳痛，崁顿疝一般具有肠梗死等睾丸扭转不具有的临床表现；特别注意的是腹股沟隐睾扭转与腹股沟崁顿疝的鉴别，前者在患侧阴囊内不能触及睾丸，后者可有典型的肠梗阻的症状与体征。

（二）睾丸扭转的治疗

1. 手法复位　及时诊断且复位成为挽救扭转睾丸的关键因素。早期有效的手法复位可以减轻睾丸缺血程度，从而减少最终切除睾丸的可能性。但由于患者难配合、盲目性大甚至可能加重扭转，手法复位在实际临床工作中很少使用。即使手法复位成功，也不能防止再次扭转的发生，真正根本的治疗，手术治疗是关键。

2. 手术探查　高度疑似或确诊的睾丸扭转患者，应尽早行手术探查，手术探查确诊的睾丸扭转患者，在将睾丸、精索复位后，应记录扭转的部位、方向和度数，判断睾丸血供情况，行睾丸固定或睾丸切除术。若睾丸血运良好，可将睾丸、精索固定在阴囊肉膜上；对血运判断不明显的睾丸，复位后可观察5分钟，若无变化，可行温盐水湿敷、0.25% 利多卡因局部注射精索，继续观察 15 分钟，若血供恢复可行睾丸固定术，若仍无明显血供，可参照 Arda 分级决定手术方式。该分级提出观察术中睾丸的出血来作为能否保留睾丸的指标，即 Arda 三级评分系统，切开患侧睾丸白膜一处小口，深达睾丸髓质，观察动脉的出血：切开后立即有动脉渗血为 I 级，切开后 10 分钟内开始有动脉渗血为 II 级，切开后 10 分钟无动脉出血为 III 级；I、II 级行患侧睾丸固定术，而III级则可行睾丸切除术。

3. 健侧睾丸固定　一侧睾丸扭转患者是否预防性行健侧睾丸固定术目前仍有争议。不支持者认为睾丸扭转发病率随年龄增长而降低，健侧睾丸是否会扭转缺乏循证医学证据，对健侧睾丸行固定术可能损伤健侧睾丸等；而更多的学者则建议行健侧睾丸固定术，因为睾丸扭转患者的解剖结构异常通常是双侧的，无论发病诱因是什么，处理患侧睾丸时均予常规固定健侧睾丸，防止健侧睾丸发生扭转最终导致睾丸丢失。特别是年轻男性先后发生双侧睾丸扭转，患者有终生丧失睾丸功能的风险，因此建议对一侧睾丸扭转患者同时行预防性对侧睾丸固定术。

（三）睾丸扭转诊治流程图（病例 39 图 3）

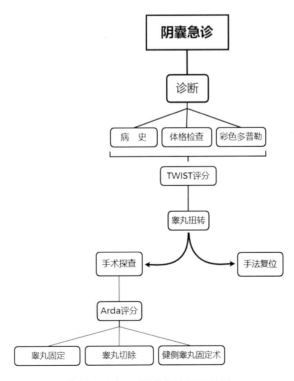

病例 39 图 3　阴囊急诊思维导图

六、患教建议

对于睾丸扭转的患者，早期诊断与治疗是关键，误诊及漏诊最终可能造成睾丸切除、功能不可逆的损伤，尤其对青少年生理及心理造成极大伤害，必须引起重视；在社区、学校等做好健康宣教，一旦出现睾丸疼痛立即到附近医院及时就诊，避免延误病情；睾丸扭转必须引起临床一线医师高度重视，对突发睾丸疼痛患者，应立即行彩色多普勒超声是首选的检查，术前做好沟通，常规行健侧预防性固定。

七、专家点评

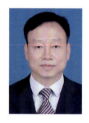

黄勇平，主任医师，教授，硕士研究生导师，右江民族医学院附属医院泌尿外科二病区主任兼生殖中心男科主任，中华医学会泌尿外科学分会基层学组委员，广西抗癌协会泌尿男生殖系肿瘤专业委员会副主任委员，广西医师协会泌尿外科医师分会副主任委员，广西医师协会生殖医师分会常务委员。

解剖结构异常如"钟摆样畸形"是睾丸扭转的主要病因，而夜间迷走神经兴奋、睾丸的被迫转动、运动或外伤是重要的诱因。左侧发病率高于右侧，可能与左侧精索较长有关，双侧同时扭转比较罕见。结合病史，本例患者符合发病特点，但在病例描述过程中，应当增加相应阴性症状的鉴别：

1. 与输尿管末端结石引起的睾丸疼痛相鉴别　输尿管末端结石患者可引起睾丸疼痛，伴尿频、尿急、尿痛、肉眼血尿等膀胱刺激征。

2. 与嵌顿性腹股沟斜疝相鉴别　嵌顿性斜疝，能引起阴囊胀痛，触痛明显，疝内容物较多时，睾丸无法触及，无法还纳；可有腹痛，肛门停止排气、排便，阴囊 B 超及 X 线平片能鉴别。

3. 与睾丸附件扭转相鉴别　正常睾丸附件大小约 0.1～1 cm，B 超一般难以探及，睾丸附件扭转时 B 超表现为睾丸与附睾头之间或两者旁不均高回声结节，附睾、睾丸血流信号轻度增多，查体时睾丸有局限明显压痛点；而睾丸扭转时血流信号减少或消失是两者最主要的鉴别点。

4. 与阴囊外伤相鉴别　阴囊外伤有明确的外伤史，受伤后阴囊皮肤可见不同程度淤血斑、水肿，阴囊肿块，触痛显著，重者睾丸轮廓触诊不清，B 超显示睾丸失去正常椭圆形态，包膜回声完整或中断，睾丸内回声不均匀，出现强弱不均、形态不一的团块，其间伴有液性暗区，鞘膜腔内见有液性暗区，并可见不规则低回声区，彩色多普勒血流显像显示睾丸内血流信号丰富。

（黄勇平　右江民族医学院附属医院）

参考文献

[1] 黄健，张旭. 中国泌尿外科和男科疾病诊断治疗指南：2022 版 [M]. 北京：科学出版社，2022.

[2] Hung WY, Chen YF, Chang HC, et al. The incidence rate and characteristics in patients with testicular torsion：a nationwide, population-based study[J]. Acta Paediatrica, 2013, 102（8）：363-367.

[3] 朱鑫，刘年，邓远忠，等. 64 例睾丸扭转的临床分析及文献复习 [J]. 重庆医学，2018，47（3）：371-373.

[4] 王富军，韩哲. 以急性腹痛为首发症状的青少年及幼儿睾丸扭转临床分析 [J]. 中华泌尿外科杂志，2015，（6）：454-457.

[5] Bbarbosa JA, Tiseo BC, Barayan GA, et al. Development and initial validation of a scoring system to diagnose testicular torsion in children[J]. The Journal of Urology, 2013, 189（5）：1859-1864.

[6] 李文，宋杨一嫣，魏捷，等. 急性睾丸扭转诊治浅析 [J]. 临床急诊杂志，2016，17（9）：726-731.

[7] Altinkilic B, Pilatz A, Weidner W. Detection of normal intratesticular perfusion using color coded duplex sonography obviates need for scrotal exploration in patients with suspected testicular torsion[J]. J Urol, 2013, 189（5）：1853-1858.

[8] 罗圆满，崔子连. 睾丸扭转的诊治进展 [J]. 泌尿外科杂志（电子版），2018，10（4）：53-56.

[9] Howe AS, Vasudevan V, Kongnyuy M, et al. Degree of twisting and duration of symptoms are prognostic factors of testis salvage during episodes of testicular torsion[J]. Trans Androl Urol, 2017, 6（6）：1159-1166.

[10] Arda I, Ozyaylali I. Testicular tissue bleeding as an indicator of gonadal salvageability in testicular torsion surgery[J]. Bju International, 2001, 87（1）：89-92.

病例 40　Ⅰ期睾丸精原细胞瘤的诊断与处理

一、导读

睾丸肿瘤临床少见，西方国家每年发病率为十万分之三至十万分之七，我国发病率稍低，为十万分之一，占全部男性恶性肿瘤的 1%～1.5%，是 15～34 岁男性最常见的恶性肿瘤。睾丸肿瘤最常见的病理类型为精原细胞瘤，早期缺乏典型临床表现，同时由于社会观念、心理因素、医疗诊治水平等因素，导致误诊率可达 25%。因此，睾丸肿瘤早期诊断和治疗显得十分重要。

二、病历简介

（一）病史介绍

患者男性，31 岁。

主诉：左侧阴囊内肿块 1 年伴阴囊坠胀 1 个月。

现病史：1 年前在无明显诱导情况下发现左侧阴囊内肿块，无疼痛，肿物逐渐增大，患者未予重视。1 个月前出现左侧阴囊坠胀感，为进一步诊治到我院就诊。

既往史：已婚，育 1 孩，否认结核及传染病史，无手术及外伤史。

（二）体格检查

左侧阴囊内触及一肿物，大小约 12 cm×10 cm，质地硬，与睾丸界限不清，无触痛，透光试验（-），右侧睾丸及附睾正常，全身浅表淋巴结未触及（病例 40 图 1）。

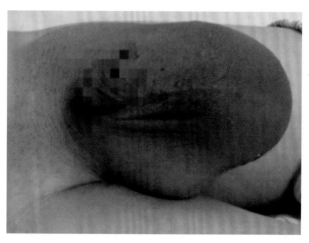

病例 40 图 1　左侧阴囊肿物

（三）辅助检查

1. 血常规 白细胞计数 5.98×10^9/L，中性粒细胞百分比 48.4%，血红蛋白 126 g/L。

2. 尿常规 白细胞（-），红细胞（-），脓细胞（-）。

3. 肝肾功能 丙氨酸氨基转移酶 11 U/L，天冬氨酸氨基转移酶 17 U/L，尿素氮 2.99 mmol/L，肌酐 64.4 μmol/L。

4. 肿瘤标志物 甲胎蛋白 2.24 ng/mL，β-人绒毛膜促性腺激素 16.68 U/L。

5. 阴囊彩超 左侧阴囊内未见正常睾丸，内可见一实质肿块回声，大小约 12 cm×10 cm×10 cm，内部回声强弱不均，肿块内部及周边可见丰富血流信号，考虑左侧睾丸肿瘤可能性大（病例 40 图 2）。

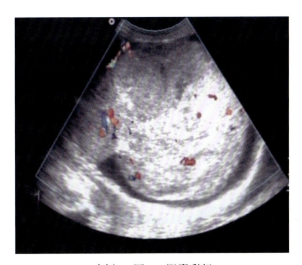

病例 40 图 2 阴囊彩超

6. CT 检查 左侧睾丸增大，大小约为 12 cm×10 cm×10 cm，部分边界欠清，呈分叶状，密度不均匀，增强后呈明显不均匀强化，左侧附睾受压变形，鞘膜囊周围见少量液体密度影填充；腹膜后未见肿大淋巴结（病例 40 图 3）。

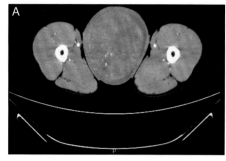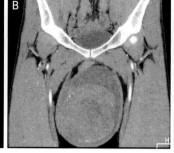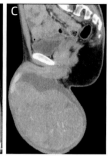

病例 40 图 3　左侧睾丸肿瘤 CT 增强扫描

A. 动脉期轴位扫描示左侧睾丸增大，呈类圆形，大小约 12 cm×10 cm，部分边界欠清，强化不均匀，内见点状动脉样强化；B. 动脉期冠状位重建示肿瘤高径约 10 cm，上方见弧形液体密度灶；C. 静脉期矢状位重建示肿瘤不均匀中度强化，内见裂隙状低密度坏死区，上方见弧形鞘膜积液。

7. 胸片　心肺膈未见异常。

（四）初步诊断

左睾丸肿瘤（精原细胞瘤可能性大）。

三、临床决策与分析

1. 手术指征　患者术前彩超和 CT 明确左睾丸肿瘤，人绒毛膜促性腺激素轻度升高，查体全身浅表淋巴结未触及，CT 未见腹膜后淋巴结肿大，胸片及腹部 B 超未见远处转移，手术指征明确。

2. 手术评估

（1）血常规：白细胞计数 $5.98×10^9$/L，中性粒细胞百分比 48.4%，血红蛋白 126 g/L。

（2）尿常规：白细胞（−），红细胞（−），脓细胞（−）。

（3）肾功能：尿素氮 2.99 mmol/L，肌酐 64.4 μmol/L。

（4）肝功能：总胆红素 12.0 μmol/L，直接胆红素 3.5 μmol/L，间接胆红素 8.5 μmol/L，丙氨酸氨基转移酶 11 U/L，天冬氨酸氨基转移酶 17 U/L，白蛋白 38.9 g/L。

（5）肿瘤标志物：人绒毛膜促性腺激素 16.68 U/L。

（6）凝血功能：凝血酶原时间 9 秒。

（7）心电图：窦性心律，符合正常心电图。

（8）术前心脏彩超：射血分数 72%，无异常。

（9）术前肺功能：通气功能正常。

3. **手术方案** 左睾丸根治性切除术。

4. **围术期注意事项**

（1）术中先用钳子钳夹精索后再挤出睾丸肿瘤，避免挤压肿瘤引起血行转移。

（2）术中仔细操作勿损伤髂腹股沟神经或髂腹下神经。

（3）尽可能高位切断精索。

（4）腹股沟外环需完全封闭，防止日后腹股沟斜疝的发生。

（5）术后伤口注意加压包扎，减少术后渗血。

四、治疗过程

1. **手术过程** 取左侧腹股沟斜切口，长 3～5 cm（病例 40 图 4），若睾丸肿瘤体积较大时切口可向阴囊侧延长 1～3 cm，确保睾丸在无挤压的情况下拉出切口。用电刀切开并暴露 scarpa 筋膜。将腹外斜肌腱膜切开，暴露浅表腹股沟环。识别并勿伤及髂腹股沟神经或髂腹下神经。从提睾肌筋膜中游离出精索并提起。在内环口处钳夹精索（尽量高位，用三把止血钳夹住精索），切记在钳夹精索前勿挤压睾丸。在远侧两把钳之间切断精索。用 4 号丝线将精索近端残端缝扎及结扎各一道。输精管及其动脉分别切断结扎。将阴囊内容物（包括睾丸、附睾及鞘膜）挤出切口并切断引带，睾丸完全游离摘除，注意勿损伤鞘膜及肿瘤。肿瘤与阴囊有粘连时，需把该部阴囊皮肤一起切除。关闭腹股沟切口：腹内斜肌与联合肌腱用 4 号丝线间断无张力缝合在腹股沟韧带上，腹外斜肌间断缝合，使腹股沟外环完全封闭，防止日后腹股沟斜疝的发生。1 号丝线间断缝合皮下，3-0 可吸收线间断缝合皮肤，伤口加压包扎。可根据术中情况于阴囊最低处做一小切口行胶片引流，24 小时后可拔除。

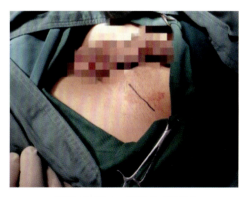

病例 40 图 4 腹股沟斜切口

2. 术后情况 术后 6 小时开始进食，术后第 1 天拆除加压敷料并拔除引流条，可下床活动，每 2～3 天伤口换药一次。术后病理回报示左睾丸精原细胞瘤，未累及左侧睾丸鞘膜及附睾，左侧精索未见肿瘤侵犯。

3. 预后 术后患者恢复好，术后 3 天顺利出院。

4. 辅助治疗 术后 2 周患者在肿瘤内科住院，行辅助放疗（主动脉旁放疗，总剂量 20 Gy，10 天，每日 2 Gy，1 个疗程），并随诊复查，现已随诊 1 年。

五、经验与体会

（一）该患者的术后诊断是什么？

该患者术后病理回报为左睾丸精原细胞瘤，未累及左侧睾丸鞘膜及附睾，左侧精索未见肿瘤侵犯，术前 CT 未见腹膜后淋巴结肿大，术前胸片及腹部 B 超未见远处转移，查体全身浅表淋巴结无肿大，故该患者的诊断应为 I 期睾丸精原细胞瘤（$T_{1b}N_0M_0$）。

（二）睾丸精原细胞肿瘤如何早期诊断？

睾丸为体表器官，睾丸肿瘤理论上容易早期发现，但由于社会观念、心理因素、医疗诊治水平等常导致延误诊治。因此，大力提倡男性自我检查，尤其对睾丸小结节及质地变硬或萎缩的睾丸，应密切观察，如有可疑应尽早手术探查。超声检查是睾丸肿瘤首选检查，不仅无创、廉价，而且被证实对于睾丸内占位的确认几乎有 100% 的敏感性。腹部和盆腔 CT 目前被认为是腹膜后淋巴结的最佳检查方法，可以检测 < 2 cm 的淋巴结。MRI 在诊断的敏感性和特异性方面，要优于超声检查，但对腹膜后淋巴结转移的检测准确性并不优于 CT，而且费用相对昂贵。血清肿瘤标志物人绒毛膜促性腺激素和甲胎蛋白等有助于术前睾丸肿瘤的诊断，术后复查人绒毛膜促性腺激素和甲胎蛋白，可以了解有无肿瘤复发和判断肿瘤预后。

（三）睾丸精原细胞瘤的鉴别诊断有哪些？

根据体格检查和 B 超、肿瘤标志物等辅助检查睾丸肿瘤不难诊断，常见的鉴别诊断：①急性或慢性附睾炎。多有阴囊疼痛表现，有触痛和局部皮温升高，睾丸和附睾分界不清，敏感抗生素治疗有效。②睾丸鞘膜积液。触诊有囊性感，无触痛和局部皮温升高，睾丸不易触及，透光试验阳性。③精液囊肿。多位于附睾头部，有囊性感，青壮年多见，发病缓慢，体积小。④腹股沟疝。多为可复性肿块，触诊睾丸正常，疝内容物质软，无压痛。⑤睾丸扭转。典型表现为突发性一侧阴囊内睾丸疼痛，疼痛有时向腹股沟及下腹部放射。扭转时间较长可见阴囊皮肤红肿，睾丸触痛明显，触诊睾丸呈横位，睾丸与附睾界限不清，阴囊托高试验阳性。

（四）睾丸肿瘤的病因及与隐睾的关系是什么？

睾丸肿瘤的病因机制未明确，其危险因素包括隐睾或睾丸未降（睾丸发育不全综合征）、Klinefelter 综合征、家族遗传因素、对侧睾丸肿瘤和不孕不育等。

隐睾作为睾丸肿瘤发生的危险因素已受到重视，其癌变的风险是正常人的数十倍，腹腔内隐睾恶变率更高。隐睾的组织学研究表明，隐睾内生殖细胞、支持细胞及间质细胞都呈萎缩表现，易恶变。与其处于不适宜的局部高温环境中有关，也与隐睾本身的发育和内分泌代谢异常有关系。

（五）Ⅰ期睾丸精原细胞瘤行睾丸根治性切除术后的后续治疗该如何选择？

睾丸肿瘤的治疗多采取手术为主的综合治疗。Ⅰ期精原细胞瘤主要依靠手术治疗，行根治性睾丸切除术后严密监测，手术范围一般包括睾丸、附睾和部分精索。Ⅰ期睾丸精原细胞瘤术后如不进行干预，有 15% ~ 20% 的患者复发。干预手段包括密切随访、辅助放疗及卡铂单药化疗。与术后复发相关的高危因素有睾丸直径≥4 cm、睾丸网受浸润。无高危因素的Ⅰ期睾丸精原细胞瘤术后患者可选择密切随访，有高危因素的Ⅰ期术后患者可选择辅助性放疗或化疗。该患者术前睾丸大小约 12 cm×10 cm×10 cm，直径＞4 cm，其术后应选择辅助性放疗或化疗，该患者术后行辅助放疗。

（六）术后随访方案如何？

Ⅰ期精原细胞瘤放疗后随访：放疗后 2 年内应每 3 个月临床体检及肿瘤标志物检测，第 3 年每半年复查 1 次，以后每年 1 次直至 5 年随访结束。每年复查盆腔 CT 1 次，第 5 年结束随访前再复查。胸片 3 年内应每年复查 2 次，以后每年 1 次直至随访结束。

Ⅰ期精原细胞瘤化疗后随访：推荐化疗后 3 年内每年复查胸片 2 次，5 年随访结束前再检查。第 1 年腹部 CT 检查 2 次，以后每年检查 1 次，如有阴囊侵犯或盆腔手术史，需做盆腔 CT 检查。临床检查和肿瘤标志物检查的时间为化疗后 1 个月，2 年内每 3 个月复查 1 次，第 3 年每 6 个月复查 1 次，以后每年 1 次，直至 5 年随访结束。

六、患教建议

睾丸肿瘤因其复杂的组织学成分使其成为临床上最值得研究的肿瘤之一，精原细胞瘤是睾丸肿瘤最常见的类型。睾丸精原细胞瘤可依据病史、体检、阴囊超声及腹盆部 CT 等影像学检查，以及血清肿瘤标志物的检查做出初步诊断，根据病理学结果明确诊断。精原细胞瘤一经确诊，需接受以手术为主的综合治疗，Ⅰ 期患者术后可选择密切随访、化疗或放射治疗。睾丸是性器官也是生殖器官，患者往往担心切除一侧睾丸后是否会引起性功能障碍和不育，这是睾丸肿瘤治疗过程中需要考虑的问题。理论上只要剩余的一侧睾丸功能正常就可以产生足够的精子和雄激素。但目前有研究表明，切除一侧睾丸后对性功能和生育也有影响，尽管这种影响比较轻微。患者术后性功能障碍往往与睾丸肿瘤对患者心理上男性意识的影响有关，因此术前充分沟通可以解除患者疑虑和心理障碍。此外，放化疗诱导的性腺功能障碍导致短暂或持续的不育症取决于药物的类型和累积剂量，且为严重的长期并发症，尤其对于青少年和年轻成年患者。对于术前未生育、术后有生育要求的患者，术前需与患者讨论，术后综合治疗对患者生育问题的影响，必要时考虑行人类精子库精液保存。

七、专家点评

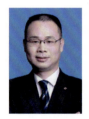

付伟金，医学博士，主任医师，硕士研究生导师，就职于广西医科大学第一附属医院泌尿外科，美国得克萨斯大学阿灵顿分校访问学者。中国医疗保健国际交流促进会泌尿健康促进分会术后快速康复学部委员，广西医师协会泌尿外科医师分会常务委员。

睾丸肿瘤是 15～34 岁男性最常见的实体肿瘤，组织学分为生殖细胞瘤（95%）和非生殖细胞瘤（5%）。而生殖细胞瘤病理类型分为精原细胞瘤（最常见）和非精原细胞瘤（分为胚胎性癌、畸胎瘤、绒毛膜上皮癌、卵黄囊瘤）。如何规范化治疗睾丸肿瘤是临床热点问题。本例对 1 例左侧睾丸精原细胞瘤患者的诊断、治疗和随访进行了分析。

患者为青年男性，以"左侧阴囊肿物"就诊，查体示左侧阴囊内肿物，生化检查示人绒毛膜促性腺激素升高，B 超示左侧睾丸肿瘤可能性大，腹膜后 CT 和胸片示无淋巴结及腹腔脏器转移、肺部转移。术前诊断：左侧睾丸肿瘤可能性大（左侧精原细胞瘤可能性大）。根据治疗原则，患者接受了标准的经腹股沟切口的左侧睾丸肿瘤根治性手术，切除的组织范围包括左侧睾丸、附睾及精索（切除范围到外环口）。不推荐经阴囊切口，因为经此切口无法处理远端左侧精索，容易造成术后肿瘤复发。

术后分期对于评估预后及选择辅助方案十分重要。患者术后病理示左侧睾丸精原细胞瘤，肿瘤直径为 12 cm，未侵犯精索、附睾及鞘膜。根据 2020 年 NCCN 诊疗指南推荐的 TNM 分期，患者术后病理分期为：$T_{1b}N_0M_0$，属于临床 Ⅰ 期。

　　临床Ⅰ期睾丸精原细胞瘤患者行根治性睾丸切除术后，有15%～20%的患者发生复发，因此适宜的辅助方案有助于降低患者术后复发率。目前指南推荐的术后辅助方案包括：①积极监测；②术后辅助放疗；③术后辅助化疗。

　　根据患者术前的相关高危因素（睾丸直径≥4 cm，睾丸网受浸润）选择术后辅助治疗方案。若患者无上述高危因素，可推荐术后积极监测；若患者存在上述高危因素，可推荐行化疗或放疗。研究表明Ⅰ期精原细胞瘤患者接受放疗和化疗后，3年的无复发生存率分别为95.5%和94.8%，两者疗效相当。辅助治疗方案的选择应该遵循患者意愿及个体化原则，如患者存在肠道疾病或既往接受过放疗，则不推荐行放疗。化疗方案推荐以卡铂单药化疗，1～2个疗程；放疗推荐主动脉旁放疗，总剂量20 Gy，每日2 Gy，10天1个疗程。

　　本例患者选择1个疗程的辅助性放疗。同时术后应遵循指南，对患者进行随访观察。

（付伟金　广西医科大学第一附属医院）

参考文献

[1]Kawamoto A，Hatano T，Saito K，et al.Sonographic classification of testicular tumors by tissue harmonic imaging：experience of 58 cases[J].Journal of Medical Ultrasonics，2017，17（3）：783-788.

[2]黄健，张旭.中国泌尿外科和男科疾病诊断治疗指南：2022版[M].北京：科学出版社，2022.

[3]Moirano G，Zugna D，Grasso C，et al.Postnatal risk factors for testicular cancer：the EPSAM case-control study[J].Int J Cancer，2017，141（9）：1803-1810.

[4]赵小东，马鹏程，王建文，等.睾丸肿瘤术后患者性功能及生育功能探析[J].中华肿瘤防治杂志，2018，25（S1）：146-148.

[5]Kawai K，Nisgiyama H.Preservation of fertility of adult male cancer patients treated with chemotherapy[J].Int J Clin Oncol，2019，24（1）：34-40.

病例 41　Ⅰ期睾丸非精原细胞瘤行腹膜后淋巴结清扫术后淋巴漏的诊断与处理

一、导读

腹膜后淋巴结清扫术不但是治疗睾丸非精原细胞瘤的必要步骤，也是对患者进行确切病理分期、精确个体化治疗的病理依据。术后淋巴漏治疗分保守治疗和手术治疗。

二、病历简介

（一）病史介绍

患者男性，37 岁。

主诉：右侧阴囊红肿痛 2 个月，睾丸切除术后 1 个月。

现病史：患者 2 个月前无明显诱因出现右侧睾丸红肿，伴疼痛，就诊于当地医院，查彩超提示右侧睾丸混合回声肿块并丰富血流，甲胎蛋白 323 ng/mL，人绒毛膜促性腺激素 10 U/mL；于当地医院行右侧睾丸根治性切除术，术后病检示符合混合性生殖细胞肿瘤，大部分为恶性畸胎瘤，小部分为胚胎性癌，白膜可见浸润，精索未见癌。术后复查人绒毛膜促性腺激素水平正常，甲胎蛋白 145.5 ng/mL。今为进一步治疗收治入院。

既往史：无特殊。

（二）体格检查

意识清晰，精神可，头颈正常，心肺正常，腹部软，无压痛及反跳痛，无曲张静脉，双下肢无水肿。右侧阴囊空虚。

（三）辅助检查

1. 甲胎蛋白　100 ng/mL。
2. 全腹 CT　腹膜后见多发小淋巴结，无腹水征，右侧睾丸术后改变。

（四）初步诊断

1. 右侧睾丸恶性肿瘤（恶性畸胎瘤，胚胎性癌）；
2. 右侧睾丸根治性切除术后。

三、临床决策与分析

根据病史、病理结果、磁共振胰胆管成像（magnetic resonance cholangiopancreatography，MRCP）影像学等证据判断，诊断成立。

讨论内容包括：①诊断是否准确？②用循证医学的方法进行临床决策分析；③评估诊疗行为的潜在风险（并发症）及预后；④重要的术前准备。

睾丸肿瘤是少见的肿瘤，仅占男性恶性肿瘤的 1%～1.5%，但却是 15～34 岁男性中最常见的实体肿瘤。经腹股沟行根治性睾丸切除术是睾丸肿瘤的初步标准治疗，术后根据病理结果，再行化疗、主动监测或进一步的转移区域的淋巴清扫等治疗。根据文献报道，Ⅰ期非精原细胞瘤约 30% 存在腹膜后淋巴结转移，常常转移到同侧腹膜后淋巴结，而 CT 检查低估转移的占 15%～40%，而且治疗后常见的复发部位也为腹膜后淋巴结，脏器转移相对少见，临床 T_1 期术后约 25% 发生腹膜后复发。因此，腹膜后淋巴结清扫术不但是治疗睾丸非精原细胞瘤的必要步骤，也是对患者进行确切病理分期、精确个体化治疗的病理依据。根据长期随访研究结果显示，腹腔镜腹膜后淋巴结清扫术在诊断肿瘤有无转移的准确性以及淋巴清扫的疗效等方面与开放手术相比，具有并发症发生率低及术后恢复快等优点。

四、治疗过程

1. 手术情况

（1）手术在全身麻醉、仰卧位下进行，患侧垫高。

（2）于肚脐、肚脐与剑突连线中点及右侧腹直肌外缘平脐，右侧下腹部置入相应 Trocar。

（3）将右侧腹膜及结肠肝曲韧带切开，升结肠向内翻，游离并于内环结扎精索血管，向上游离至肾脏下缘结扎切断送检，于腹膜后显露右肾门、右侧输尿管、下腔静脉、腹主动脉及髂总动静脉，分别清扫右侧输尿管周围、下腔静脉及腹主动脉周围脂肪淋巴组织并送检。

（4）检查创面无明显出血，留置伤口引流管后逐层关闭切口。

2. 术后情况及预后　术中淋巴束的钝性游离是引起术后淋巴漏的常见原因，表现为术后腹膜后引流管内引流出乳糜性引流液。患者术后第 3 天腹膜后引流管引出约 100 mL 白色液体，留取引流液标本行乳糜定性试验，结果阳性。

初步诊断：腹腔镜下腹膜后淋巴结清扫术后淋巴漏。

即予暂停脂溶性维生素、脂肪乳类静脉营养支持治疗，嘱患者禁食脂肪性食物，以粗粮、新鲜水果、蔬菜等低脂饮食为主。密切观察乳糜引流液量、颜色、性质等变化。加强引流管护理，在活动和翻身时注意不过度牵拉引流管，导致引流管受压、打折而影响引流效果。在原固定方式上再用双重胶布固定，挂置于床下半部分。定时挤压引流管保持通畅以及观察引流液的颜色、量、性质，并做好记录。患者在低脂饮食第 1 天白色液体引流量无明显改变，第 2 天引流量 50 mL，颜色转淡，禁食后第 5 天引流澄清液体约 20 mL，复查乳糜定性试验，结果阴性。

五、经验与体会

（一）导致腹膜后淋巴结清扫术后淋巴漏的因素

淋巴漏的临床发生率很低，多发生于胃肠、肾脏、下肢及睾丸肿瘤手术后。淋巴漏的发生应具备两个条件，即淋巴循环途径的中断和破坏部位的淋巴液压力大于组织液压力或体腔内压。睾丸恶性肿瘤清除腹膜后淋巴结时，一些压力高、流量大的主要淋巴管、干可能遭到损伤，因而发生淋巴漏。发生淋巴漏的直接可能原因有：①钝性分离损伤微小淋巴管；②术中漏扎大的淋巴管；③腹腔镜手术中电刀、超声刀的不规范使用，未能妥善处理淋巴管。有研究发现腹腔镜淋巴结清扫术后淋巴漏的形成与以下因素有关：①淋巴结清扫数：淋巴漏组患者的淋巴结清扫数显著高于非淋巴漏组，可能与淋巴结清扫范围越大，淋巴管损伤概率增多有关；②淋巴结转移：淋巴漏组患者的术后淋巴结转移发生率显著高于非淋巴漏组。可能与淋巴结发生转移后，淋巴结肿大易造成淋巴管梗阻和扩张，术中未结扎或损伤该处淋巴管等有关；③术中出血量：淋巴漏组患者的术中出血量显著高于非淋巴漏组，可能是因术中出血多导致手术视野欠清，淋巴管不易辨认，增加损伤概率，以及术后机体营养状况下降（贫血和低蛋白血症）有关。

（二）腹膜后淋巴结清扫淋巴漏的处理

术后淋巴漏尚无确定的治疗方法。目前，淋巴漏治疗分保守治疗和手术治疗。保守治疗包括限制饮食或禁食，营养支持治疗、生长抑素、腹腔引流和抗感染治疗。本研究根据引流量采取不同的保守治疗：①引流量 < 500 mL/d 的患者，禁食并采用全胃肠外营养（total parenteral nutrition，TPN）治疗。禁食状态时淋巴流量为 0.93 mL/min，而进餐后为 225 mL/min，故禁食可明显减少淋巴液产生及丢失，使胃肠道充分休息，促进瘘口闭合，必要时予以补充白蛋白及预防性抗感染治疗。②引流量 > 500 mL/d 且为乳糜性的患者，加用生长抑素治疗至引流量 < 200 mL/d，生长抑素可抑制胃肠道激素的释放，减少肠道淋巴液生成；还可抑制肠壁淋巴管内的特异性受体，减少淋巴液的分泌，通常在用药后 24 ～ 72 小时起效。对保守治疗无效者（治疗后如淋巴漏持续存在且淋巴引流量较大，持续 4 ～ 8 周以上）需手术治疗。手术治疗的关键是找到准确的淋巴管损伤位置。手术方法：①如患者情

况良好，行淋巴造影找到病因，结扎病变的淋巴管或缝合淋巴管漏口，可行开腹或腹腔镜检查术，必要时切除含淋巴管外溢的病变肠段及肠系膜；②如患者情况欠佳或淋巴管漏未找到，则做 Leveen 或 Denver 腹腔静脉转流术等。对术前定位不清，术中未发现漏口，不必苛求必须找到漏口，以免因盲目分离或切开后腹膜区再次损伤细小淋巴管而加重病情，术后应继续予以保守治疗。

（三）腹膜后淋巴结清扫淋巴漏如何预防

目前认为腹腔镜手术中损伤较大的淋巴管而又未能夹闭可能是导致术后并发乳糜漏的主要因素。手术者应充分了解手术区域主要的淋巴管、干及其可能的解剖异常；有研究表明肠干多数位于腹主动脉的左侧、肠系膜下静脉内侧、左肾动脉的上方和腹腔干的下方之间的区域内。腹腔镜下行腹腔淋巴结清除术时特别在清除腹腔淋巴结、肠系膜淋巴结及腹主动脉旁淋巴结时应尽可能操作轻柔、仔细钳夹、逐束电凝夹闭，防止伤及肠干等主干淋巴管。腹主动脉旁淋巴结清扫至肾血管高位时，腹腔镜下必须有良好的腹膜后显露；在乳糜池主干之高位用钛夹或Hem-o-lok 夹闭合主干。手术结束时常规检查静脉处有无乳糜液溢出，及时夹闭漏出部位。腹腔镜可在术中降低腹压的条件下观察术野有无清白色液体渗出，用钛夹或 Hem-o-lok 夹闭损伤的主要淋巴管及不明的非血管性管道，手术结束时腹膜后创面可喷洒生物蛋白胶来封闭小的淋巴管。腹腔镜术后患者恢复时间短，较开腹手术术后进食早，过早的饮食可能导致大量淋巴液的产生，影响淋巴管的愈合；故术后常规放置引流管，预防性控制饮食可有效防止乳糜漏的发生。

六、患教建议

睾丸肿瘤患者普遍存在自卑、绝望等心理问题，严重者甚至产生变态心理。对于术后出现淋巴漏等并发症的患者，给予耐心讲解病因及治疗方法，以亲切的言语安抚患者，鼓励患者遵医嘱配合治疗，介绍同种手术并发症治疗成功病例。

七、专家点评

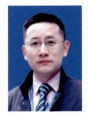

祖雄兵，主任医师，教授，博士研究生导师，湖南省人民医院副院长，国家临床重点专科学科带头人，中南大学男科研究所所长，湖南省"121"创新人才、"225"高层次卫生人才。中国医师协会泌尿外科医师分会常务委员，中国老年医学学会泌尿外科分会常务委员。主持获国家重点研发计划子课题1项，国家自然科学基金项目5项，省重点研发计划、杰出青年科学基金项目、省重点项目各1项。获湖南省科技进步二、三等奖各1项，湖南省医学科技一、二等奖各1项，获国家发明专利3项。

根据腹腔镜下淋巴结清扫术后淋巴漏发生的原因及相关影响因素，术前评估患者的全身状况，是否可能存在淋巴结转移及发生术中大出血。术中应熟悉解剖部位可能存在的淋巴管，特别在行腹主动脉淋巴结清扫时，淋巴循环丰富且常存在变异通路，故应注意避免淋巴管、干的损伤。对肿瘤分期较晚、术中发现淋巴结肿大、术后淋巴结可能转移的患者，腹腔镜手术术中更应细致轻柔分离组织，对管径大的淋巴管和淋巴管丰富的区域，选择合适器械逐一闭合离断的淋巴管，必要时可采用纤维蛋白封闭剂等预防淋巴漏的发生。对有淋巴漏高危因素的患者，术后应禁食4天以上，同时静脉支持治疗，给破损的淋巴管充分的修复时间，以避免淋巴漏发生。术后及时纠正贫血及低蛋白血症防止淋巴液渗出，术后妥善放置引流管则可及时发现淋巴漏的发生。

（祖雄兵　湖南省人民医院）

参考文献

[1] 黄健，张旭.中国泌尿外科和男科疾病诊断治疗指南：2022版 [M].北京：科学出版社，2022.

[2] Chen JB, Zu XB, Qi L, et al. Comprehensive treatment of stage-Ⅲb testicular non-seminomatous germ cell tumor：a case report and review of the literature[J]. Zhonghua Nan Ke Xue, 2014, 20：263.

[3] Ravi P, Gray KP, O'Donnell EK, et al. A meta analysis of patient outcomes with subcentimeter disease after chemotherapy for metastatic non-seminomatous germ cell tumor[J]. Ann Oncol, 2014, 25：331.

[4] Nishigori H, Ito M, Nishizawa Y, et al. Postoperative chylous ascites after colorectal cancer surgery[J]. Surg Today, 2012, 42：724-728.

[5] Giovannini I, Giuliante F, Chiarla C, et al. External lymphatic fistula after intra-abdominal lymphadenectomy for cancer. Treatment with total parenteral nutrition and somatostatin[J]. Nutrition, 2008, 24：1220.

[6] Evans JG, Spiess PE, Kamat AM, et al. Chylous ascites after post-chemotherapy retroperitoneal lymph node dissection：review of the M.D.Anderson experience[J]. J Urol, 2006, 176（4）：1463-1467.

[7] Molina WR, Desai MM, Gill IS. Laparoscopic management of chylous ascites after donor nephrectomy[J]. J Urol, 2003, 170（5）：1938.

[8] Zeidan S, Delarue A, Rome A, et al. Fibrin glue application in the management of refractory chylous ascites in children[J]. J Pediatr Gastroenterol Nutr, 2008, 46（4）：478-481.

病例 42 睾丸非精原细胞瘤腹膜后淋巴结清扫的诊治体会

一、导读

睾丸肿瘤比较少见,约占男性全身肿瘤的 1% ~ 1.5%,泌尿系统肿瘤的 5% 左右,睾丸非精原细胞瘤好发年龄为 21 ~ 30 岁。睾丸肿瘤是泌尿生殖系统肿瘤中成分最复杂、组织学表达最多样的肿瘤,因此区分肿瘤的组织学成分,采取不同的诊疗措施显得尤其重要。

二、病历简介

(一)病史介绍

患者男性,32 岁。

主诉:左侧睾丸肿痛 4 个月余,根治术后 1 个月余。

现病史:患者 4 个月余前无明显诱因下自觉左侧睾丸肿大,伴阵发性疼痛,尚可忍受,可放射至左侧腹股沟区,当地医院行阴囊超声检查,考虑"附睾炎",予抗炎及对症支持治疗后疼痛症状较前好转,但仍有反复。左侧睾丸进行性增大,为进一步治疗来诊,查甲胎蛋白 1453.76 ng/mL,血清人绒毛膜促性腺激素 3738.00 mIU/mL。盆腔增强 CT 示左侧睾丸肿瘤,考虑恶性可能性大。遂拟"左侧睾丸肿瘤"收入院并行"左侧睾丸肿瘤根治性切除术",术后病理提示胚胎性癌,肿瘤组织中散在性分布少数合体滋养层细胞。后进一步行淋巴结清扫术来诊,门诊拟"睾丸恶性肿瘤术后"收入院。

既往史:平素体健。

(二)体格检查

意识清醒,生命体征平稳,心肺腹查体无异常。左侧腹股沟可见陈旧性手术瘢痕,已愈合;左侧睾丸已切除;右侧睾丸未见肿大。

(三)辅助检查

影像学检查见病例 42 图 1 至病例 42 图 3。

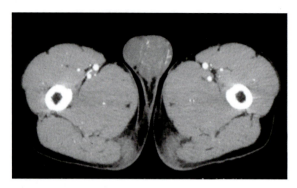

病例 42 图 1　术前盆腔 CT 平扫 + 增强：左侧睾丸肿瘤

CT 增强动脉期示左侧睾丸增大并不均匀强化。

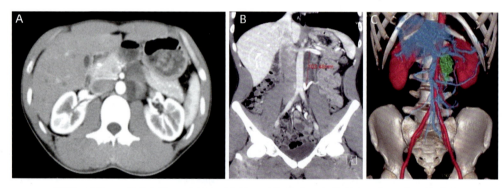

病例 42 图 2　术后全腹 CT 平扫 + 增强 + 三维重建 + 血管重建：肾门淋巴结肿大

A. CT 增强动脉期示腹主动脉旁增大淋巴结，呈不均匀强化，内见无强化坏死区；B. CT 增强静脉期冠状位重建示主动脉旁呈串状分布肿大淋巴结；C. CT 三维容积重建示绿色部分为肾门区增大淋巴结。

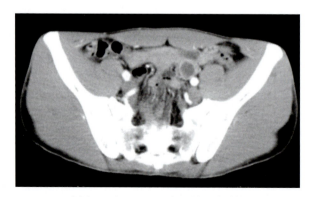

病例 42 图 3　CT：盆腔淋巴结肿大

CT 增强动脉期示盆腔内左侧髂血管旁环形强化的肿大淋巴结。

（四）初步诊断

1. 左侧睾丸胚胎性癌（pT$_3$N$_3$M$_{1b}$ S2，ⅢC期）；

2. 左侧肾门淋巴结转移？

三、临床决策与分析

1. 手术指征 经淋巴转移是睾丸肿瘤转移的主要途径，且腹膜后淋巴结常为淋巴转移的第一站。患者睾丸根治性切除后病理提示为睾丸胚胎性癌，复查全腹CT提示腹膜后有可疑的淋巴结增大，手术指征明确。

2. 手术评估 血常规、肝肾功能正常；术前心肺功能评估无异常。

3. 手术方案 机器人辅助腹腔镜下腹膜后淋巴结清扫术。

4. 术后注意事项 术后应注意生命体征的监测，心肺功能，并予抗生素预防感染治疗。

四、治疗过程

全身麻醉后，行机器人辅助腹腔镜后腹膜淋巴结清扫术。患者取仰卧位，头部降低30°，呈头低脚高位，使用四臂法（一个镜头臂，三个操作臂）＋一个助手孔。

五、经验与体会

（一）睾丸肿瘤的诊断

1. 症状及体征 一般表现为患侧阴囊无痛性肿大，可偶然或因外伤发现。少数可伴有阴囊疼痛，或因远处转移导致的腰背痛等。体格检查可触及患侧睾丸肿大或触及肿块，质硬，与睾丸界限不清，托起有沉重感，透光试验阴性。同时应注意其他系统的体格检查，如锁骨上淋巴结及明显的腹部肿块等。

2. 影像学检查 阴囊超声检查为首选检查，敏感性几乎可达100%，对于无论睾丸内外的肿块的评估都起着重要的作用，即使是在已有CT检查的情况下也建议行超声检查。除此之外，存在腹膜后或内脏肿块，以及血清人绒毛膜促性腺激素或甲胎蛋白升高的青年男性，也建议行睾丸超声检查。阴囊MRI相较于超声具有更高的敏感性和特异性，但因其成本较高通常不作为常规检查。

腹部及盆腔CT是目前诊断腹膜后淋巴结的最佳手段，敏感性可达70%～80%，可以检测出3 mm左右的淋巴结转移。MRI在检测腹膜后淋巴结的能力与CT相似，当患者对含有碘的造影剂过敏时可以代替CT检查评估。PET-CT也可检测腹膜后淋巴结转移，但费用较贵且与CT相比未见明显优势。

3. 肿瘤标志物检查　对睾丸肿瘤的诊断、分期及预后评估有着重要的作用。应在切除睾丸之前及术后 5～7 天进行检测，术后应监测至其降至正常范围。血清肿瘤标志物的数值在术后持续升高，提示出现远处转移；但降至正常也不能排除存在转移可能。主要的标志物为甲胎蛋白、人绒毛膜促性腺激素和乳酸脱氢酶。

在非精原细胞瘤患者中，有 50%～70% 可出现甲胎蛋白升高，人绒毛膜促性腺激素升高的占 40%～60%；大约 90% 的非精原细胞瘤存在至少一个肿瘤标志物的升高。

乳酸脱氢酶特异性不高，其血清中的浓度多与肿瘤负荷呈正比，约 80% 的进展期睾丸肿瘤患者出现乳酸脱氢酶升高。

(二) 经腹股沟探查术和根治性睾丸切除术

任何怀疑睾丸肿瘤的患者都应行腹股沟探查术，确诊者在内环处切除睾丸。对于不能明确诊断的，应对可疑部位行术中快速冰冻病理检查。

如出现危及生命的转移性病变时，应推迟睾丸切除术，直到临床情况稳定后可一同切除其他残余病变。

(三) Ⅰ期非精原细胞瘤在何种情况下行腹膜后淋巴结清扫术？

Ⅰ期非精原细胞瘤 (non-seminomatous germ cell tumour, NSGCT) 是指没有腹膜后淋巴结转移的患者，这类患者 30% 以上会出现亚临床的转移和复发。这类患者的治疗主要是根治性睾丸切除，并根据具体情况进行腹膜后淋巴结清扫术 (retroperitoneal lymph node dissection, RPLND)、辅助化疗或监测。其中行单纯睾丸切除术后 2 年复发风险为 14%～48%，术后行 RPLND 患者的复发率约为 7.7%，辅助化疗复发率则可降至 0.6%。因化疗效果良好，诊断性 RPLND 应用逐渐减少。若病理提示胚胎瘤的患者，为防止其复发建议在 1 个周期的 BEP 化疗方案后行 RPLND。

(四) 晚期非精原细胞瘤何种情况下行腹膜后淋巴结清扫术？

转移性 NSGCT 的一线治疗应根据患者原发肿瘤的病理类型、较差预后及患者在第一周期化疗后肿瘤标志物是否下降来综合判断。

1. Ⅱa/Ⅱb 期非精原细胞瘤　是指有腹膜后淋巴结转移的患者。目前对于大部分的晚期 NSGCT 治疗均应首选化疗，而对于Ⅱa 期的 NSGCT 和肿瘤标志物不升高的纯畸胎瘤，应行 RPLND 或严密随访监测。对于进行随访的病例，如果发现有大小不变或增大的病变，考虑存在畸胎瘤或未分化肿瘤；如果肿瘤标志物甲胎蛋白或人绒毛膜促性腺激素没有相应增加，那么则考虑畸胎瘤的可能性大，这时应由经验丰富的外科医师行保留神经的 RPLND。

2. Ⅱc/Ⅲ期非精原细胞瘤　对于这一期的 NSGCT 主要治疗以化疗为主，对于有可见的残存肿瘤时，推荐外科手术切除。手术完整切除所有病灶，比术后化疗更重要。

六、患教建议

在应对睾丸肿瘤患者时，充分有效的医患沟通是治疗的重要环节。医师需理解患者焦虑、惶恐、畏羞等情绪，从专业的角度，通俗易懂地向其及家属解释相关病情，并告知下一步治疗的方案及效果，如睾丸根治性切除术后的腹膜后淋巴结清扫术及化疗等治疗手段。同时应详细地说明疾病的预后，并应密切进行随访监测。术后需告知其早期需返院换药等注意事项及术后短期可能存在的阴囊水肿、伤口少量渗液等症状，使其充分了解治疗措施的具体过程及必要性，而提高患者警惕性及治疗依从性。

七、专家点评

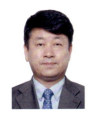

朱刚，英国伦敦大学国王学院 GKT 医学院医学哲学博士，主任医师，教授，博士研究生导师、和睦家医疗北京区外科及泌尿外科主任、北京和睦家中西医结合医院医疗总监，中国抗癌协会泌尿男生殖系肿瘤专业委员会副主任委员，中国初级卫生保健基金会泌尿外科专业委员会副主任委员，中华医学会泌尿外科学分会肿瘤学组委员，中国临床肿瘤学会前列腺癌专家委员会常务委员，亚洲泌尿外科机器人学会执行委员。2020 年"国之名医·优秀风范"奖获得者，2020 年"中国泌尿肿瘤特别贡献奖"获得者。

对于非精原细胞瘤患者，早期明确其病理组织类型并行针对性的治疗是预防术后复发的有效措施。该患者以睾丸肿大来诊。术前体格检查左侧睾丸肿大、透光试验阴性。术前甲胎蛋白 1453.76 ng/mL，人绒毛膜促性腺激素 3738.00 mIU/mL。盆腔增强 CT 提示左侧睾丸肿瘤，考虑恶性可能性大；左侧肾门旁可见明显肿大淋巴结。行睾丸切除后病理提示胚胎性癌。由此该患者诊断为左侧睾丸胚胎性癌（$pT_3N_3M_{1b}$ S2，ⅢC 期），并左侧肾门淋巴结转移。对于Ⅲ期的非精原细胞瘤，在原发病灶切除后，应行以顺铂为主的化疗方案。但该患者有明显的左肾门淋巴结肿大，对于该病例有可见的残存肿瘤时，推荐外科手术切除。手术完整切除所有病灶，比术后化疗更重要。故在其原发病灶切除后，行机器人辅助下腹腔镜腹膜后淋巴结清扫术。

（朱　刚　北京和睦家医院）

参考文献

[1]La Vecchia C, Bosetti C, Lucchini F, et al. Cancer mortality in Europe, 2000-2004, and an overview of trends since 1975[J]. Annals of Oncology, 2010, 21 (6): 1323-1360.

[2]Andreas Erbersdobler. Pathologic evaluation and reporting of carcinoma of the penis[J]. Clinical Genitourinary Cancer, 2016, 15 (2): 192-195.

[3]Lebelo RL, Boulet G, Nkosi CM, et al. Diversity of HPV types in cancerous and pre-cancerous penile lesions of South african men: implications for future HPV vaccination strategies[J]. Journal of Medical Virology, 2014, 86 (2): 257-265.

[4] 朱刚, 张凯. 睾丸癌腹膜后淋巴结清扫的现状及展望 (附光盘) [J]. 现代泌尿外科杂志, 2020, 25 (1): 4-6.

[5]Pizzocaro G, Piva L. Adjuvant and neoadjuvant vincristine, bleomycin, and methotrexate for inguinal metastases from squamous cell carcinoma of the penis[J]. Acta Oncologica, 2009, 27 (6): 823-824.

病例 43　Ⅳ期睾丸非精原细胞瘤的全身化疗及注意事项

一、导读

睾丸肿瘤比较少见，约占男性全身肿瘤的 1%～1.5%，占泌尿系统肿瘤的 5%左右，睾丸非精原细胞瘤好发年龄为 21～30 岁。睾丸肿瘤是泌尿生殖系统肿瘤中成分最复杂、组织学表达最多样的肿瘤，因此区分肿瘤的组织学成分，采取不同的诊疗措施显得尤其重要。

二、病历简介

（一）病史介绍

患者男性，25 岁。

主诉：左侧睾丸切除术后 6 个月余。

现病史：患者 8 个月前无明显诱因下出现双侧腰部隐痛，当时未予处理，7 个月余前疼痛较前加重，并发现左侧睾丸肿大伴隐痛。后觉腰部疼痛逐渐加重，夜间难以入睡，遂至当地医院就诊，当地医院行 CT 检查提示左侧睾丸占位。6 个月前行左侧睾丸根治性切除术，术后病理提示为胚胎性癌，免疫组化结果：CK（++），CD30（++），AFP（-），PLAP（+），CD117（-），D2-40（+），LCA（-），HCG（-），CK8（+），Ki-67（约 90%+）。现患者为进一步化疗来诊。

既往史：平素体健。

（二）体格检查

意识清醒，生命体征平稳，心肺腹查体未见异常。左侧锁骨上可触及肿大淋巴结，余全身浅表淋巴结未扪及肿大。左侧腹股沟可见陈旧性手术瘢痕，已愈合；左侧阴囊空虚，左侧睾丸已切除；右侧睾丸未见肿大。

（三）辅助检查

1. 实验室检查　甲胎蛋白 8173.43 ng/mL，人绒毛膜促性腺激素 13141.00 mIU/mL。

2. 腹盆腔 CT 检查　左侧阴囊内见一大小约 4.0 cm×3.0 cm×3.1 cm 类圆形稍低密度灶，左侧睾丸显示不清（病例 43 图 1）。腹主动脉旁、后腹膜见多发肿大淋巴结，并融合呈大片状，与两侧腰大肌分界不清，中央可见低密度灶坏死区。右侧阴囊及睾丸未见异常（病例 43 图 2）。

3. 胸部CT　两肺多发结节灶，考虑转移瘤（病例43图3）。

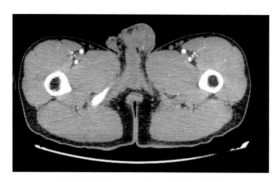

病例43图1　CT示左侧睾丸肿瘤

CT增强动脉期示左侧睾丸增大，密度不均，内见斑点状强化及斑片状无强化坏死区。

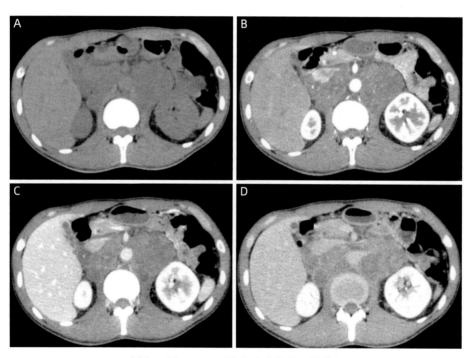

病例43图2　CT示腹主动脉旁淋巴结肿大

A. CT平扫腹主动脉旁见多发团块状软组织密度肿块包绕；B. 动脉期病灶内见点条状强化，腹主动脉充盈良好，边缘光整；C. 静脉期示病灶融合成团，呈不均匀轻度强化；D. 实质期病灶呈不均匀中度强化，内见斑片状无强化坏死区。

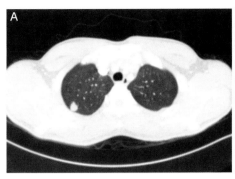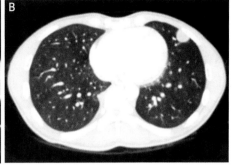

病例 43 图 3　胸部 CT 示双肺多发转移瘤

A. CT 平扫肺窗示右肺上叶尖段圆形小结节,边缘光整;B. 左肺上叶下舌段胸膜下圆形结节。

（四）初步诊断

1. 左侧睾丸胚胎性癌（$pT_1N_3M_{1a}S_2$，Ⅲb 期）；

2. 腹主动脉旁、左侧锁骨上多发淋巴结转移；

3. 双肺多发转移。

三、临床决策与分析

1. 化疗指征　患者诊断睾丸胚胎性癌，且存在并腹主动脉旁、左侧锁骨上多发淋巴结转移及并双肺多发转移，分期为Ⅲb。根据指南建议，在行根治性睾丸切除术后，进行以顺铂为主的 BEP 方案化疗。

2. 化疗评估　化疗前血常规、肝肾功能正常，心肺功能评估无异常，无明显化疗禁忌证。

3. 化疗方案　BEP 方案：博来霉素 15mg d1-3 ＋依托泊苷 0.16g d1-3 ＋顺铂 60mg d1-3。

4. 注意事项　化疗期间应注意生命体征，心肺功能及血常规等各项指标的检测。

四、治疗过程

患者入院完善相关检查，排除化疗禁忌证后，行第 1、2 周期 BEP 方案（博来霉素 15mg d1-3 ＋依托泊苷 0.16g d1-3 ＋顺铂 60mg d1-3）化疗。复查增强 CT 见两肺多发、纵隔及腹主动脉旁淋巴结转移瘤较前缩小、好转（病例 43 图 4，病例 43 图 5），疗效评估为部分缓解（partial response，PR）。后继续行第 3、4 周期 BEP 方案（博来霉素 15mg d1-3 ＋依托泊苷 0.16g d1-3 ＋顺铂 60mg d1-3）化疗。

1 个月后复查增强 CT，疗效评估为 PR。再次行第 5、6 周期 BEP 方案（博来霉素
15mg d1-3 ＋依托泊苷 0.16g d1-3 ＋顺铂 60mg d1-3）化疗。复查 PET-CT，提示肿
瘤未完全缓解。行第 7 周期 BEP 方案（博来霉素 15mg d1-3 ＋依托泊苷 0.16g d1-3 ＋
顺铂 60mg d1-3）。

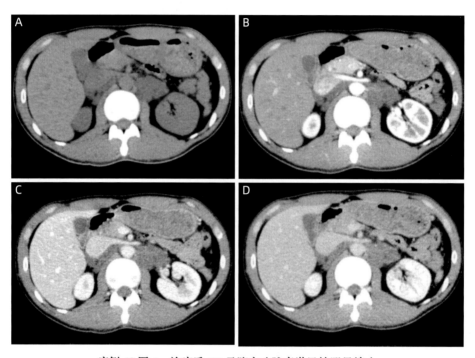

病例 43 图 4　治疗后 CT 示腹主动脉旁淋巴结明显缩小

A．CT 轴位平扫；B．CT 增强动脉期；C．CT 增强静脉期；D．CT 增强排泄期。

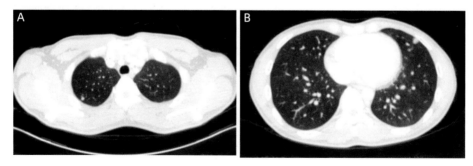

病例 43 图 5　两个周期化疗后复查 CT

A. 右肺上叶尖段结节较前明显缩小；B. 左肺上叶下舌段结节较前稍缩小。

五、经验与体会

（一）睾丸肿瘤的诊断

1. 症状及体征　一般表现为患侧阴囊无痛性肿大，可偶然或因外伤发现。少数可伴有阴囊疼痛，或因远处转移导致的腰背痛等。体格检查可触及患侧睾丸肿大或触及肿块，质硬，与睾丸界限不清，托起有沉重感，透光试验阴性。同时应注意其他系统的体格检查，如锁骨上淋巴结及明显的腹部肿块等。

2. 影像学检查　阴囊超声为首选检查，敏感性几乎可达100%，对于无论睾丸内外的肿块的评估都起着重要的作用，即使是在已有CT检查的情况下也建议行超声检查。除此之外，存在腹膜后或内脏肿块或血清人绒毛膜促性腺激素或甲胎蛋白升高的青年男性，也建议行睾丸超声检查。阴囊MRI相比于超声具有更高的敏感性和特异性，但因其成本较高通常不作为常规检查。

腹部及盆腔CT是目前诊断腹膜后淋巴结的最佳手段，敏感性可达70%～80%，可以检测出3mm左右的淋巴结转移。MRI在检测腹膜后淋巴结的能力与CT相似，当患者对含有碘的造影剂过敏时可以代替CT检查评估。PET-CT也可检测腹膜后淋巴结转移，但费用较贵且与CT相比未见明显优势。

3. 肿瘤标志物检查　对睾丸肿瘤的诊断、分期及预后评估有着重要的作用。应在切除睾丸之前及术后5～7天进行检测，术后应监测至其降至正常范围。血清肿瘤标志物数值在术后持续升高，提示出现远处转移；但降至正常也不能排除存在转移可能。主要的标志物为甲胎蛋白、人绒毛膜促性腺激素和乳酸脱氢酶。

在非精原细胞瘤患者中，有50%～70%可出现甲胎蛋白升高，人绒毛膜促性腺激素升高占40%～60%；大约90%的NSGCT存在至少一个肿瘤标志物的升高。

乳酸脱氢酶特异性不高，其血清中的浓度多与肿瘤负荷呈正比，约80%的进展期睾丸肿瘤患者出现乳酸脱氢酶升高。

4. 经腹股沟探查术和根治性睾丸切除术　任何怀疑睾丸肿瘤的患者都应行腹股沟探查术，确诊者在内环处切除睾丸。对于不能明确诊断的，应对可疑部位行术中快速冰冻病理检查。

如出现危及生命的转移性病变时，应推迟睾丸切除术，直到临床情况稳定后可一同切除其他残余病变。

（二）Ⅰ期非精原细胞瘤在何种情况下行辅助化疗？

Ⅰ期非精原细胞瘤是指没有腹膜后淋巴结转移的患者，这类患者30%以上会出现亚临床的转移和复发。这类患者的治疗主要是根治性睾丸切除，并根据具体情况进行腹膜后淋巴结清扫术、辅助化疗或监测。其中行单纯睾丸切除术后 2 年复发风险为 14% ～ 48%，术后行腹膜后淋巴结清扫患者的复发率约为 7.7%，辅助化疗复发率则可降至 0.6%。因化疗效果良好,诊断性腹膜后淋巴结清扫应用逐渐减少。在对患者进行风险评估后,建议对存在血管侵犯的患者行一个周期的 BEP 辅助化疗,无血管侵犯者则接受监测。

(三) 转移性非精原细胞瘤何种情况下行辅助化疗?

转移性非精原细胞瘤的一线治疗应根据患者原发肿瘤的病理类型、较差预后及患者在第一周期化疗后肿瘤标志物是否下降来综合判断。

1. Ⅱ a/ Ⅱ b 期非精原细胞瘤　是指有腹膜后淋巴结转移的患者。目前普遍的共识是,对于除 Ⅱ a 期非精原细胞瘤和瘤标不高的纯畸胎瘤以外,所有晚期的 NSGCT 均应先行化疗。对于行严密监测的 Ⅱ a 期非精原细胞瘤和瘤标不高的纯畸胎瘤患者,如果在随访过程中发现有甲胎蛋白或人绒毛膜促性腺激素的增高,亦需要进行初步化疗。

2. Ⅱ c/ Ⅲ期非精原细胞瘤　对于预后较好的 Ⅱ c/ Ⅲ期非精原细胞瘤的基础治疗为至少包括 3 个周期的 BEP 联合化疗,每个周期间隔 21 天;对于博来霉素不能耐受的患者,可行 4 个周期的 EP 联合化疗。如患者出现发热且合并粒细胞减少至 $1000/mm^3$ 以下或出现血栓形成,应考虑推迟下一化疗周期;无发热的中性粒细胞减少不需要推迟下一周期的化疗。

国际生殖细胞癌协作组 (international germ cell cancer collaborative group, IGCCCG) 定义五年生存率约 80% 者为预后中等。对于这一类预后中等的 Ⅱ c/ Ⅲ期非精原细胞瘤患者,建议行 4 个周期的 BEP 联合化疗为标准治疗。

预后较差的 Ⅱ c/ Ⅲ期非精原细胞瘤,其标准治疗为 4 个周期的 BEP 联合化疗。如果在 1 个周期的 BEP 后,患者的肿瘤标志物未出现下降的迹象,建议行更密集的化疗方案。对于最初诊断就存在纵隔原发性 NSGCT 及脑转移的患者,应在最初的化疗就增加剂量。对于出现肺转移的患者,建议第一周期的化疗使用不包括博来霉素的 EP 方案进行化疗,以降低早期死亡的风险。

六、患教建议

在应对睾丸肿瘤患者时,充分有效的医患沟通是治疗的重要环节。医师需理解患者焦虑、惶恐、畏羞等情绪,从专业的角度,通俗易懂地向其及家属解释相关病情,并告知下一步治疗的方案及效果,如睾丸根治性切除术后的腹膜后淋巴结清扫术及化疗等治疗手段。同时应详细地说明疾病的预后,并应密切进行随访监测。尤其对于化疗的患者需详细告知化疗的不良反应，并充分了解治疗措施的具体过程及必要性，而提高患者警惕性及治疗依从性。

七、专家点评

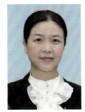

马劼，医学博士，教授，广西医科大学第一附属医院肿瘤内科副主任。中国抗癌协会肝脏肿瘤整合康复专业委员会常务委员，中国南方肿瘤临床研究协会（CSWOG）青年委员会常务委员，中国医疗保健国际交流促进会肿瘤免疫治疗学分会常务委员，广西医师协会第二届临床精准医疗专业委员会主任委员，广西医师协会肿瘤科医师分会副主任委员，广西医学会内科学分会副主任委员，广西临床肿瘤学会淋巴瘤专业委员会副主任委员。

该患者在发现睾丸肿大前就已出现远处转移的症状。体格检查左侧睾丸肿大，左侧锁骨上可触及肿大淋巴结。术前甲胎蛋白 8173.43 ng/mL，人绒毛膜促性腺激素 13141.00 mIU/mL。腹盆腔 CT 检查提示左侧阴囊内见一大小约 4.0 cm×3.0 cm×3.1 cm 类圆形稍低密度灶，左侧睾丸显示不清；腹主动脉旁、后腹膜见多发肿大淋巴结，并融合呈大片状，与两侧腰大肌分界不清，中央可见低密度灶坏死区。为左侧阴囊恶性肿瘤生殖细胞瘤可能性大并腹主动脉旁多发淋巴结转移。行睾丸切除后病理提示胚胎性癌。由此该患者诊断为左侧睾丸胚胎性癌（$pT_1N_3M_{1a}S2$，Ⅲ b 期），并腹主动脉旁、左侧锁骨上多发淋巴结转移，并双肺多发转移。

对于Ⅲ期的非精原细胞瘤，在原发病灶切除后，应行以顺铂为主的化疗方案。该患者原发病灶在睾丸，且无肺外器官转移，甲胎蛋白 8173.43 ng/mL，人绒毛膜促性腺激素 13141.00 mIU/mL。根据 IGCCCG 预后因素分级系统评估为预后中等的 NSGCT，予行 BEP 联合化疗。2 个周期之后进行再次评估，根据 RECIST 标准，目标病灶的疗效为 PR，遂继续进行化疗。患者行 6 个周期化疗之后，目标病灶尚未消失，现继续行第 7 ～ 8 周期的化疗。

（马　劼　广西医科大学第一附属医院）

参考文献

[1]La Vecchia C, Bosetti C, Lucchini F, et al.Cancer mortality in europe, 2000-2004, and an overview of trends since 1975[J].Annals of Oncology, 2010, 21 (6): 1323-1360.

[2]Anderas Ercersdobler.Pathologic evaluation and reporting of Carcinoma of the penis[J].Clinical Genitourinary Cancer, 2016, 15 (2): 192-195.

[3]Zou ZJ, Liu ZH, Tang LY, et al.Radiocolloid-based dynamic sentinel lymph node biopsy in penile cancer with clinically negative inguinal lymph node: an updated systematic review and meta-analysis[J].International Urology and Nephrology, 2016, 48 (12): 2001-2013.

[4]Power DG, Galvin DJ, Cuffe S, et al.Cisplatin and gemcitabine in the management of metastatic penile cancer[J].Urologic Oncology: Seminars and Original Investigations, 2007, 27 (2): 187-190.

[5]Hong-Feng G, Xiang L, Meng Q, et al.Epidermal growth factor receptor (EGFR) -RAS signaling pathway in penile squamous cell carcinoma[J].PLoS ONE, 2013, 8 (4): e62175.

病例44　阴茎癌合并腹股沟淋巴结转移的诊断与处理

一、导读

阴茎癌在泌尿系肿瘤中较为罕见，总发病率约为十万分之一，发展中国家发病率要高于发达国家，平均发病年龄在 50～70 岁。其好发于龟头和包皮内板，其中约 95% 的阴茎癌病理类型为鳞状细胞癌。流行病学研究显示，HPV 感染是阴茎癌发病高危因素之一。也有研究提示包茎与浸润型阴茎癌发病关系密切，这可能与包茎所致的慢性炎症有关。淋巴结转移是阴茎癌的主要转移途径，通常最先转移至腹股沟淋巴结，并进一步向盆腔淋巴结及远处发生转移。根治性腹股沟淋巴结清扫术可治愈约 80% 的微转移病例，改善生存预后，因此早期诊治至关重要。

二、病历简介

（一）病史介绍

患者男性，68 岁。

主诉：发现阴茎龟头肿物 3 个月余，伴疼痛加重 2 周。

现病史：患者 3 个月前发现阴茎龟头长有约绿豆大小肿物，无痛不痒，肿物逐渐增大，患者未予重视。2 周前出现龟头刺痛，为进一步诊治入院。

既往史：高血压 10 年余，长期口服硝苯地平降压治疗。

（二）体格检查

阴茎龟头右侧靠近冠状沟有一大小约 4.1 cm×2.2 cm 菜花样溃疡肿物，溃疡表面有少量脓性液体渗出。右侧腹股沟区淋巴结可触及大小约 3.5 cm×3.0 cm 肿大包块。

（三）辅助检查

1. 泌尿系超声　右侧阴茎海绵体内低回声团，右侧腹股沟淋巴结肿大。
2. 病理活检　高分化鳞状细胞癌。

（四）初步诊断

1. 阴茎鳞状细胞癌；
2. 右侧腹股沟淋巴结转移癌？

三、临床决策与分析

1. 手术指征　阴茎部分切除术是治疗中端至远端阴茎癌的标准术式，其手术目标是在切除原发肿瘤病灶的同时，尽可能保留正常阴茎。阴茎癌合并可触及腹股沟肿大淋巴结为根治性腹股沟淋巴结清扫指征。

2. 手术评估　术前胸片、心电图、血常规、凝血功能、肝肾功能等均未见异常，无绝对手术禁忌证。

3. 手术方案　阴茎部分切除术＋根治性右侧腹股沟淋巴结清扫术。

四、治疗过程

1. 器械准备　手术器械包括标准外科器械包、标记笔、皮肤拉钩、环形撑开器、吸引器、F16 引流管、3-0 薇乔缝线、Hem-o-lok 血管夹（病例 44 图 1）。

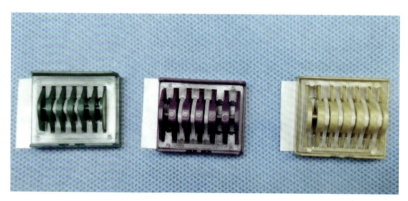

病例 44 图 1　Hem-o-lok 血管夹

2. 手术过程

（1）阴茎部分切除术：无菌手套包住阴茎头，用丝线近端结扎以免肿瘤组织污染术野。橡皮止血带环扎阴茎根部，阻断阴茎血液。距离阴茎肿物 1.5～2 cm 做环形切口，切开阴茎皮肤和阴茎浅筋膜，显露结扎阴茎背浅静脉、背深静脉。横断阴茎海绵体，于阴茎海绵体横断面向远侧分离，距阴茎海绵体断面 1.0～1.5 cm 处横断尿道。用 2-0 可收缝线横行间断缝合阴茎海绵体，3-0 可收线间断将尿道残端边缘缝合到阴茎皮肤，使重建尿道外口外翻，3-0 可收垂直褥式间断缝合阴茎筋膜及皮肤。留置导尿管 3～4 天。

（2）根治性腹股沟淋巴结清扫术：要求切除包括腹股沟区域浅组及深组所有的淋巴结组织。在开放根治性淋巴结清扫术中，除股神经血管束外，切除范围为应包括股管在内的 Camper 筋膜及股静脉之间的所有组织。改良根治性腹股沟淋巴结切除术目的在于减少手术并发症，同时不影响根治的效果。其主要特点为：
①保留大隐静脉；②不离断缝匠肌；③缩小外界及下界约 5 cm 的清扫范围；④缩短切口长度（病例 44 图 2）。

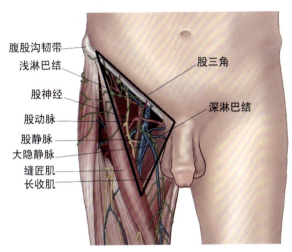

病例 44 图 2　腹股沟解剖

1）在腹股沟韧带上方做长 6 cm、厚 5 mm 的皮瓣，延伸皮瓣切口上至髂前上棘（腹股沟韧带外侧末端），下至股三角尖部，长 15 ～ 20 cm。

2）传统标准的腹股沟淋巴结清扫应完整切除皮瓣及深筋膜之间的所有组织。浅组淋巴结的解剖范围在腹股沟韧带上方 4 cm，深度不超过腹外斜肌腱膜。解剖游离该区域的所有组织，切除范围外至髂前上棘，内至耻骨结节。深组淋巴结的解剖工作始于股三角尖部，应从深筋膜平面向颅侧方向解剖到达股－隐静脉连接部。通常深筋膜上方的组织较为柔软，可轻易将其切除。需要注意的是，股动脉通常在股静脉的外侧，应避免进行股动脉外侧区域的解剖而损伤股神经分支。

3）切除淋巴结群应保留股－隐静脉连接部。大隐静脉的分支可采用钛夹离断或缝线结扎。淋巴管缺乏肌性管壁，因此考虑使用血管夹进行淋巴管道的离断可能会优于电凝设备，减少术后淋巴漏的风险。将淋巴管与淋巴结一并切除可减少局部转移。淋巴清扫的最终效果可见裸露的股动脉、股静脉及被清空的股管结构。

4）使用大量温水（非等渗的盐水）进行术野冲洗，以杀死残留或漂浮的肿瘤细胞。推荐使用 F10 引流管或 F16 引流管，采用 3-0 薇乔缝线间断缝合关闭切口并加压包扎 24 小时。

3. 注意事项

（1）应避免沿着腹股沟皱褶做皮肤切口，可减少切口开裂及皮瓣坏死风险。

（2）避免有齿镊夹持皮瓣边缘，以免造成组织坏死。

（3）灵活使用血管夹以减少淋巴漏。

（4）尽可能保留大隐静脉以减少下肢水肿。

（5）避免股动脉外侧区域解剖过深，以免造成股神经损伤。

（6）切除血运差、活性低的皮瓣，以减少术后切口并发症的风险。

（7）大量水进行术野冲洗，以减少局部转移。

4. 术后护理　通常术后第 1 天拆除加压敷料，每日检查切口 2 次，观察有无缺血或坏死。引流液 < 50 mL/d 可拔除引流管。如淋巴液持续流出，可建议患者带管出院，待引流干燥后返院拔管。此外，切口如愈合良好、清洁干燥，可在术后48 小时予以敞开暴露。围术期可视个体情况决定是否进行抗生素治疗及血栓预防。

五、经验与体会

（一）如何选择影像学检查？

临床上常用的影像学检查包括超声、X 线、CT、MRI 及 PET-CT 等。在腹股沟淋巴结触诊阴性（cN_0）的患者中，约有 25% 存在微小转移灶。然而，利用超声、CT 或 MRI 等检查并不能有效地检测到这些微小病灶，^{18}FDG PET-CT 显像也无法很好地鉴别 < 10 mm 的病灶组织。因此，依赖影像学检查对 cN_0 的病例进行临床分期并不是十分可靠。指南推荐对于 cN_0 患者可根据原发肿瘤的病理分期采取不同的应对策略：低危患者可考虑随访观察；中危及高危患者可通过侵入性操作以明确淋巴浸润情况，如选择动态前哨淋巴结活检或改良腹股沟淋巴结清扫。

针对腹股沟淋巴结触诊阳性（cN_+）的患者，盆腔 CT 检查可以帮助了解盆腔淋巴结转移情况。如考虑有远处转移，应行腹部、盆腔 CT 联合胸部 X 线 / 胸部 CT 检查。PET-CT 扫描对检测远处转移病灶具有较高的灵敏度和特异度，但缺点是检查费用较高，同时仅在大型医院提供该项检查。此外，有骨骼疼痛症状的患者可选择骨 ECT 扫描。

（二）清扫范围与腹股沟切口选择

腹腔镜下根治性腹股沟淋巴结清扫术（inguinal lymph node dissection，ILND）是目前治疗阴茎癌腹股沟淋巴结转移的标准术式。1948 年 Daseler 等最早报道开展该项术式，1958 年国内泌尿外科沈家立教授也在中华外科杂志上介绍了

ILND 治疗阴茎癌腹股沟淋巴结转移的情况。尽管该手术对肿瘤控制十分有效，但仍面临高达 31%～68% 的手术并发症。1985 年 Fraley 等最先对该手术进行改良，此后 Catalona 等提出了改良根治性 ILND 的概念。与根治性手术有所不同，经过改良的 ILND 术式不仅极大缩小了手术清扫的切除区域，而且保留了大隐静脉。改良术式在肿瘤控制方面与开放根治术效果相似，同时显著降低了手术相关并发症（病例 44 图 3）。

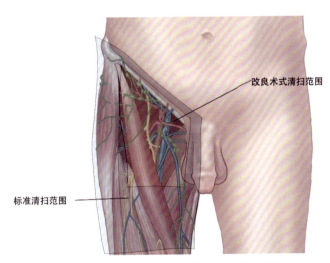

改良术式清扫范围

标准清扫范围

病例 44 图 3 标准术式与改良术式对比

根治性腹股沟淋巴结清扫术要求切除包括腹股沟区域浅组及深组所有的淋巴结组织。开放手术的设计有多种样式，然而切口相关的手术并发症高达 42%～57%，其主要并发症包括切口愈合不良及淋巴漏。手术切口设计对减少切口并发症至关重要，因此需要认真规划切口长度、走向及皮瓣厚度，严格掌握这些原则是保证切口良好愈合的关键。开放手术的切口方式较多，包括常见的腹股沟韧带平行切口、垂直切口和"S"形切口等。腹股沟韧带平行切口通常位于腹股沟韧带下方 1～2 cm，Bouchot 等认为该切口可保留腹股沟韧带及与之平行的皮肤血管的完整性；周芳坚等采用改良的"S"形切口，认为该切口能较大限度地保护穿支血管及避免皮肤过度牵拉。切口方式的选择在不同医疗中心有较大分歧，孰优孰劣仍存在一定争议（病例 44 图 4 至病例 44 图 6）。

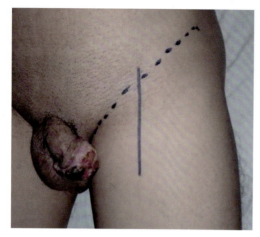
病例 44 图 4　垂直切口

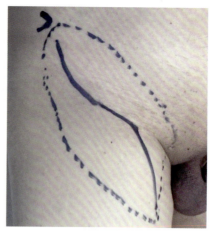
病例 44 图 5　"S"形切口

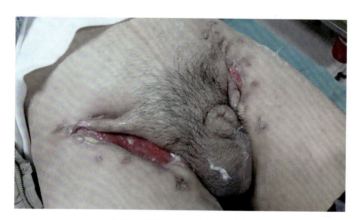
病例 44 图 6　切口愈合不良

（三）腹腔镜技术的优势

随着腹腔镜技术的成熟，越来越多的医师开始采用腹腔镜进行腹股沟淋巴结清扫，部分区域性的医疗单位也在逐步开展达芬奇机器人平台下完成此类手术。对于需要进行双侧腹股沟淋巴结清扫甚至加做盆腔淋巴结清扫的手术，开放手术皮瓣切口长、清扫范围大，术后切口并发症多的问题常常让术者头痛，患者也面临着较大的压力。与传统开放手术相比，腹腔镜手术仅需在皮肤做几处 1～2 cm 左右的小切口，便可建立操作空间完成淋巴结清扫工作（病例 44 图 7，病例 44 图 8）。根据患者情况可灵活选择腹腔镜手术入路，以应对不同的清扫任务。如仅做单侧腹股沟淋巴结清扫，可以在大腿股三角顶点处置建立观察镜，自下向上进行清扫；

如果需同时完成双侧腹股沟淋巴结清扫，可选择经下腹部皮下入路：在脐下和下腹部建立镜头孔及操作通道，自腹股沟韧带向下顺行清扫，同时可利用原有通道完成盆腔清扫工作，避免了在双侧大腿皮下建立 Trocar，简化了手术步骤。腹腔镜手术的优势可以总结为以下几点：①皮瓣坏死率低，切口感染率低；②手术视野清晰，术中出血量少；③减少术后疼痛及止痛药的使用；④加速康复，缩短住院时间。

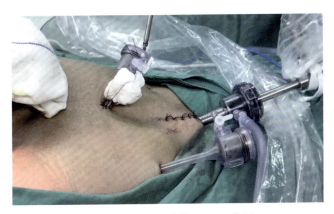

病例 44 图 7　腹腔镜 Trocar 位置

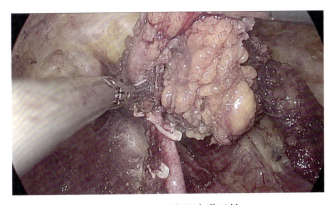

病例 44 图 8　腹股沟淋巴结

六、患教建议

阴茎是男性重要的性器官，而阴茎癌的手术治疗可对患者的身心健康造成严重危害。临床上该类患者心理负担通常较重，一方面担忧恶性肿瘤对身体的影响，另一方面对治疗后的阴茎外观、排尿问题及性功能感到焦虑。研究显示接受阴茎部分切除术的患者在性功能方面有不同程度的下降，其焦虑及抑郁情况在术后也有所加重。

对于男性患者而言，阴茎问题常常难以启齿。临床医师需要思考如何与该类患者进行更有效的沟通，包括提供疾病诊治方案及心理方面的咨询和帮助，建议有如下几点：①与患者及家属进行沟通时，应保证谈话环境的独立和安静，避免周围人群获知患者诊断而带来尴尬；②鼓励患者积极治疗，注意休息和运动，保持健康的身体状态；③教导患者手术后注意观察阴茎异常的肿胀、出血和感染，鼓励患者定期进行阴茎自我检查；④鼓励患者分享自己的担忧和感受，取得患者家属尤其是患者伴侣的理解和支持；⑤必要时推荐患者到心理科门诊接受心理辅导和治疗。

七、专家点评

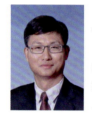

李学松，主任医师，教授，博士研究生导师，北京大学第一医院泌尿外科主任，北京大学泌尿外科医师培训学院副院长。中国医师协会泌尿外科医师分会委员兼副总干事，中华医学会泌尿外科学分会机器人学组委员兼副秘书长，中国医师协会泌尿外科医师分会修复重建学组副组长，亚洲泌尿外科机器人学会委员。2019年世界华人泌尿外科学会新星奖获得者，2019年第三届"国之名医·优秀风范"获得者。主译泌尿外科书籍3部，主编3部。

阴茎癌主要通过淋巴结转移，通常最先转移至腹股沟淋巴结。淋巴结是否累及和转移状态是影响阴茎癌预后的决定因素。根治性腹股沟淋巴结清扫术是治疗阴茎癌腹股沟淋巴结转移的标准术式。改良清扫术式、手术切口的合理设计及微创技术的运用有利于减少手术并发症。目前阴茎癌发病率虽不高，但其作为男性特殊器官恶性癌肿，具有发生淋巴结转移到腹股沟及盆腔的特性，可严重损害患者的心理和生理功能，甚至威胁患者生命。阴茎部分切除或全切除＋腹腔镜下腹股沟淋巴结清扫是目前较为常规的手术治疗手段，具有较好的疗效。相对于开放手术，腹腔镜甚至机器人辅助淋巴结清扫可以最大限度地减少腹股沟淋巴结清扫相关的皮瓣坏死、切口感染术后并发症，缩短恢复时间。术前完善检查，全面评估患者肿瘤分期及危险度，制订个体化治疗方案，即根据患者肿瘤分期及危险度选择恰当的手术方式和淋巴结清扫范围尤为重要。

（李学松　北京大学第一医院）

参考文献

[1]Backes DM, Kurman RJ, Pimenta JM, et al.Systematic review of human papillomavirus prevalence in invasive penile cancer[J].Cancer causes & control：CCC, 2009, 20（4）：449-457.

[2]Chaux A, Netto GJ, Rodríguez IM, et al.Epidemiologic profile, sexual history, pathologic features, and human papillomavirus status of 103 patients with penile carcinoma[J].World journal of urology, 2013, 31（4）：861-867.

[3]Spiess PE, Hernandez MS, Pettaway CA.Contemporary inguinal lymph node dissection：minimizing complications[J].World journal of urology, 2009, 27（2）：205-212.

[4]O'Brien JS, Perera M, Manning T, et al.Penile cancer：contemporary lymph node management[J].The Journal of urology, 2017, 197（6）：1387-1395.

[5]Leone A, Diorio GJ, Pettaway C, et al.Contemporary management of patients with penile cancer and lymph node metastasis[J].Nature reviews Urology, 2017, 14（6）：335-347.

[6]Daseler EH, Anson BJ, Reimann AF.Radical excision of the inguinal and iliac lymph glands：a study based upon 450 anatomical dissections and upon supportive clinical observations[J].Surgery, gynecology & obstetrics, 1948, 87（6）：679-694.

[7]沈家立, 缪廷杰, 陈家骥.髂腹股沟淋巴结清除术在阴茎癌的应用[J].中华外科杂志, 1959, 7（3）：259-263.

[8]Fraley EE, Zhang G, Sazama R, et al.Cancer of the penis.Prognosis and treatment plans[J].Cancer, 1985, 55（7）：1618-1624.

[9]Catalona WJ.Modified inguinal lymphadenectomy for carcinoma of the penis with preservation of saphenous veins：technique and preliminary results[J].The Journal of urology, 1988, 140（2）：306-310.

[10]邹子君, 尧凯, 周芳坚, 等.阴茎癌切除同期行改良根治性腹股沟淋巴结清扫术的可行性研究[J].中华泌尿外科杂志, 2011, 32（12）：803-806.

[11]Bouchot O, Rigaud J, Maillet F, et al.Morbidity of inguinal lymphadenectomy for invasive penile carcinoma[J].European urology, 2004, 45（6）：761-765, discussion 765-766.

[12]Yao K, Tu H, Li YH, et al.Modified technique of radical inguinal lymphadenectomy for penile carcinoma：morbidity and outcome[J].The Journal of urology, 2010, 184（2）：546-552.

[13]Tobias-Machado M, Tavares A, Ornellas AA, et al.Video endoscopic inguinal lymphadenectomy：a new minimally invasive procedure for radical management of inguinal nodes in patients with penile squamous cell carcinoma[J].The Journal of

urology, 2007, 177 (3): 953-957, discussion 958.

[14]Josephson DY, Jacobsohn KM, Link BA, et al. Robotic-assisted endoscopic inguinal lymphadenectomy[J]. Urology, 2008, 73 (1): 167-170.

[15]Maddinrni S, Lau M, Sangar V. Identifying the needs of penile cancer sufferers: a systematic review of the quality of life, psychosexual and psychosocial literature in penile cancer[J]. BMC urology, 2009, 9 (1): 8.

病例 45　腹股沟淋巴结清扫术后淋巴漏的诊断与处理

一、导读

淋巴漏是腹股沟淋巴结清扫术后常见并发症之一，国外文献报道发生率在 23%~50%，国内报道在 36% 左右。目前认为淋巴清扫术后淋巴漏形成主要与淋巴管的损伤和局部静脉压力升高有关。淋巴漏的发生可增加切口感染、切口延迟愈合等风险，导致住院时间延长及住院费用增加。

二、病历简介

（一）病史介绍

患者男性，68 岁。

主诉：发现阴茎肿物 1 年余。

现病史：患者因诊断"阴茎癌"行阴茎部分切除＋右侧根治性腹股沟淋巴结清扫术。手术 5 天后出现皮下引流管间断引流出淡黄色液体，每天引流量为 300 mL。

（二）体格检查

右侧腹股沟切口稍肿胀，触之不痛。

（三）初步诊断

1. 阴茎癌并右侧腹股沟淋巴结转移；
2. 右侧腹股沟淋巴漏。

三、临床决策与分析

1. 诊断依据　术后腹股沟区域间断引流出淡黄色液体。

2. 治疗方案　可先采取保守治疗为主，如加强换药、负压吸引、加压包扎、卧床制动。若保守治疗失败、引流液持续增加可考虑手术治疗。

四、治疗过程

该患者皮下引流管采取半负压吸引，术口换药保持皮肤清洁干燥，局部沙袋加压，同时嘱咐患者卧床休息，加强营养。经保守治疗，引流管引流液逐渐减少至＜ 50 mL/d，予以拔除引流管后继续加压包扎。拔管 3 天后淋巴漏逐渐停止。

五、经验与体会

根治性腹股沟淋巴结清扫术常见并发症为淋巴管漏、切口感染、皮瓣坏死、下肢水肿、深静脉血栓等。因腹股沟区有着丰富的淋巴结及淋巴管结构，该区域手术极易损伤淋巴管道系统而发生漏。淋巴漏临床表现通常为清亮或淡黄色液体经切口渗出，诊断主要依靠切口局部症状和体征，必要时可行淋巴管造影。也有学者提出经足背或大腿内侧注射亚甲蓝液后，观察切口有无蓝色溢液以判断有无淋巴漏。采取有效的措施尽可能减少淋巴漏的发生：①采用改良的开放清扫术式或腹腔镜微创手段，保留大隐静脉；②熟悉相关解剖，精细操作避免血管损伤；③淋巴管缺少肌性管壁，应使用血管夹或缝线结扎，不宜使用电刀；④逐层关闭切口，避免无效腔等；⑤预防性使用抗生素直至引流管拔除，减少管道留置及切口相关感染风险。

淋巴漏的处理可根据渗出情况采用不同的方案：①渗出量不多，可予加强换药、负压引流，局部加压包扎，减少下肢活动，通常淋巴漏可逐渐停止；有学者报道局部注射泛影葡胺并加压包扎也可获得不错的疗效；②渗出量较大、经加压保守治疗无效时，可考虑手术治疗。通过皮下注射亚甲蓝可定位淋巴漏口位置，以利于准确结扎漏管。

六、患教建议

在应对阴茎肿瘤腹股沟淋巴结清扫术后淋巴漏患者时，充分有效的医患沟通是治疗的重要环节。医师需理解患者焦虑、惶恐等负面情绪，从专业的角度，通俗易懂地向患者及其家属解释相关病情，并告知下一步治疗的方案及效果：一般不需要二次手术，通过加强换药、负压引流、加压包扎等保守治疗的方法常可治愈，帮助患者树立战胜疾病的信心。

七、专家点评

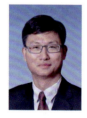

李学松，主任医师，教授，博士研究生导师，北京大学第一医院泌尿外科主任，北京大学泌尿外科医师培训学院副院长。中国医师协会泌尿外科医师分会委员兼副总干事，中华医学会泌尿外科学分会机器人学组委员兼副秘书长，中国医师协会泌尿外科医师分会修复重建学组副组长，亚洲泌尿外科机器人学会委员。2019年世界华人泌尿外科学会新星奖获得者，2019年第三届"国之名医·优秀风范"获得者。主译泌尿外科书籍3部，主编3部。

腹股沟区淋巴漏虽然发生率较高，但多以保守治疗为主，多数患者经积极治疗预后较好。淋巴漏是腹股沟淋巴结清扫术后较为常见的并发症，影响切口愈合，经久不愈的淋巴漏降低患者生活质量。防大于治，作为术者，应充分熟悉腹股沟区解剖精细操作，通过改良手术方式保留回流通道大隐静脉，确切夹闭、结扎淋巴管等预防或减少腹股沟淋巴结清扫后淋巴漏的发生。淋巴漏发生后，可根据情况采取保守或者手术等方法治疗。本例采用留置皮下引流管负压吸引、局部沙袋加压等保守措施并治疗成功，是较好的范例。

（李学松　北京大学第一医院）

参考文献

[1] Spiess PE, Hernandez MS, Pettaway CA.Contemporary inguinal lymph node dissection：minimizing complications[J].World journal of urology, 2009, 27（2）：205-212.

[2] 周家权，朱耀，叶定伟.腹股沟淋巴结清扫术后淋巴漏的危险因素和治疗策略分析[J].现代泌尿生殖肿瘤杂志, 2012, 4（5）：278-281.

[3] Gupta MK, Patel AP, Master VA.Technical considerations to minimize complications of inguinal lymph node dissection[J].Translational andrology and urology, 2017, 6（5）：820-825.

[4] Leone A, Diorio GJ, Pettaway C, et al.Contemporary management of patients with penile cancer and lymph node metastasis[J].Nature reviews Urology, 2017, 14（6）：335-347.

[5] Koifman L, Hampl D, Koifman N, et al.Radical open inguinal lymphadenectomy for penile carcinoma：surgical technique, early complications and late outcomes[J].The Journal of urology, 2013, 190（6）：2086-2092.

[6] 闫波，叶丹，胡志国，等.手术后腹股沟区淋巴漏16例的处理方法[J].宁夏医学杂志, 2011, 33（8）：762-763.

[7] 高振利，孙德康，王琳，等.泛影葡胺皮下注射治疗肾移植术后淋巴漏（附14例报道）[J].中华器官移植杂志, 2006,（12）：759-760.